医学与生命

刘 虹 著

东南大学出版社
·南京·

图书在版编目(CIP)数据

医学与生命/刘虹著.—南京:东南大学出版社,
2011.4
　ISBN 978-7-5641-2643-8

　Ⅰ.①医… Ⅱ.①刘… Ⅲ.①医学-关系-生命科学 Ⅳ.①R-052

　中国版本图书馆 CIP 数据核字(2011)第 019684 号

医学与生命

著　　者:刘　虹
出版发行:东南大学出版社
出 版 人:江建中
社　　址:南京四牌楼 2 号　邮编 210096
电　　话:(025)83793330　(025)83362442(传真)
网　　址:http://www.seupress.com
电子邮件:press@seu.edu.cn
经　　销:全国各地新华书店
印　　刷:江苏兴化印刷有限公司
开　　本:700 mm×1 000 mm　1/16
印　　张:17.75 印张
字　　数:328 千字
版　　次:2011 年 4 月第 1 版　2011 年 4 月第 1 次印刷
书　　号:ISBN 978-7-5641-2643-8
定　　价:35.00 元

本社图书若有印装质量问题,请直接与读者服务部联系。
电话(传真):025-83792328

《大医学术文库》编委会名单

(排名不分先后)

杜治政　《医学与哲学》杂志主编
张大庆　北京大学医学人文研究院院长
孙慕义　东南大学人文医学系教授
高兆明　南京师范大学应用伦理学研究所所长
赵明杰　《医学与哲学》杂志副主编
王　虹　南京医科大学第一附属医院院长
鲁　翔　南京医科大学第二附属医院院长
丁义涛　南京鼓楼医院院长
潘淮宁　南京第一人民医院院长
易学明　南京军区总医院院长

选题策划：刘　虹　刘庆楚

目 录

我们是谁——人的生命

一、叩问生命 ··· 2
 （一）幸运的米勒 ·· 2
 （二）科学之梦 ··· 6
 （三）迈尔的警告 ·· 9

二、叩问人的生命 ·· 14
 （一）不仅有生物内涵 ··· 14
 （二）生命三重奏 ·· 15
 （三）生命的本质内核 ··· 17

三、叩问准生命 ·· 19
 （一）特殊的生命形态 ··· 19
 （二）恩格尔哈特：并非所有的人类都是人 ·························· 20
 （三）奥卡姆剃刀：准生命理论的价值 ································ 21

星空闪烁——意识与无意识

一、三峰竞秀的古代意识研究 ·· 28
 （一）喜马拉雅山的海拔：释迦牟尼的"信仰—意识" ············· 28
 （二）爱琴海的深度：希波克拉底的"大脑—意识" ················ 28
 （三）雅典的睿智：柏拉图的"灵魂—意识" ························· 29

二、风起云涌的当代意识研究 ·· 30
 （一）在上帝和科学之间斡旋的笛卡儿 ······························· 30
 （二）水下冰山：弗洛伊德的无意识 ·································· 30
 （三）在冯特的实验室里 ·· 31
 （四）克里克惊人的假设 ·· 31
 （五）埃尔德曼的步伐 ··· 32
 （六）诺贝尔医学奖得主的"灵魂—意识"观点 ······················ 33

（七）量子力学的"灵魂—意识"解释 ……………………… 34
三、走向未来的脑科学和医学哲学意识研究 …………………… 35
　　（一）脑科学的曙光 ……………………………………… 35
　　（二）医学哲学的声音 …………………………………… 35

形神合一——生理与心理

一、魂魄毕具　乃成为人 ……………………………………… 40
　　（一）身之于心的基础作用 ……………………………… 40
　　（二）神之于形的能动作用 ……………………………… 41
二、心理因素与健康状态 ……………………………………… 42
　　（一）生理过程中的心理因素 …………………………… 42
　　（二）病理过程中的心理因素 …………………………… 45
三、安慰、帮助和关爱 ………………………………………… 46
　　（一）患者是最需要关爱的群体 ………………………… 46
　　（二）躯体和心理协同治疗原则 ………………………… 49
　　（三）生理心理统一观的价值 …………………………… 50

天设地造——结构与功能

一、认识的历程 ………………………………………………… 54
　　（一）古代医学人体观 …………………………………… 54
　　（二）近代医学人体观 …………………………………… 54
　　（三）现代医学人体观 …………………………………… 56
二、生命的基础 ………………………………………………… 58
　　（一）结构与功能的概念 ………………………………… 58
　　（二）人体结构和功能的关系 …………………………… 59
三、重大的价值 ………………………………………………… 60
　　（一）解开生命之谜的钥匙 ……………………………… 60
　　（二）实现医学创新的阶梯 ……………………………… 61

进化玄机——遗传与变异

一、遗传和变异中的哲理 ……………………………………… 64
　　（一）相对绝对的辩证 …………………………………… 64

（二）相互制衡的关联 …………………………………… 64
　　（三）主要次要的流转 …………………………………… 65
二、揭开"天书"的奥秘 …………………………………………… 66
　　（一）一篇短文引发的风暴 ……………………………… 66
　　（二）石破天惊的发现 …………………………………… 67
　　（三）"生命周期表"的价值 ……………………………… 68
三、上帝后悔了 …………………………………………………… 68
　　（一）无法替代的自然之筛 ……………………………… 68
　　（二）进化中的烦恼 ……………………………………… 69

和谐舞步——动态与稳态

一、动态和稳态的哲学意蕴 ……………………………………… 72
　　（一）生命过程的基本状态 ……………………………… 72
　　（二）动态与稳态的相互制约 …………………………… 73
二、维系健康的内在机制 ………………………………………… 74
　　（一）三大动态形式的合目的性 ………………………… 74
　　（二）人之生命存在的基本条件 ………………………… 75
　　（三）稳态的调控 ………………………………………… 76
三、具有临床价值的思维方式 …………………………………… 78
　　（一）动态平衡状态的分析 ……………………………… 78
　　（二）动态诊疗原则的把握 ……………………………… 78
　　（三）动态发展观点的应用 ……………………………… 79

木秀林深——局部与整体

一、医学思维方式的精华 ………………………………………… 82
　　（一）哲学家和医学家的共识 …………………………… 82
　　（二）内涵与特性 ………………………………………… 83
　　（三）人体整体与局部的复杂联系 ……………………… 84
二、局部与整体的解读视角 ……………………………………… 87
　　（一）生理学的视角 ……………………………………… 87
　　（二）病理学的视角 ……………………………………… 87
　　（三）诊断学的视角 ……………………………………… 89

（四）治疗学的视角 ································ 90
　　（五）分子生物学的视角 ···························· 91
三、临床认识的有效途径 ································ 91
　　（一）提高诊断质量的重要途径 ······················ 91
　　（二）提高治疗质量的重要方法 ······················ 92

静美之秋叶——人的死亡

一、死亡观念的历史碰撞 ································ 96
　　（一）不死性和有死性的冲突 ························ 96
　　（二）外在性和内在性的分歧 ························ 98
　　（三）生命意义的毁损和实现的对峙 ·················· 99
　　（四）不可选择性和可选择性的争议 ·················· 101
二、死亡观念的现代阐述 ································ 103
　　（一）人类智慧提升的标志 ·························· 103
　　（二）不可逆转的基因程序 ·························· 104
　　（三）选择死亡方式：基本人权 ······················ 105
　　（四）死亡并非绝对的消极事件 ······················ 105
　　（五）生死相依,存在又不存在 ······················ 106
三、死亡观念的医学运用 ································ 108
　　（一）安乐死：理性的选择 ·························· 108
　　（二）襄助合法安乐死 ······························ 108
　　（三）干预死亡：需要慎重 ·························· 109

智根所在——哲学之光

一、哲学光芒辉映下的医学 ······························ 114
　　（一）古代本体论：认识人的哲学 ···················· 114
　　（二）近代认识论：认识医学问题的哲学 ·············· 118
　　（三）科学思潮和人文思潮：认识科学和人文关系的哲学 ···· 122
二、医学内涵中的哲学底蕴 ······························ 126
　　（一）医学中的哲学 ································ 126
　　（二）医学哲学理论体系 ···························· 127
三、医学哲学范畴 ······································ 127

（一）核心、纲领与形式 ………………………………… 127
　　（二）关系、属性与价值 ………………………………… 130
　　（三）创新、基础与应用 ………………………………… 133

心灵博弈——医者人性

一、人性之本色 …………………………………………… 138
　　（一）使人幸福使人狂 …………………………………… 138
　　（二）佛罗伦萨的人性拷问 ……………………………… 139
　　（三）医学根植于人性之中 ……………………………… 142
　　（四）推动历史和掌控人生 ……………………………… 143
二、人性的塑造 …………………………………………… 145
　　（一）奥斯卡·斯托尔与杰克·于夫的故事 …………… 145
　　（二）社会身份塑造人 …………………………………… 145
三、医者人性的升华 ……………………………………… 146
　　（一）同情病患之心 ……………………………………… 146
　　（二）敬畏生命之心 ……………………………………… 148

生命琴键——健康、疾病变奏曲

一、解读健康：超越生物医学的视野 …………………… 152
　　（一）健康不仅是医学定义 ……………………………… 152
　　（二）大健康观念的拓展 ………………………………… 152
二、面对疾病：摆脱敌视的心态 ………………………… 154
　　（一）疾病与文明同在 …………………………………… 154
　　（二）疾病与医学同在 …………………………………… 155
　　（三）疾病与人类同在 …………………………………… 159
三、遭遇亚健康：学会与之共存 ………………………… 161
　　（一）连接健康与疾病 …………………………………… 161
　　（二）亚健康状态分析 …………………………………… 161
　　（三）生命存在的重要状态 ……………………………… 162

性命之托——医生、病人、医患关系

一、负载千年人文期盼的医生形象 ……………………… 166

（一）文化期许和尘世浸染 ………………………………… 166
　　（二）神圣的职业属性 …………………………………… 171
二、需要同情和关爱的病人角色 ………………………………… 172
　　（一）病人是需要医学帮助和人文关怀的人 …………… 172
　　（二）病人是具有特殊精神活动的人 …………………… 173
　　（三）病人是有特定行为特征的人 ……………………… 179
三、公益性和趋利性博弈下的医患关系 ………………………… 181
　　（一）令人担忧的现状 …………………………………… 181
　　（二）复杂的成因 ………………………………………… 183
　　（三）基本对策 …………………………………………… 186

爱的双峰——医学关怀与宗教关怀

一、生命文化的汇通 ……………………………………………… 192
　　（一）关爱生命的共同本质 ……………………………… 192
　　（二）医学与宗教的关联 ………………………………… 193
二、当代生命科学与宗教 ………………………………………… 196
　　（一）关注生命伦理问题 ………………………………… 196
　　（二）当代生命科学家可以成为上帝之手 ……………… 196
　　（三）注意一个倾向 ……………………………………… 197
三、反对伪科学与伪宗教 ………………………………………… 197
　　（一）伪科学的特征 ……………………………………… 197
　　（二）伪宗教的特征 ……………………………………… 198
　　（三）见不得真理的狼与狈 ……………………………… 199

大鹏之翼——科学引领下的医学

一、和科学一路走来 ……………………………………………… 202
　　（一）前牛顿时期 ………………………………………… 202
　　（二）牛顿之力 …………………………………………… 202
　　（三）走进技术化时代 …………………………………… 203
二、腾飞的双翅 …………………………………………………… 204
　　（一）层层深入还原法 …………………………………… 204
　　（二）纵横一览系统论 …………………………………… 207

三、科学之剑 ·· 209
　（一）医学利剑的双锋 ································ 209
　（二）伤人又可伤己的双刃剑 ······················ 209

终极关怀——医学目的

一、从传统走向现代 ···································· 212
　（一）需求、理想和期盼 ···························· 212
　（二）反思、审视和追求 ···························· 213
二、从科学走向人文 ···································· 215
　（一）取决于人的本质 ······························· 215
　（二）取决于人性的需求 ···························· 217
　（三）受制于致病因素的社会性 ·················· 218
三、从边缘走向核心 ···································· 219
　（一）不仅是为了应对医疗危机 ·················· 219
　（二）走向医学的人文境界 ························ 220

此岸彼岸——医学模式

一、多元内涵与核心价值 ······························ 224
　（一）多元内涵 ·· 224
　（二）核心价值 ·· 224
二、医学模式的进步 ···································· 225
　（一）经验医学模式 ·································· 225
　（二）生物医学模式 ·································· 226
　（三）生物—心理—社会医学模式 ················ 229
三、现实的思考 ·· 230
　（一）飞跃和突破 ····································· 230
　（二）扬弃和渐进 ····································· 231

悬壶济世——医学价值

一、医学价值：人类对医学的评价 ·················· 234
　（一）基本内涵 ·· 234
　（二）两种属性 ·· 234

（三）三大功能 ………………………………………… 235
　　（四）实现过程 ………………………………………… 236
二、基本价值：决定医学能否称其为医学 …………………… 238
　　（一）内涵、特征和表现 ……………………………… 238
　　（二）核心和本质 ……………………………………… 239
　　（三）人不是手段 ……………………………………… 241
三、非基本价值：决定医学成其为怎样的医学 ……………… 242
　　（一）医学的人文价值 ………………………………… 242
　　（二）医学的经济价值 ………………………………… 246
　　（三）唯经济价值论批判 ……………………………… 249

苍生大医——医学精神

一、本质和追求 ………………………………………………… 252
　　（一）精灵之气 ………………………………………… 252
　　（二）太阳和星座 ……………………………………… 252
二、至上性和一致性 …………………………………………… 253
　　（一）至高无上的人文价值 …………………………… 253
　　（二）本质的一致性 …………………………………… 254
三、久远的裂痕 ………………………………………………… 254
　　（一）根源和论据 ……………………………………… 254
　　（二）无法证实的假说 ………………………………… 255
四、失落的根由 ………………………………………………… 256
　　（一）具有代表性的观点 ……………………………… 256
　　（二）本末倒置的理论 ………………………………… 257
　　（三）根由所在 ………………………………………… 257

参考书目 …………………………………………………… 261

我们是谁
——人的生命

  地球的存在已有46亿年的历史。35亿年前,地球上出现了生命现象的踪迹。新近的研究表明,人猿相揖别的时间大约为400万年。有一种形象的说法是:若把地球诞生至今的这段日子当成一年,十一月的第三个星期鱼类才出现,而蜥蜴在十二月中旬出现,人类要到十二月三十一日的晚上才出现。人类进入文明社会有了哲学思维之后,开始解读自我,叩问"我们是谁"之谜。从这时起,"什么是生命"的问号一直重重地压在人类的心头。

一、叩问生命

米勒的成就是一个传奇。1951年,在芝加哥大学执教的1934年诺贝尔化学奖得主尤里在一次讲座中,公开提到了在具有高度还原性的地球大气中出现生命元素的可能性,并且建议感兴趣的人去开展实验。年轻的米勒是那次演讲的听众之一。1952年秋天,已经是芝加哥大学化学系研究生的米勒找到尤里,说他想利用还原性混合气体来进行前生物合成(生命出现之前的合成过程)的实验。尤里最初不同意。他知道这样的实验风险很大,如果迟迟得不到结果,米勒就无法拿到博士学位。但米勒非常执著,尤里终于答应了,给出的条件是如果一年内没有成功迹象就放弃实验计划。

米勒实在是太幸运了。他只花了两个星期,就得到了令他终身享有盛名的实验结果。

(一) 幸运的米勒
1. 造物主或"气"的杰作
在中世纪的西方有一个曾经被普遍接受的生命起源观念。

《旧约全书》的第一章写到,上帝在七天之内创造了世间之万物。1650年,一位爱尔兰大主教根据圣经的描述,计算出上帝创世的确切时间是公元前4004年;而另一位牧师甚至把创世时间更加精确地计算到公元前4004年10月23号上午九点钟。中国传统文化认为,天地万物,日月星辰包括生命肇始于天元之气:"天地氤氲,万物化生"(《周易·系辞》)。

从今天的科学角度来看,古老文明对生命起源过程的描述表明了人类长期以来对生命起源之谜倾注的极大热情和关注,也预示了对生命及其起源认识的复杂性和过程性。

《圣经》中上帝创造生命和中国古代哲学元气凝结生命的记载同样迷人也同样备受质疑。之后,科学家们纷纷用科学的语言续写关于生命起源的科学报告。

目前的生命起源研究领域按不同假说的提法可分为3大阵营,即以美国科学家 Miller 为代表的"原始汤"派、以德国化学家 Wachtershauser 和苏格兰地球化学家 Russell 为代表的海底生命起源学派以及美国 NASA 为主的天体生物学派;或者分为两大类:"化学进化说"和"宇宙胚种说"。

2. 米勒的"原始汤"实验

核酸和蛋白质等生物分子是生命的物质基础,生命起源的关键就在于这些生命物质的起源,即在没有生命的原始地球上,由于自然的原因,非生命物质通过化学作用,产生出多种有机物和生物分子。因此,生命起源问题首先是原始有机物的起源与早期演化。化学进化的作用是造就一类化学材料,这些化学材料构成氨基酸、糖等通用的"结构单元",核酸和蛋白质等生命物质就来自这"结构单元"的组合。1922年,前苏联生物化学家奥巴林第一个提出了一种可以验证的假说,认为原始地球上的某些无机物,在闪电、太阳光能量的作用下,变成了第一批有机分子。时隔31年之后的1953年,美国化学家米勒首次实验证明了奥巴林的这一假说。

米勒在实验室内首次模拟原始地球在雷鸣闪电下将原始大气合成小分子有机物的过程。米勒首先把200毫升水加入到500毫升的烧瓶中,抽出空气,然后模拟原始大气成分,通入甲烷、氨、氢等混合气体。将入口玻璃管熔化封闭,然后把烧瓶内的水煮沸,使水蒸气驱动混合气体在玻璃管内流动,进入容积为5升的烧瓶中,并在其中连续进行火花放电7天,模拟原始地球条件下的闪电现象,再经冷凝器冷却后,产生的物质沉积在U型管中,结果得到20种小分子有机化合物,其中有11种氨基酸。这11种氨基酸中,有4种氨基酸——甘氨酸、丙氨酸、天门冬氨酸和谷氨酸,是天然蛋白质中所含有的。

根据米勒的原始汤实验,科学家推测:地球在宇宙中形成以后,开始是没有生命的。经过了一段漫长的化学演化,就是说大气中的有机元素氢、碳、氮、氧、硫、磷等在自然界各种能源(如闪电、紫外线、宇宙线、火山喷发等等)的作用下,合成有机分子(如甲烷、二氧化碳、一氧化碳、水、硫化氢、氨、磷酸等等)。这些有机分子进一步合成,变成生物单体(如氨基酸、糖、腺甙和核甙酸等)。这些生物单体进一步聚合变成生物聚合物,如蛋白质、多糖、核酸等。米勒的原始汤实验还需要在更高理论高度予以深入阐述和进一步证实。20年后,德国科学家艾肯的超循环理论出现了。

3. 艾肯的超循环理论

M. 艾肯认为:生命的发展过程分为化学进化和生物学进化两个阶段。在化学进化阶段中,无机分子逐渐形成简单的有机分子。在生物学进化阶段中,原核生物逐渐发展为真核生物,单细胞生物逐渐发展为多细胞生物,简单低级的生物逐渐发展为高级复杂的生物。生物的进化依赖遗传和变异,遗传和变异过程中最重要的两类生物大分子是核酸和蛋白质。各种生物的核酸和蛋白质的代谢有许多共同点,所有生物都使用统一的遗传密码和基本上一致的译码方法,而译码过程的实现又需要几百种分子的配合。在生命起源过程中,这几百种分子不可能一起形成并严密地组织起来。因此,在化学进化阶段和生物学进化阶段之间有一个生物大分子的自组织阶段,这种分子自组织的形式是超循环。

核酸是自复制的模板,但核酸序列的自复制过程往往不是直接进行的。核酸通过它所编码的蛋白质去影响另一段核酸的自复制。这种结构便是一种超循环结构。这种大分子结构是相对稳定的,能够积累、保持和处理遗传信息。另一方面,这种结构在处理遗传信息时又会有微小的变异,这又成为生物分子发展进化的机制。超循环理论对于生物大分子的形成提供了化学进化的模型,但生命起源之谜的最终答案还在远方。

4. 宇宙胚种论

在20世纪的后半叶宇宙胚种论开始形成。部分科学家认为,生命必须的酶、蛋白质和遗传物质的形成需要数亿年的时间,在地球早期并没有可以完成这些过程的充足时间段。

生命可能是以孢子或者其他生命的形式,从宇宙的某个地方来到了地球。这一假说依据之一是20世纪40年代以来,人类用天体物理的手段在地球之外探测了近百种有机分子像甲醛、氨基酸等等。彗星和陨石两种天体含有大量的有机分子如氨基酸、铁类、乙醇、嘌呤、嘧啶等有机化合物,可能与地球上的生命有关,彗星有机会为地球带来生命或者有机分子。

宇宙胚种论面临两个问题需要回答。第一个问题是生命是否能在宇宙中进行长期迁移并存活?天体之间交流可能需要成千上万年。宇宙空间的物理条件如紫外线等各种高能射线以及温度等条件对生命都是致命的;而且,即使有这些生命,在它们随着陨石穿越大气层到达地球的过程中,也会因温度太高而被杀死。第二个问题从无机分子到有机化合物的过程在地球上也能够形成,这是毋庸置疑的。因此,像微生物孢子这一水平的生命形态从天外飞来的依据不足。但一些学者认为,一些构成生命的有机物完全有可能来自宇宙空间。

1969年9月28日,科学家发现,坠落在澳大利亚麦启逊镇的一颗炭质陨石中就含有18种氨基酸,其中6种是构成生物的蛋白质分子所必需的。科学研究表明,一些有机分子如氨基酸、嘌呤、嘧啶等分子可以在星际尘埃的表面产生,这些有机分子可能由彗星或其陨石带到地球上,并在地球上演变为原始的生命。

5. 热泉生态系统

20世纪70年代末,科学家在东太平洋的加拉帕戈斯群岛附近发现了几处深海热泉,在这些热泉里生活着众多的生物,包括管栖蠕虫、蛤类和细菌等兴旺发达的生物群落。这些生物群落生活在一个高温(热泉喷口附近的温度达到300℃以上)、高压、缺氧、偏酸和无光的环境中。这些自养型细菌利用热泉喷出的硫化物(如H_2S)所得到的能量去还原CO_2而制造有机物,然后其他动物以这些细菌为食物而维持生活。迄今科学家已发现数十个这样的深海热泉生态系统,它们一般位于地球两个板块结合处形成的水下洋脊附近。

热泉生态系统之所以与生命的起源相联系,主要基于以下的事实:(1)现今所发现的古细菌,大多都生活在高温、缺氧、含硫和偏酸的环境中,这种环境与热泉喷口附近的环境极其相似;(2)热泉喷口附近不仅温度非常高,而且又有大量的硫化物、CH_4、H_2和CO_2等,与地球形成时的早期环境相似。由此,部分学者认为,热泉喷口附近的环境不仅可以为生命的出现以及其后的生命延续提供所需的能量和物质,而且还可以避免地外物体撞击地球时所造成的有害影响,因此热泉生态系统是孕育生命的理想场所。但另一些学者认为,生命可能是从地球表面产生,随后就蔓延到深海热泉喷口周围。以后的撞击毁灭了地球表面所有的生命,只有隐藏在深海喷口附近的生物得以保存下来并繁衍后代。因此,这些喷口附近的生物虽然不是地球上最早出现的,但却是现存所有生物的共同祖先。虽然热泉生态系统假说揭示的生命发生发展的链条中还有许多需要研究和证实的环节,但这不影响其作为生命起源众多假说中的一种。

生命起源之谜的解读将是一个漫长的过程。第一,受制于生命起源这个问题本身的复杂性。第二,受制于人类"假设—求证"的思维模式,上面几种生命起源探讨的思维模式均是如此。而思维模式的问题归根到底是一个人类认识能力的问题。第三,生命起源假说的求证方法和过程受到现有的科学技术、物质条件等因素的制约。

(二) 科学之梦

19世纪初,随着生物学学科的问世,"生命"概念亦同时产生。200多年来,不仅是生物学、生理学、生物化学、分子生物学等生命科学群,还包括化学、物理学和哲学等众多学科,在孜孜以求解读"什么是生命"之时均遭遇生命定义的难题;科学家们提出了不同的"生命定义"文本,百花齐放、星光闪烁,但人们心头莫衷一是的感受始终无法摈除。解决生命定义这一当代科学难题,已成为人类文化面临的共同使命。

1. 定义生命的困惑

定义生命的历程,是神学、哲学与科学在苦苦思索中不断成长的思想蜕变记录。萦绕在学者们心头有一个挥之不去的科学之梦:用某一学科的专业语言揭示"绝大多数科学家都能认同的"生命定义。

200多年来,不同学科的学者用特定的思维触角去触摸生命的某一个方面或某一个层面并且用各自的专业语言解读,又用专业研究的实证材料为本学科的生命定义做实证支撑。于是,在我们的面前呈现出林林总总的"生命定义"。

以生命问题为研究对象的生命学科群,遇到的一个共同的难题就是无论从哪一个学科层次和角度提出的生命定义总是无法获得一致认同。伴随着人类对生命体认识的不断深入,这些具有相对性、片面性、易逝性的生命定义,总是一而再、再而三地受到来自科学自身的质疑,是否昭示人类对生命定义的解读需要新的高度?

认识生命需要神学的信仰,但生命定义不是神学断言。可以用神学的语言抒发对生命真谛的感受，但神学的生命定义也许深刻却未必科学。认识生命需要哲学的睿智，但生命定义不是元哲学的推演。可以从元哲学的高度提炼对生命的体悟，但元哲学的生命定义也许抽象却未必贴切。

有学者为生命下的哲学定义是："生命是一个事物，是生物的组成部分和组成元素，是世界大家庭里的一个成员，是具体事物和抽象事物、特殊性规定和普遍性规定、时间和空间、正价值和负价值组成的对立统一体或矛盾体"。[1]

这个定义中的哲学术语"具体事物和抽象事物"、"特殊性规定和普遍性规定"、"时间和空间"、"正价值和负价值"、"对立统一体或矛盾体"等修饰和限定适用于万事万物，用于生命定义中不但无益于生命内涵的揭示，反而使得生命定义空泛失真。神学和哲学的定义生命面对的困惑，是否昭示人类定义生命需要新的方式？

20世纪40年代，奥地利物理学家E.薛定谔在《什么是生命》一书中提出了"负熵说"，认为生命的特征就在于生命体可以不断地从周围环境中取得"负熵"以对抗生命活动中不可避免的熵的增长。1969年普利高津在《结构、耗散和生命》的论文中提出：生命是一个远离平衡态的，需要不停与外界进行物质、能量与信息交流才能使自身在无序趋势中得以相对稳态维持的耗散与开放的系统有机体。

几乎在薛定谔和普利高津分别蟾宫折桂问鼎诺贝尔物理学和化学奖的同时，科学家的质疑扑面而来：生命是可以用物理学规律阐明的吗？生命体从受精卵发育为成熟的个体，它的结构和活动规律由简单变为复杂；从进化的角度看，生物体经历了从低级形态变为高级形态的漫长过程；这两种过程都与热力学第二定律相违背。同时，生命体的目的性，是与已知的服从因果律的物理学规律完全相反的。物理学运动是由现在的条件决定着将来运动的情况，而不是倒转过来。

其实，薛定谔本人并不认为物理学定律可以解释生命的问题。他说："我们还是不能期望由此导出'物理学定律'能直截了当地解释生命活体的行为,因为这些行为的最大特点正是在很大程度上以'有序来自有序'的原理为基础的。你不能期望两种全然不同的机制会给出同一种定律,正像你不能期望用你的弹簧锁钥匙去开邻居的门。"[2]

用化学或物理的语言去定义生命遭遇的困难,是否昭示定义生命需要新的语言?

2. 定义生命的误区

定义生命遭遇的误区之一是"生命"概念使用混乱,误区之二是"生命"的属概念定位失当。人们使用"生命"概念往往是在不同的语境下使用的,同一篇文献的前后文中的"生命"可以是不同的含义;"生命"定义的属概念置放错误。这两种状况即使是在严肃的科学论文论著和规范的教材中也是屡见不鲜。

"生命"和"生命体"的混淆:在文献中,"生命"有的时候是指"生命有机体"或"生命体"。有学者在阐发"生命的化学组成"时写到:"所有的生命有机体都是化学元素作为基本成分的"。"生命"和"生命有机体"被误用为同一关系的概念。

生命体是生命形态独立个体,生命是其生存表现,不同的生命体具有不同的生命表现。因此"生命体"是描写独立实体的概念,"生命"是描写非实体的概念。生命定义及其误读很多就是从对两者的混淆开始的。

"生命"与"生物体"的混淆:在文献中,"生命"有的时候是指"生物"或"生物体"。有学者指出:生命是由分子组成的,并解释:"不同的生物体,其分子组成大体相同"。将"生命"和"生物体"作为同一关系的概念误用。在阐述病毒是一种特殊的生命后,这位学者说:"因此,我们说,病毒是一类特殊的生物"。"生命"和"生物"被误用为同一关系的概念。他认为生命是:"凡是表现出生物特征的物体就是生命"[3],直截了当地指明"生命"即"生物体"。

另一位学者干脆指明:人们往往"用'生物'这个概念来特指某一种具有生命特征的个体或群体"。[4]这种约定俗成对明确生命定义危害很大。有学者承认:"人们常用'生命'来统指所有的生物和广义或抽象的生物活动现象。"[5]

"生命"和"生命体结构"、"生命体特征"、"生命现象"的混淆:在文献中"生命"更多的时候是指"生命体结构"、"生命体功能"或"生命体特征"。目前,生理学、生物化学、物理学、分子生物学的生命定义大都属于这一类。"生命"还有的时候是指"生命现象"。

生物体的定义对象是自然界的一种物质形态或某个实物个体,其属概念以"……系统"、"……物质"、"……结构"为表达方式;生命是生物体的存在方式、运动形态,是区别生物和非生物的本质属性。"生命"定义揭示的内涵是生物体的属性、性状,其属概念是"……存在方式"、"……运动形态"或"……属性"。

"生命"的属概念定位失当。有学者提出,"生命是一种具有特殊结构的大分子物质,这种结构具有使它在自然条件下通过自复制等等正反馈运动维持自身存在的功能"。[6]这一言简意赅的生命定义将"生命"的属概念误置为"……物质"和"……功能"。诸如"生命是分子结构","生命是动力学上稳定的实体","生命是开放的阶序系统","生命是能自我复制、突变与进化的系统"等等,均属于属概念定位失当。

人类对于生命体结构和特征的认识是一个不断进步、不断更新的过程。定义生命如果不能超越"生命体结构"或"生命体特征"等物质形态,将不仅是逻辑学上的不严谨,更重要的是本体论上的错位,将导致生命定义永远面临不断变换的尴尬,陷于莫衷一是的境地,失去科学理性的海拔,甚至丧失相对真理的地位。

(三) 迈尔的警告

著名生物学家迈尔指出:"将'生命'类似于灵魂那样而赋予单独存在的确是太危险。"[7]可是,众多的学科和众多的学者忽略了迈尔的警告,在将生命视为单独的存在而定义的路上走得很远。

1."结构—功能的生命定义"

生理学把生命定义为:"能够完成诸如消化、新陈代谢、排泄、呼吸、运动、生长、发育和对外界刺激作出反应的功能的系统"[8]。从生命体的功能或特征的角度定义生命遭遇了没有穷尽生命体的所有生存表现的质疑:某些细菌不呼吸;工蜂、犏牛和骡子等不具有生殖功能等等。生物化学曾经把生命定义为包含储藏遗传信息的核酸和调节代谢的酶蛋白的系统。[9]

这个结构定义在美国生物学家斯垣利·普鲁辛纳对朊病毒解读中引发质疑。这位独具慧眼的学者讲了这种只有蛋白质而没有核酸的生命结构并非以核酸为模板,而是以蛋白质为模板复制繁殖的故事。同样受到质疑的还有分子生物学的生命定义。这个定义认为生命是由核酸和蛋白质特别是酶的相互作用产生的、可以不断繁殖的物质反馈循环系统。这一结构—功能定义概括了分子生物学重要的理论突破却仍然受到诘难:依照这一界定如何解释病毒、噬菌体、质粒和类病毒之类的物质形态是否为生命体?

其实,只要是从结构—功能的角度为生命定义,就不可能要求"生命"概念穷尽所有的生命现象。其原因由本体论而言,要求"生命"概念穷尽所有的生命现象是不易的,生命体是多层次的复杂系统,不同的生命形态有着不同层次的结构,更有千差万别的功能表现,要求"生命"定义穷尽所有的生命现象是一个抽象的假设。于逻辑学而言,要求"生命"定义穷尽所有的生命现象是不必要的,因为"生命"概念是一个反映集合体的集合概念。集合体所具有的属性,作为其组成部分的个体并不一定具有。正如"我"是"人民"的一分子,但"人民"的属性,"我"不一定全部具有一样。因此,以没有穷尽生命现象而反对某一生命定义的理由是不成立的。不过,人类对生命体结构—功能的认识总是不断进步的过程,总是一定历史阶段的产物,因此,"结构—功能的生命定义"将随着人类的认识而不断被刷新或者说将永远置身于被质疑和被争论之中。

2."整合生命定义"

为了摆脱"结构—功能的生命定义"屡屡遇到例外而不能自圆其说的尴尬,现代生物学希望通过整合生命的基本功能而走出迷局:生命是生物体所表现出来的自身繁殖、生长发育、新陈代谢、遗传变异以及刺激感应性等复合现象。[10]这个定义规定,只有一组复合现象同时出现才能满足生命定义。

因为"自身繁殖"不是生命体独具的特征,有些生命体由于生殖系统的先天缺陷并不具有繁殖的特征;"生长发育"不是生命体独具的特征,无机的晶体在形成的时候会发生生长的过程,而有些生命体一旦形成就停止生长;"新陈代谢"不是生命独具的特征,在适当条件下保存着的种子(如古莲子)在一个长时间内可以没有物质和能量交换,但仍然具有生命;刺激感应性不是生命独具的特征,计算机对指令的应答甚至超过某些生命体对刺激感应的敏感程度。

通过"复合现象"来描述"生命",起到了"非特异性组合构成特异性"的效果,特别值得指出的是,这一"生命"概念的属概念已经定位于"现象",是一个匠心独具的生命定义。

3. "信息说生命定义"

有学者认为,生命过程本质上都是信息过程。[11]他解释说,一个实体如果具有冯·诺伊曼式的自我复制或繁殖能力,那么,这个实体就是有生命的。冯·诺伊曼已经证明,自我繁殖系统是一个信息系统。这个系统所包含的自我繁殖信息一方面可以起到类似计算机程序的作用,在繁殖下一代的过程中它表达产生出与自己基本相同的新的个体,另一方面它还起到被动数据的作用,在繁殖下一代时可以基本不变地传递给下一代。

不得不承认,生命体的自我复制、自我繁殖信息及其传递在揭示和解释生命体本质属性中地位的重要性。但是不难发现一些非生命体也可以传递信息,用信息传递作为生命与非生命相区别的本质特征是否充分?

4. 生命性质列表

著名生物学家迈尔曾列出一个生命性质列表来描述生命:[12]

(1)所有层次的生命系统都有非常复杂和适应的组织;(2)生命有机体由化学上独特的一组高分子构成;(3)生命系统中的重要现象主要是质的,而不是量的;(4)所有层次的生命系统由高度可变的独特个体的群体组成;(5)所有的机体拥有历史上进化来的遗传程序,它使有机体能够参与目的性的过程和活动;(6)生命有机体的类别是由共同谱系的历史连接定义的;

(7)有机体是自然选择的产物;(8)生命过程特别难以预料。

为复杂物体下定义,在没有找到以最简洁的语言揭示其本质内涵之前,采取列表对其要点一网打尽的方式不失为一种智慧。迈尔的生命性质列表包括了生命体的重要的生物特征,对解读"生命"内涵颇有助益。但列表中8个描述短句哪一个是"生命"本质抑或都是"生命"内涵的必要条件,列表毕竟未能使人们很明白。

5. 医学哲学的生命定义

200多年来,生物学、医学、物理学、化学等众多学科与时俱进,在当时的科学技术给定的层次,百折不挠地为"生命"做出了一个又一个定义,却又一个接着一个被替换、被否定、被发展。其实,被替代被否定被发展的并不是"生命"这一非实体存在,而是对"生命体结构"等实体存在的局限的认识。将"生物"、"生物体"、"生命体"、"生命体结构"、"生命体功能"、"生命体特征"与"生命"概念混为一谈,正如著名生物学家迈尔指出的那样:"将'生命'类似于灵魂那样而赋予单独存在的确是太危险。"[13]

生命不是一个实体存在,定义生命需要一种有别于生命科学的抽象层次。为生命体结构等实体定义,是各门学科,特别是生命科学的任务,而为生命这一非实体现象定义,是医学哲学的研究领域。生命的定义对象是生命物质形态的性质、属性、存在方式、运动状态,其逻辑特征是以属概念"……性质"、"……属性"、"……方式"、"……行为"、"……状态"为表达方式;其科学特征是对生命科学研究成果的中度抽象(高度抽象属于哲学范畴)——基于但适度超越于生物或生命体结构或功能的研究。

生命本质属性与其物质结构功能性状有着密切的关系,但生命定义要回答的是生命的本质属性是什么而不是生命的物质结构或功能性状是什么;生命的一般存在方式与生命体的特征是一般与个别的关系,但生命定义要回答的是生命的一般存在方式是什么而不是生命体具体的特征是什么。

生命定义是医学哲学的研究对象并不意味着只有医学哲学工作者才可以定义生命,而是强调定义生命需要有医学哲学的方法、层次和语言。

我国一生命科学家写道:"细胞是生命的基本单位,新陈代谢、生长和运动是生命的本能,生命通过繁殖而延续,DNA是生物遗传的基本物质,生物是有个体发育的经历和系统进化的历史,生物对外界刺激可产生应激反应并对环境具有适应性。生命就是集合这些主要特征,开放的物质存在形式"。[14]

这就是一种医学哲学的生命定义,其巨大进步就是将生命属概念定位于"物质存在形式"而不是生命的物质结构、功能或其他。但这个定义的缺陷是,没有区分"生命"与"生命体"、"生物"等概念。如"细胞是生命的基本单位"应表述为"细胞是生命体的基本单位"等等。

科学大师薛定谔基于并超越物理学层次,从科学哲学的高度诠释什么是生命,为定义生命建树了不朽的典范。1950年,63周岁的薛定谔在爱尔兰都柏林大学开设"科学与人文"讲座。世界科学名著《生命是什么》就是这个讲座的讲稿。那么,在《生命是什么》中,薛定谔是怎样定义生命的呢?

首先,薛定谔严谨地区分了"生命"和"生命有机体"、"生命物质"、"生命物质结构"等不同概念。《生命是什么》中,"生命"出现10次,"生命有机体"或"有机体"出现18次,"生命物质"出现4次,"无生命物质"出现3次,"生命物质结构"出现1次。英文原著中其对应的英文概念分别是"life"、"living organism"、"organism"、"living matter"、"inanimate matter"、"structure of living matter"[15]。

其次,薛定谔正确地设置了"生命"的属概念,刻意运用了"生命是……行为"而"生命体是……系统"的表述。薛定谔在谈到"生命"的时候说:"seems to be orderly and lawful behaviour of matter, not based exclusively on its tendency to go over from order to disorder, but based partly on existing order that is kept up". (生命是……物质有规律的行为……)而谈到"生命体"的时候,薛定谔说:"The living organism seems to be a macroscopic system which in part of its behaviour approaches to that purely mechanical (as contrasted with thermodynamical) conduct to which all systemstend, as the temperature approaches absolute zero and the molecular disorder is removed."(生命有机体是……一个宏观系统……)。[16]

医学哲学属于应用哲学。比较医学—医学哲学—哲学三者研究对象的层次,医学哲学的抽象程度居中:更具体的问题,是医学甚至是医学分支学科的研究范围;至于更抽象的问题,那是元哲学研究的领域。生命定义和定义生命是医学哲学适宜的研究对象和范围,也正是医学哲学始终关注的重要问题。医学哲学的生命定义,基于生命科学而超于生命科学,有元哲学的深刻而无元哲学的空泛。

医学哲学的生命定义是:生命是集合生物体的主要特征、开放有序的物质存在形式。

二、叩问人的生命

人的生命体,不仅仅有其复杂的生物学内涵,更有其丰富的心理学和社会学内涵。对人之生命本质的认识,需要经历从整体到局部、从宏观到微观、从生物学到社会学的深入过程。

(一) 不仅有生物内涵

1. 从整体到局部

人类对生命体的认识,首先经历了由整体—系统—器官—组织—细胞等五个层次的宏观认识过程。生命体是由多种器官构成的功能系统;具有一定形态特征和生理功能的器官,是由几种不同类型的组织,按一定的结构联合形成;组织是由一群形态结构相似、功能相同的细胞及其细胞间质,在生物体内按照一定规律组成。除了原始生物以外,所有生物都具有机能结构的一致性,即都是由细胞构成的(病毒例外)。构成生物的各种细胞大小不一,形态各异,但都显示相同的生命活动属性,都能从外环境吸收养料,都能生长、增殖、感应刺激。在整体—系统—器官—组织—细胞这个由整体到部分的各个层次上,发育、生长、循环、排泄和生殖等新陈代谢现象,被认为是一切生命体的主要特征。

2. 从宏观到微观

自然界生物体的统一性,不仅表现在它们都由细胞组成,还表现在无论其简单和复杂程度如何,生物体的主要组成成分都是蛋白质和核酸。因此,人类对生命体的研究,由从整体到部分进展到由宏观到微观的层次,许多生命体的奥秘在对微观世界的研究中被不断揭开。所有的生物体具有微观结构的一致性。虽然组成不同生物体的蛋白质和核酸的种类不同,但构成各类蛋白质和核酸的元素氨基酸和核苷酸是完全相同的。与生命体宏观的机能结构一致性相比,生命体的微观结构的一致性,更深刻地反映了生命的本质属性。

关于遗传现象,在宏观层次上观察到的是性状(形态特征或生理特征)

分离、组合规律；在细胞层次上了解到的是基因控制遗传性状，细胞核中的染色体是基因载体；只有在分子水平上，才能看到主要的遗传物质是染色体中的 DNA，而基因则是具有遗传效应的 DNA 片段。构成基因的各种核苷酸数目及排列顺序表述着遗传信息。人类对生命体的微观结构的研究将生命的特征看作是核酸分子运动的结果，这是对生命体认识的更进一步深化。

3. 从生物学科到社会学科

对人的生命体的研究需要还原方法，但对生命体本质的认识不能还原为细胞、核酸和基因水平。人的生命体具有其他生物生命体本质不具有的复杂性，表现在人的生命现象在本质上不能还原为细胞、核酸或基因等某种生物结构的功能，人类通过对有机体的各个部分和不同层次的研究成果，揭示的是人的生命体生物学本质。但对部分和层次的研究不能替代对生命有机体整体的研究，正像对零部件的研究，不能替代对整个机器的研究一样。

1990 年 10 月，被誉为生命科学"阿波罗登月计划"的国际人类基因组计划启动，2000 年 6 月 26 日，科学家公布人类基因组工作草图。人类对生命本质的认识进入了一个新的历史阶段。科学家惊奇地发现，人类的基因并不是想象的 15 万个，而可能只有 3 万个左右，只是两倍于果蝇或线虫基因的数量。而水稻基因却多达 4.6—5.5 万个。学者们认为，低等生物的基因功能非常单一，基因之间的协同能力也是非常差，需要大量的基因来补偿。人类的基因具有多功能性，每个基因的核苷酸序列可以重新组合搭配，通过基因选择性切割，可以制造多种蛋白质，因此人类 3 万多个基因却能制造 40 多万个甚至更多的蛋白质。[17]

可见，即使是生物学意义上的人的生命本质，与其他生物生命的本质，也有着质的差别，更何况人的社会学和心理学本质是其他生物所根本没有的内在规定性。事实上，即使是基因的基本结构，也只能说明生命现象最基本的机制，人的高级智能和社会行为，很可能体现在比基因更高、更复杂的层面及其人与环境的相互作用的过程中。

（二）生命三重奏

1. 生命的质量属性

1993 年 WHO 在日内瓦召开的世界卫生大会对生命质量的概念进行

了讨论。WHO认为,生命的质量属性是指个体在其所在的文化、风俗习惯的背景下,由他生活的标准、理想追求的目标所决定的对他目前的社会地位、生活状况的认识和满意程度。

生命质量属性的测评,常用多元评价的方法。一般包括以下内容:(1)生理方面:主要分析躯体的功能发挥状况。(2)心理方面:主要是心理健康水平的测定。(3)社会方面:主要是人际关系的协调能力的评价和社会角色的扮演能力评价。

临床医学对生命质量属性的研究和评估的目的主要是了解病人的健康状况和评价治疗效果;医学哲学研究病人的生命质量属性的主要目的,是研究其在生命三维属性中的地位和作用、与生命的本质属性之间的关系、人们对生命质量属性的认识对生命伦理问题如克隆人、安乐死所持态度的影响等等。

从个体生命质量与人类生命质量的关系分析,生命的质量属性,不仅仅是个体生命的孤立现象。正常的个体生命质量是个体正常生命活动的前提,并有利于人类生命质量水平的提高。异常的个体生命质量,由于其生理状态和心理状态不健全或不同程度受损,从而不能适应个体生命活动的要求,其中一些个体生命还可能通过血缘关系对其后代的生命质量产生遗传学意义上的不良影响。因此,我们应该从这个高度来认识生命的质量属性:人体生命的质量属性,不仅关系到个体生命健康存在,而且关系到人类整体生命质量的提高和人类文明的发展。

从个体生命质量水平的变化过程来分析,个体生命质量的水平是一个动态过程,从生命的诞生——生命的健康存在——生命的结束,生命质量不可抗拒地从无到有、由高质量向低质量转化直至生命的低质量区域。人体生命在低质量区域运行是难以避免的,而"人的生命是有价的,这是后现代伦理学的一次最伟大的飞跃……对生命应采取什么行动只有用什么质量的高低作为判定标准,在临床上才可以操作"[18]。

2. 生命的价值属性

生命的价值属性是指生命体在一定的社会关系中扮演一个有意义的社会角色时所表现出来的人的本质属性。生命价值属性是人的生命的社会属性、本质属性,是人的生命与其他生命体的根本区别。

个体生命的价值属性的表现是个体生命潜能的充分发挥。其方式有两种：一是有利于同类个体生命和人类社会发展的利他行为；二是有利于个体生命自身的存在与发展的利己行为。我们是利他行为和利己行为的统一论者，并把利他行为放在衡量个体生命价值的首位。

实际上，绝对利己的个体生命是无所谓价值的，个体生命的价值须通过对他人和社会有所贡献时，才能得到承认和显现。

3. 生命的神圣属性

生命的神圣属性，是指人体生命是崇高的、可贵的、不可轻弃的。生命神圣属性表现在：

第一，生命产生的偶然随机性。在自然状态下，生命的产生是自然的选择而不可随意创造。

第二，生命存在的社会价值性。个体、群体、人类生命的健康存在是我们这个星球文明的基本前提。从这个意义上说，没有人类生命，其他一切都无所谓价值和意义。

第三，生命的唯一性。

林德宏教授认为，生命至高至尊，因为生命具有唯一性。生命的唯一性主要表现在生命过程的不可逆性、不可中断性、不可再生性；生命整体的不可分割性、不可组合性以及不相容性、不可共存性、不可取代性、不可交换性、不可移植性等等。[19]

第四，宗教和传统文化对生命神圣属性的定位产生了重要影响作用。宗教将人的生命神圣属性神学化，传统文化将人的生命神圣属性绝对化。两者有一点是共同的，即形而上学地将人体生命的神圣属性和生命的其他属性特别是本质属性的联系割裂开来。

(三) 生命的本质内核

1. 人的生命的本质属性

人的生命的本质属性是生命的价值属性，更为全面地说，是相互影响、相互作用着的神圣属性、质量属性和价值属性的统一整体。生命三重属性之间相互渗透、相辅相成，不可分割，以完美的三重结构共同构建健全的生命，其中任何一个方面的缺损，轻者影响生命质量，重者使生命存在失去意义。生命价值属性正是这样缺之使生命存在失去意义的本质属性。人类尤其应该摆脱由于片面认识生命的神圣属性或片面强调生命的质量属性独立现象所造成的思维僵滞。

2. 本质属性与非本质属性的关系

生命本质属性和非本质属性之间既对立,又统一。生命的神圣属性、质量属性和价值属性三者之间相互区别、相互联系又相互作用。

生命的神圣属性包容着生命的哲学内涵,是对生命实体的逻辑抽象;生命的质量属性揭示了生命的物质基础,是生命实体的生理界定;生命的价值属性体现着生命的社会意义,是对生命实体的本质反映。

健全的生命是生命的神圣属性、生命质量属性和生命价值属性的辩证统一。生命的质量属性是神圣的生命和有价值的生命的生理条件,离开了正常的生命质量,生命便会失去神圣的光辉和有价值的存在。生命的价值属性是生命的神圣属性和生命的质量属性的社会表现形式,是人体生命三维属性结构中的核心。没有价值属性的生命,是不具有完全意义上的生命,其神圣属性是空洞的,其质量属性是无意义的。生命的神圣属性是对生命质量属性和价值属性内在实质的概括,生命神圣的光辉总是通过生命的高质量和社会价值折射出来。

3. 个体生命价值属性与生命存在关系的复杂性

个体生命价值属性与生命存在关系是复杂的,表现在以下三种情况:一种是不曾具有,将来也不会具有价值属性的情况;另一种是可以具有价值属性,但由于其较低的生命质量制约了其生命价值属性的充分展现的情况;还有一种是曾经具有生命的价值属性,但由于某种原因而部分丧失甚至完全丧失的情况。个体生命所处于生命过程不可避免的低质量阶段是生命过程的逻辑延伸,是生命价值属性表现的特殊阶段,因此,老年人应该受到全社会的尊重、关怀和照顾。

4. 生命质量属性的独立化现象

生命质量属性以低位形态脱离生命的神圣属性、价值属性而独立存在,这是生命三重属性结构严重失衡的表现。片面强调生命质量属性的独立化,将之与生命其他属性割裂开来,特别是与生命的本质属性割裂开来,是一种形而上学的思维方式,只能使有关理论和实践陷入难以解脱的二难境地,同时从根本上违背了人道主义精神。

三、叩问准生命

健康是生命存在的正常状态,疾病是生命存在的异常状态,亚健康是生命存在的中介状态。它们构成了人的生命存在的一般状态。人的生命的存在还有一种特殊状态。准生命是人的生命存在的特殊状态,是生命现象的重要组成部分。离开了对准生命现象的研究,对生命现象的理解是不完整的。关于准生命,晚近有学者提出如下理论。[20]

(一) 特殊的生命形态

1. 生命现象的一般状态和特殊状态

人的生命现象一般状态如健康、亚健康和疾病虽涉及人的生命过程的主要部分,但没有穷尽生命过程的外延,不能够解释人生命活动的一些重要问题,生命伦理学等人文社会医学许多学科的研究因此而陷于困境。这说明我们需要转换思维角度,从生命发展整个过程的角度全面地认识生命现象。从人的生命发展的全过程来看,人的生命现象除了一般状态,还存在着特殊状态。相对于一般状态的生命现象而言,生命现象的特殊状态不具有人的本质属性,可以称之为准生命。

2. 准生命的正常模式和异常模式

就一般情况而言,在生命的起始时段中,生命进程由准生命时空的起点Zygote点(合子)开始,向着生命时空的方向不断上升,当胎儿发育成熟之时,由Birth点正式进入生命时空。Birth点是准生命时空和生命时空的界点。生命以连贯渐进、互动可逆的方式在生命时空中绵延,呈现健康←→亚健康←→疾病这三种状态。在生命的最后时段中,生命历程回落至准生命时空,最终走向Death点而结束(见图1)。在人类生命的这一般历程中,准生命在生命过程中两个特殊阶段的正常演进模式已凸现:即作为生命"起飞"(逻辑起点)和"返航"(逻辑终点)的"航空港"。

准生命的异常演进模式有两类。模式Ⅰ:生命进程由Zygote点出发,由准生命时空经Birth点进入生命时空。由于疾病或意外事故,演进过程偏离,于生命的最后时段之前由生命时空中落至准生命时空并在准生命时空中持续运行,如永久性植物状态者(见图2中X1曲线)。模式Ⅱ:生命进程由Zygote点出发,由准生命时空达Birth点,由于遗传或胎儿发育过程中的问题等原因没有能够进入生命时空,而一直滞留在准生命时空之中并持续运行,如无脑儿(见图2中X2曲线)。

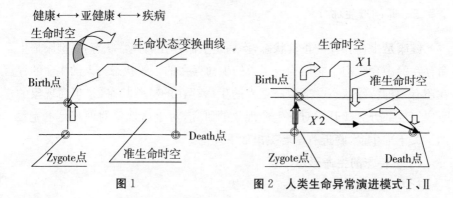

图1

图2 人类生命异常演进模式Ⅰ、Ⅱ

因此,异常演进的准生命是非正常地中断了生命时空运行或从未能够在生命时空中正常运行而在准生命时空中持续运行的状态。

(二)恩格尔哈特:并非所有的人类都是人

生命过程论是准生命状态的理论依据。人的生命过程是一个由准生命——生命——准生命——死亡的过程。界定生命现象属于其中哪一个阶段的标准,取决于是否具有人的本质属性。人的本质属性有两个相互联系的内在规定性:是否具有人的价值属性、是否具有正常的脑机能。

1. 生命:完全具有或不完全具有人的本质属性

人的生命具有的质量属性、价值属性和神圣属性三重属性,构成了一个不可分割的三维结构,其稳定度决定着人的生命呈现健康状态、亚健康状态、疾病状态或准生命状态。

生命质量属性的功能是为生命价值属性的展现、生命的神圣属性的实现提供平台。不同的生命质量属性,制约着生命是完全具有或者是不完全具有人的本质属性。脑是决定生命本质的器官,脑质量是生命质量的核心。当脑异常达到使人丧失正常意识时,人的本质属性就失去了物质基础。生命的价值属性是人的生命的阿基米德点,是人的生命的本质属性。生命的神圣属性的光辉总是通过生命的高质量和一定的社会价值折射出来。

生命属性的三维结构消解,生命便会失去神圣的光辉和有价值的存在。因此,异常演进的准生命是一种远离神圣光辉的痛苦遭遇。

2. 准生命:不具有或潜在具有人的本质属性

是否具有价值属性和意识,是生命和准生命的本质区别,是生命和生命现象的区分标准。在生命现象范畴内,具有价值属性和意识的生命现象,属于生命范畴;不具有价值属性和意识的生命现象,属于准生命范畴;在准生命范畴内,潜在具有价值属性和意识的生命现象,属于正常演进的准生命,曾经具有、但今后永远不会具有和自始至终不会具有价值属性和意识的生命现象,属于异常演进的准生命。

3. 死亡是人的本质属性的消解

死亡究竟是以脑死还是心肺死作为标准,目前还有争论。但无论是哪一种标准的死亡,都包含着人的本质属性的彻底消解:脑的机能状态不可逆转的丧失;人的价值属性呈现零状态或负状态。

4. 人的生命是生物学过程和社会学过程的辩证统一

美国麻省理工学院的汤姆森教授说:一粒橡树种子发展成为一棵橡树,也可以说是连续的发展,但并不能引导出橡树子就是橡树,或者引导出我们最好说它是。胎儿并非从怀孕的那一刻起就是个人。一个刚受精的卵子,一个新植入的细胞丛,就像橡树子一般地并不是个人。恩格尔哈特指出:并非所有的人类都是人。严格意义上的人乃是道德主体,他们可以为自己的行动负责。婴儿和极其衰老者、严重智力障碍者和严重脑损伤者都不是这种意义上的人。[21]

人的生命不仅是一个生物学过程,更重要的是,在本质上是一个社会学的过程。割裂人的生命三维属性的辩证统一、肢解人的生物学过程与社会学过程、忽视人的生命过程的整体性、将具有本质属性和不具有本质属性的不同生命现象混为一谈、忽视生命不同阶段的特殊性是问题的症结所在。

(三) 奥卡姆剃刀:准生命理论的价值

公元 14 世纪,英国奥卡姆的威廉对当时无休无止的关于"共相"、"本质"之类的争吵感到厌倦,于是提出"思维经济原则",认为那些空洞无物的普遍性要领都是无用的累赘,应当被无情地剃除:"如无必要,勿增实体"。因为他是英国奥卡姆人,人们就把这句话称为"奥卡姆剃刀"。

1. 理论上区别三对概念

人的生命的问题,是一个复杂而又需要慎之又慎的问题。准生命理论提示人们认识生命问题要注意三个分清:分清生命和准生命的界限、分清生命和生命现象的差异、分清正常演进的准生命和异常演进的准生命的区别。

2. 实践中攻克疑难问题

准生命与助残敬老。个体生命的价值须通过对他人和社会有所贡献才能得到承认和显现。那么,不能对社会和他人有所贡献的,反而需要社会负担和照顾的残疾人、生活不能自理的老人、生命垂危的老人是否也属于准生命范畴?回答是否定的。残疾人质量属性的状况在一定程度上影响了其价值属性,但不能因此而否定其价值属性的存在。每一个体生命或长或短都会进入最后时段,像垂危的老人那样,生命呈现低质量运行状态。但这是生命过程的逻辑延伸。是否善待残疾人和垂危的老人,是反映一个社会的人文精神的"镜面"。

准生命与脑死亡者、永久性植物状态者。脑死亡者和永久性植物状态者属于曾经具有但今后永远不再会具有价值属性的异常演进的准生命。目前我国对脑死亡者和永久性植物状态者的处置一无法律支持,二无理论依据,更有不同的意见蜂起。国内外的学者关于这个问题的探讨文章几乎月月都有新作问世;临床上运用现代医学技术,耗费有限的医疗资源,延续脑死亡者和永久性植物状态者准生命的事情天天都在发生。准生命理论提供这样的理论支撑:脑死亡者和永久性植物状态者失去了自我意识、存在价值和生命光辉,带来的只能是给他人的痛苦、社会的负担和生命的扭曲。对这两种异常演进准生命,合法地中止对其医疗救护具有合理性。

准生命与重残儿。重残儿是有重度缺陷的新生儿。

有资料说明,美国每年都有1000～2000名大脑严重畸形的人出生,"在我国3亿多儿童中,智力低下者约有1000多万,呆傻儿400多万。每年有35万缺陷儿"[22],在其中占一定比例的重残儿是一种连最低限度的质量属性都没有,价值属性、神圣属性更无从谈起的生命现象,如无脑儿和脊髓畸形儿。

这样的存在是一桩无论是于个人、于家庭、于社会都没有任何益处的生物学差错。有一种观点认为,"重残儿和植物状态者缺乏准确表达自己思想和意愿的能力,如果对其采取非自愿的安乐死,常常会引起司法和道德的混乱"。

巴黎大主教指责对重残儿的处置是一种野蛮的想法。这些观点的实际效果是将生物学差错演绎成社会学、伦理学差错,而且也难解释以下逻辑矛盾:属于正常演进的准生命的胎儿,人们在实践中出于功利的目的,合法地或不合法对胎儿予以处置:全球每年有 8000 万次的人工流产。1979 年 2 月 1 日南非《中止妊娠法》生效后的 6 个月内,总共施行了 13000 例堕胎手术。

那么,属于异常演进准生命的重残儿却不能出于人道的目的予以处置?准生命理论直言:重残儿是永远不会具有价值属性的生命现象,它带给社会和家庭的只能是负价值。人们如果认定生命现象就是生命,而不管这种生命现象是否具有人的生命的本质属性的话,那就是在制造灾难生命,不但毫无人文精神可言,而实质上就是违反人性的。准生命理论的以上观点,已有实践的呼应。

一位 38 岁的美国护士产下了患汤氏综合症(一种会导致智力严重迟钝的疾病)和肠梗阻的女婴。女婴的父母认识到,孩子即使生存下去也是生命质量属性极其低劣的,不排除肠梗阻,孩子就会死亡。孩子父母的选择是:拒绝肠梗阻手术签字。医院当局认为孩子的父母有权作出这样的决定。11 天后,女婴死于饥饿,没有引起"司法和道德混乱"。[23][24]

准生命与生育控制、胎儿干细胞研究。一个苍老的声音在说,实施生育控制人工流产是"侵犯人的生命权"。这个发轫于亚里士多德时代的争论之所以延续至今,是因为胎儿在正常情况下可以发展成生命。罗马教皇庇乌斯 12 世说:"仍未出生的婴儿,在相同程度上并且为了同样的理由,和妈妈一样是一个人。"准生命理论认为:胎儿存在于生命进程初始时段,是尚未进入生命时空、没有价值属性的正常演进的准生命。在认识生育控制的问题时,我们要认识到准生命与生命有质的区别,不能把中止妊娠等同于扼杀生命;当然,我们也要看到,胎儿是正常演进的准生命,与异常演进的准生命也有着质的区别。人类出于生育控制的目的而采取的中止妊娠的种种措施,中止了正常演进的准生命向生命的进展,这是一种无奈、一种牺牲。

美国少数人常借人权为题指责我国的生育控制是违反人道的。实际上,这种观点受到了包括美国在内的西方严肃的政治家和科学家的反对。美国前最高法院法官斯图尔特指出,根据美国宪法修正案第14条,胎儿并不是一个人,如果胎儿是人,那他就拥有受宪法保护的权利,其中包括"生命、自由和财产的权利"。

新近有一个声音在说,利用流产胎儿进行的干细胞研究和由此导致的制造胚胎进行干细胞研究,也是"侵犯人的生命权利"。干细胞,即使是具有发育成人类所有细胞类型潜能的全能干细胞,毫无疑问均属于生命现象而非生命。在讨论干细胞研究的伦理问题时,应分清生命现象和生命的差异,没有理由反对利用流产胎儿进行干细胞研究。至于制造胚胎进行干细胞研究,如果确属对人类生命有益的科学研究的需要,这是一种代价、一种选择。

准生命与克隆人。国内外公众、政界和学界对克隆人的伦理评价分歧很大。有人担心克隆人会使人的形象、尊严、地位、情感受到伤害,担心克隆人的心理发育、教育、社会地位会出现问题。孙慕义教授指出,"克隆人技术行为伤害人类",是一个不能为经验证实的情感陈述,不具有事实性的内容。[25]准生命理论持这样的见解:作为生物技术的产物,克隆人"Birth"之前,只能是尚不具有价值属性的准生命,本身不会对社会造成这样或那样的危害。克隆人"Birth"之后进入社会,具有了社会属性由准生命过渡到生命。克隆人与自然人的区别在于,在由准生命向生命发展的过程中,克隆人以高生物技术支持为特点。但这不应该成为人们为克隆人过分担忧甚至反对克隆人的理由。就生命和准生命的性质而言,是以生物技术支持的方式还是以自然的方式诞生,只是方式的不同,没有本质的区别。是否出现人们担心的这样或那样的问题,关键不是取决于先天被克隆的经历,而是取决于后天所处的社会环境的赋予。因此,与其讨论克隆人是否应当,不如讨论有了克隆人之后社会当如何。理论上的批评和反对无论多么激烈,从来不能阻止任何一项科学成果的诞生。与其将克隆人视为异类而竭力反对,不如平静接纳克隆人并将其视为促进我们提高对生命伦理问题的认识水平和解析能力的机会。

注释:

[1] 张建民:《生命的哲学定义》[EB/OL].(2009-04-03)[2010-08-26]. http://www.

chinavalue. net/Article/Archive. html
[2] 埃尔温·薛定谔著,罗来鸥、罗辽复译:《生命是什么》,湖南科学技术出版社,2003年,第79页
[3] 李金亭、段红英主编:《现代生命科学导论》,科学出版社,2009年,第4页
[4] 吴庆金编著:《基础生命科学》(第2版),高等教育出版社,2006年,第10页
[5] 吴庆金编著:《基础生命科学》(第2版),高等教育出版社,2006年,第6页
[6] 段勇:《生命的定义和生命起源的充分必要条件》,《河海大学学报》,2006年第8期
[7] E.迈尔著,涂长晟译:《生物学思想发展史》,四川教育出版社,1990版,第64页
[8] 李文雍,陈乃富主编:《生命与生命科学》,合肥工业大学出版社,2009年,第2页
[9] 李文雍,陈乃富主编:《生命与生命科学》,合肥工业大学出版社,2009年,第2页
[10] 李文雍,陈乃富主编:《生命与生命科学》,合肥工业大学出版社,2009年,第2页
[11] 李建会:《生命科学哲学》,北京师范大学出版社,2006年,第129页
[12] E. Mayr. The Growth of Biological Thought. Cambridge, MA: Harvard University Press, 1982, P. 53
[13] E.迈尔著,涂长晟译:《生物学思想发展史》,四川教育出版社,1990版,第64页
[14] 吴庆金编著:《基础生命科学》(第2版),高等教育出版社,2006年,第6页
[15] 埃尔温·薛定谔著,罗来鸥、罗辽复译:《生命是什么》,湖南科学技术出版社,2003年,第1-90页
[16] 埃尔温·薛定谔著,罗来鸥、罗辽复译:《生命是什么》,湖南科学技术出版社,2003年,第67-68页
[17] 埃尔温·薛定谔著,罗来鸥、罗辽复译:《生命是什么》,湖南科学技术出版社,2003年,第67-68页
[18] 孙慕义:《放弃治疗与生命质量》,《医学与哲学》,2000年第21卷第6期,第1页
[19] 林德宏著:《人与机器》,江苏教育出版社,1999年,第236页
[20] 刘虹、孙慕义:《论准生命》,《医学与哲学》,2003年第24卷第10期,第24～27页
[21] 恩格尔哈特著,范瑞平译:《生命伦理学基础》,北京大学出版社,2006年,第239页
[22] 蔡玲等:《大学生对重度缺陷新生儿实施安乐死看法的调查》,《中国医学伦理学》,1999年第6期,第43页
[23] 郭自立著:《生物医学的法律和伦理问题》,北京大学出版社,2002年,第65、46页
[24] 鲍勃·伍德沃德,斯科特·阿姆斯特朗著,熊必俊等译:《美国最高法院内幕》,广西人民出版社,1982年,第262页
[25] 孙慕义:《上帝之手——高道德风险的生命技术何以从伦理学与神学获得辩护》,《医学与哲学》,2002年第23卷第9期,第19页

星空闪烁
——意识与无意识

  人类意识研究有文字可考的历史已有2500年之久,是宗教、自然科学、社会科学、思维科学特别是生命科学、医学、哲学和医学哲学始终关注的问题。2000多年来,以希波克拉底、弗洛伊德、冯特、克里克、埃尔德曼等为代表的科学家追寻"脑—意识"的研究路线,推动意识研究从准科学走向现代科学,但由于意识研究的超复杂性而步履维艰;以柏拉图、笛卡儿、艾克尔斯、魏格纳等为代表的哲学家和自然科学家坚持"灵魂—意识"的主张,并借用新的科学理论不断充实更新"灵魂—意识"的内容与"脑—意识"理论博弈抗衡。这些行走在追求真理之路上的人们为探讨意识的真谛而上下求索,寻找着人类文明中最有价值的精神财富。

一、三峰竞秀的古代意识研究

(一)喜马拉雅山的海拔:释迦牟尼的"信仰—意识"

2500多年前,人类意识研究的第一座高峰崛起在喜马拉雅山南麓的迦毗罗卫国。王子出身的释迦牟尼创建了萦绕着东方哲学意蕴的佛学意识理论。佛学意识大厦由眼识、耳识、鼻识、舌识、身识、意识、末那识、阿赖耶识、阿摩罗识九种形式构成,其中的"意识"包括四种状态:明了意识、散乱意识、睡眠意识和禅定意识。其中"明了意识"从佛学视角用佛家语言讨论思维过程中的感觉、知觉、回忆、联想、情感、意志、分析、综合、归纳、演绎、判断等等多方面的内容。

风自东方来,佛学意识不仅是佛学理论的组成部分,是整个佛学体系的基础,更是人类意识研究的思想宝库。经历数千年的传承,佛学意识理论文献浩繁,"意识"概念内涵抽象、覆盖宽广;佛学意识理论与西方的灵魂—意识说不相容,具有独特的学术位格。其"意识"概念本质上属于信仰范畴而非学术或科学范畴,必须放在佛学语境中进行宗教哲学层次的解读。佛学意识理论的哲理性、思辨性深邃,但无法用科学性、逻辑性予以评判。

(二)爱琴海的深度:希波克拉底的"大脑—意识"

2400多年前,古希腊爱琴海的科斯岛上的希波克拉底已经明确了大脑主宰意识活动的基本事实。希波克拉底正确地指出心脏和大脑对于意识活动具有的不同价值,他说:"有些人说,心脏是我们用以思考的器官,它能感觉疼痛和焦虑。事实并非如此。然而,那个器官也不能分担神志,这只有靠脑。"[1]希波克拉底对脑的功能有相当的了解:"人们应该知道,通过大脑,也只有通过大脑我们才产生愉快、欢笑和诙谐,与此同时,还有伤心、痛苦、悲哀和哭泣。特别是,通过它,我们才能想,能看,能听,能分辨美丑、善恶与哀乐。脑使我们疯狂或谵妄,用恐吓使我们振作,不管白天还是夜晚能使我们入睡,发生错过机会的错误,无目的的焦虑、健忘以及与习惯相抵触的行为等等。这一切原来都是受一个东西的主宰。我们感受的这一切都出于脑。"[2]

希波克拉底的意识研究途径是通过临床观察和哲学推论,他对意识和大脑的研究远远没有达到也不可能达到科学实证支撑下的意识脑定位水平,他的研究不够系统,不甚深入,甚至没有使用"意识"这个概念,也没有为"意识"做一个正式的定义。但是,希波克拉底的意识观对千年意识研究产生的深远影响一直持续到现在。希波克拉底是科学意识研究的先驱,他在人类历史上第一个分析了生命体与意识的内在联系和外在表征,第一个揭示了大脑和意识的关系,阐述大脑的意识功能,他以医学家的身份开辟了一条与宗教、与柏拉图哲学完全不同的通往科学研究意识的道路。他对意识与脑的关系的认识是超时代的:希波克拉底之后半个世纪,哲学家亚里士多德还停留在意识源于心脏的水平上。

(三)雅典的睿智:柏拉图的"灵魂—意识"

比希波克拉底略晚的哲学家柏拉图告诉世界:人类能够思考是因为有非物质的灵魂。柏拉图指出灵魂有四种状态:理性、理智、信念和想象[3],在柏拉图看来,灵魂在某种意义上就是思维。柏拉图告诉人们,视觉和触觉将收集到的信号传递给灵魂,灵魂召集计算能力和理性处理信号。[4]柏拉图是第一个研究无意识的哲学家。他指出:"在人们睡眠时,灵魂的其余部分,理性的受过教化的起控制作用的部分失去作用,而兽性的和野性的部分吃饱喝足之后却活跃起来,并且力图克服睡意冲出来以求满足自己的本性要求。……可怕的强烈的非法欲望事实上在每一个人的心里,甚至在一些道貌岸然的人心里都有。它往往是在睡梦中显现出来的。"[5]

柏拉图将原始信仰灵魂说理论化、系统化和哲学化,这一"灵魂—意识"观念虽然一直饱受理性主义和科学主义的质疑和批判,但至今依然十分活跃,表现出了强劲的生命力,其悠远而深刻的影响远远超出哲学研究的范畴而覆盖包括自然科学在内的人类文化发展的不同领域和不同阶段。在一些自然科学家的意识理论中,可以清楚地看到柏拉图的影子。西方心灵主义理论主张意识是独立于大脑并派生出其他事物的,脑不是产生意识的物质器官而是体现精神的载体。这种受到批评的理论一直以各种形态争取着存在的空间,并且得到了一些著名科学家的支持。以研究神经系统的功能和传导而获得诺贝尔医学奖的两位神经生理学家谢灵顿和艾克尔斯都持有这种观点。

二、风起云涌的当代意识研究

（一）在上帝和科学之间斡旋的笛卡儿

17世纪的法国哲学家笛卡儿的二元论哲学认为人具有双重本质，即有物质构成的身体和有精神世界灵魂构成的意识。在笛卡儿看来有意识的灵魂和无意识的物质是并行不悖同时存在的。灵魂和意识的问题由上帝和教会掌管，物理世界的问题交由科学家研究。

笛卡儿用自己的二元论哲学为科学家从教会那里争得了科学研究的权利，摆脱了宗教束缚的科学家终于可以按照科学的规律而不是上帝的意志进行科学研究了。但是同时，笛卡儿把打开意识迷宫的钥匙交还给了上帝。二元论哲学的宿命使得意识研究的科学之门在其他学科蓬勃发展的17、18世纪幽闭了200多年，并对后世的意识研究产生了长久的影响。

到笛卡儿为止，意识研究的四种基本模式全部出现：释迦牟尼成就了特色鲜明、蕴含广博、宗教色彩浓厚的"信仰—意识"理论模式；希波克拉底开创了"大脑—意识"研究模式的先河；柏拉图成为"灵魂—意识"理论模式的鼻祖；笛卡儿推出了充满特色情调的"二元论—意识"理论模式。四位先哲的意识研究模式形成了群峰竞秀、各领风骚，相互辉映，影响世界文明的格局。在希波克拉底之后，古希腊的医生希罗菲勒斯和埃拉希斯特塔拉、古罗马的名医盖仑和文艺复兴的巨匠达·芬奇在神经、大脑的解剖方面进行了勇敢探索。[6]但由于意识和脑的超复杂性，虽然希波克拉底的继承者一直不懈努力，"大脑—意识"的研究并没有像其他科学研究那样取得全面性、突破性的进展，"信仰—意识"、"灵魂—意识"和"二元论意识"的声音依然以各种不同的方式诉说着自己的主张，演绎着意识研究峰回路转、跌宕起伏的历史。

（二）水下冰山：弗洛伊德的无意识

150多年前弗洛伊德构建的精神大厦由意识、前意识和无意识三个层次构成。无意识学说是人类思想史上颇具特色的一页。无意识的内容，往往是生命自然的倾向，是与文化抵触的原始冲动、本能欲望，是未加修饰和矫正的本性流露。无意识这种欲望和冲动与个体所处的社会风俗习惯、道德、法律是相互冲突的。无意识试图逃避意识管理和社会规范的修正,因此,被压抑到心理的最底层——无意识领域。

无意识理论是弗洛伊德对意识研究的主要贡献。无意识以各种方式影响意识,是人类精神生活和生命的重要表征。西方学者这样评价弗洛伊德的无意识理论:哥白尼的太阳中心学说打破了人居住的地球是宇宙中心的妄想;达尔文的进化论使人看到了人类和动物的血缘关系;弗洛伊德的无意识本我揭示了人性丑恶的一面,再次给自恋的人类以沉重的打击。这是个意味深长的评价。高度的哲学思辨而缺乏脑科学和可靠的临床证据是无意识学说的方法论特征。哲学给无意识研究带来了深邃,但缺乏实证,没有实验的证明经常成为被指责的缘由。

(三) 在冯特的实验室里

130多年前,德国心理学家冯特于1879年在莱比锡大学创建了第一个心理学实验室,明确提出心理学主要是研究意识的科学,用实验方法来研究心理和意识问题。冯特的创举适时地响应了当时的一个急迫问题:其他学科如天文学、物理学、化学、生物学在哥白尼、开普勒、伽利略、牛顿、达尔文、孟德尔的手上,通过使用科学的观察实验方法,已经取得了巨大的成功,而心理学的发展因为仅仅依赖基于个人感觉的内省方法,缺乏科学方法的支撑,失去了动力而发展严重滞后。应该指出的是,冯特没有完全否认内省方法,他希望通过采用实验方法来改进内省方法的不足。

怎样将科学研究方法运用于心理学从而改变心理学的发展停滞不前的状况是时代的难题。冯特实验方法的钥匙没有洞开意识科学研究之门,随后,华生的行为主义在心理学领域饰演主角,大量"行为科学"研究项目与冯特的初衷南辕北辙。行为主义者仅仅关注刺激和反射之间的关系,在感觉输入和行为输出之间所发生的一切则完全忽略。意识问题逐渐成为科学研究的禁忌领域。

(四) 克里克惊人的假设

1962年,英国科学家克里克因发现人类基因DNA双螺旋结构而获得诺贝尔医学奖。1976年,花甲之年的克里克开始了科学生涯的第二次领域大转换,从事对脑和意识的研究。克里克认为意识是一种生物现象,意识活动的过程,也是生物活动的过程。克里克说:"你的本体感觉和自由意志,实际上都只不过是一大群神经细胞及其相关分子的集体行为"。克里克在《惊人的假说》中说:"你,你的快乐与忧愁,你的记忆与理想,你的个人身份和自由意志,事实上都不过是大量的神经元细胞及其相关分子集合的行为。"[7] 克里克的这种思想用另外一位学者的语言表述就是:"哲学和意识科学的主要任务就是要表明,意识连同消化、光合作用以及其他所有事物,是怎样成为这个世界的生物性组成部分的。"[8]

克里克在科学史上第一次率先尝试用自然科学的方法研究脑和意识的关系。他提出的一个假设是:连接丘脑和皮层神经关联中40赫兹频率的同步放电活动是意识的关键形成机制。2003年初,克里克在著名的《自然—神经科学》杂志上发表论文"意识的框架",提出意识不是先天就有,而是由大脑中位于"扣带前回"的一小组神经元产生和控制的。克里克采用还原方法从视觉入手研究意识,他似乎并不认同"意识的本质是人脑的整合功能"这类医学哲学的命题。美国学者塞里批评道:"克里克对哲学家和哲学怀有敌意,但蔑视哲学的代价就是让他犯哲学上的错误……我相信,克里克在哲学上受到了不正确的诱导。"[9]克里克刻意回避"意识"的定义问题,而实际上在基本概念不明确的情况下的意识研究工作影响了他可能取得的成就。

(五) 埃尔德曼的步伐

美国洛克菲勒大学神经科学研究所所长埃尔德曼1972年因免疫学研究获得诺贝尔医学奖,他在意识研究方面至少有三方面的贡献值得关注。首先,埃尔德曼明确了科学要研究的"意识"究竟是什么?与哲学的思辨有什么本质的区别?埃尔德曼认为,科学研究意识要揭示产生意识的神经物的活动这一事实,揭示意识现象的神经底物。其次,埃尔德曼研究了意识发生的神经解剖学基础。埃尔德曼认为意识发生的神经解剖学基础是作为进化发展结果的大脑所特有的复杂结构。他认为意识是进化的产物,因而不是任何事物如计算机也具有的性质。第三,埃尔德曼研究了意识产生机制。他认为大脑皮层各区域的大量神经元通过交互的、会聚的和发散的联结通路而联结成为一个网络传递神经信号,整合分布在各处的脑功能。埃德尔曼提出"神经群选择理论"假设,说明人脑的发展经历了一个自然选择机制,被选择的单位不是个体的神经元,而是神经元群体。人神经元通过"发育选择"形成极其多种多样的回路集合;通过"经验性选择"使神经元突触的连结强度发生变化;通过"再进入"使各个脑区由不断交互联结上传送信号而在时空上得到协调。脑是通过神经元片层之间的交互式放电而产生意识的。

埃德尔曼将意识科学研究的旗帜插上一个新的高峰。克里克开创了用自然科学的方法研究意识的先河,而埃德尔曼迈着踏实和稳健的步伐在科学研究意识的道路上大大前进了一步。他有明晰的意识研究目标这就是寻找意识产生的神经底物,他提出了颇有创意的意识研究理论假说。然而,面对意识这个超复杂的研究领域,人们庆贺克里克和埃德尔曼成功完成了意识研究向自然科学转向的使命显然为时过早。一些现代科学家用现代科学理论和证据陈述一个古老的话题:意识不是人脑这一物质结构特有的机能,人脑之外存在着非物质的存在。

(六)诺贝尔医学奖得主的"灵魂—意识"观点

1963年诺贝尔医学奖获得者澳大利亚神经生理学家艾克尔斯,与哲学家波普尔合著《自我和它的大脑》一书,提出了二元论的心理生理相互作用论。艾克尔斯并没有否认大脑对于意识活动的必要性,他说:"毫无疑问大脑皮层中的活动对于主体的自觉经验来说是必要的。"[10]但是,艾克尔斯认为:自我意识精神具有不完全依赖于大脑事件的特性,有一种在胚胎期或婴儿期就进入大脑的"非物质思想",像司机驾驶汽车或程序员指导计算机那样控制着大脑,使我们得天独厚地成为人,拥有自由意志、个性以及像爱、恨的感情。他认为,"人的幽灵似的精神只要对大脑施加一种暗语,就足以使一些神经产生兴奋,另一些神经保持平静,而且,这种非物质自我,在物理脑死亡后能继续生存。"艾克尔斯二元论的心理生理相互作用论的本质在于:"自我意识精神是一个独立的实体,不存在于物质和能量世界里"[11]。艾克尔斯相信:"上帝在婴儿出生后约第三周时把灵魂授予了他们"。[12]他指出:"十分清楚的是,对于我们每个人来说,第一性的实在是我们的意识……其他一切事物都是派生的,是第二性的实在"。[13]

艾克尔斯的"灵魂—意识论"引起了宗教界、哲学界和科学界强烈反响,也引起中国学者的关注。[14]宗教人士立刻将艾克尔斯的"自我意识精神"解释为"灵魂"(佛学解释为"灵识")并将之作为灵魂是客观存在的最新最有力的科学依据。艾克尔斯二元论的心理生理相互作用论受到了科学家和哲学家的批评。加拿大的科学哲学教授邦格指出,艾克尔斯提出的二元论的心理生理相互作用论假说渊源于宗教,对神经科学的发展是有害的[15]。美国塔夫斯顿大学的科学哲学家丹尼尔·丹尼特指出艾克尔斯对现代计算机科学和认知、识别科学一无所知,认为他的理论没有融入现代科学。前苏联当代著名心理学家洛莫夫认为"艾克尔斯妄图把唯物主义和宗教与唯心主义联在一起而已"[16]。艾克尔斯并不是孤立的。对神经科学做出巨大贡献而获得诺贝尔医学奖的生理学家牛津大学教授谢灵顿宣称:存在着一种控制每人大脑的非物质自我。

(七) 量子力学的"灵魂—意识"解释

1963年诺贝尔物理奖得主匈牙利籍美国科学家魏格纳认为人可能有一种独立于脑、能影响物质的"非物质意识"。魏格纳试图运用量子力学推论灵魂的存在。量子力学将所有物质都看成是由光子组成的,而光子在运动和作用过程中,又都表现为波动性和粒子性即波粒二像性。在某些物理学家看来,活着的人不断地向外辐射自己的光子信息,当他死后,活着时辐射出的光子信息在宇宙中依旧运行,虽然这时光子信息的强度不一定很大,但其组合与原来这个人的光子信息组合是相同的,它可以代表这个人。在这个意义上可以说是这个已经死去的人的灵魂存在。

以量子力学推论的"灵魂—意识"说具有很大冲击力,这是一个充满诱惑的探知意识之谜的新的窗口。面对现代理论物理学的基本概念已经与经典物理学的概念彻底决裂的局面,量子力学的意识阐释吸引了很多学者。量子科学时代的意识概念似乎也已经与传统的科学的意识观念彻底决裂。但是,我们也应该知道,一些对量子力学作出重要贡献的物理学家也有对此持否定观点的。丹麦物理学家、对量子力学的发展作出重要贡献的波尔指出:试图用量子力学作为出发点来研究宗教或灵学所进行的思考是行不通的。我们知道,爱因斯坦和波尔对量子理论的解释存在分歧,相关的争论持续了几十年。爱因斯坦认为,量子学的内部是有瑕疵的,因为它把人类引领到对于现实产生离奇的虚妄性结论。用光子辐射的存在说明灵魂存在,用中子、质子、夸克之间的特定运动定律,用单细胞的适应性说明这些物质形态也具有意识,如果说是量子力学的必然结论,可能属于对意识的一种离奇的虚妄性结论。[17]

三、走向未来的脑科学和医学哲学意识研究

(一)脑科学的曙光

脑功能定位一直是人类科学意识研究的重点和关键。18世纪的意大利的伽伐尼提出了神经活动是电的活动的假设,开启了用科学的方法研究意识脑定位问题的序幕。奥地利的加尔首先提出脑的不同区域有不同的功能定位,某些脑区是负责意识的,某些脑区是负责情感的。1861年布隆发现语言运动障碍是左额下回损伤所致。1874年魏尼克发现听觉障碍与左颞横回损伤有关。这些发现奠定了脑机能定位理论。20世纪40—50年代,神经生理学研究发现,脑干网状结构是维持意识清醒的必要脑中枢。20世纪60—80年代的大脑半球功能一体化研究,认为左半球以语言功能为主,右半球以空间形象行为功能为主。近年来无创脑成像技术应用于脑科学研究之后,仍有一些研究报告沿着脑机能定位论探讨脑与意识的关系。[18]

2000多年来意识研究中"人脑—意识"、"灵魂—意识"或"二元论—意识"的学说逐鹿疆场、尘埃难定的基本原因是,意识的问题始终受到脑科学研究水平的制约。意识问题争论的帷幕,最终会在脑科学研究的重大突破和全面告捷后垂落。中国科学院院士、神经生理学家陈宜张教授说:"人们对脑的认识,就基础方面而言,始终围绕着两个重要问题:一个是脑的功能怎样,脑有功能定位吗?二是神经的基本活动是什么,它是怎样进行的?[19]"

近几十年来,脑科学和认知神经科学有了显著的进展,但是,对意识的发生机制、意识的本质和意识的脑定位尚未取得突破性质的进展。这种局面在最近的将来依旧难以改变。

(二)医学哲学的声音

人脑是一个超复杂的结构,具有超能量的机能。人脑是人的生命活动中心,人类意识和无意识活动的生理基础。意识是以大脑为生理基础的精神活动,包括思维活动(认识、判断、推理、决策等)、心理活动(注意、记忆、情

感、意志等)和自身管理活动(包括对自身的意识活动和躯体活动的监视、指挥、调节、控制等)。意识对自身精神活动的管理是文化与本性冲突—协调的结果。意识是人脑多区域的功能以及言语、思维、感觉、记忆、意志、需要、情感和肢体多方面属性的整合。意识是人类遗传、社会文化和实践、语言等要素相互作用、有机整合的产物。人类的遗传基因决定人脑的发达程度,是决定意识产生的内部条件。现在的猩猩和猴子不能进化为人类,主要不是因为外在环境或不会劳动等原因,而是它们的基因决定了它们的大脑的发达程度欠缺。语言不仅是意识的载体,还是精神存在的家园;人类文化和社会活动是意识产生的外在条件,劳动是人类及其意识形成的必要条件之一。

意识和无意识与生命具有直接同一性,是人类的根本特征和本质属性。生命的存在是意识和无意识产生的前提,意识和无意识的存在是生命活动的内核。意识始终伴随着人类生命活动的全过程,永久性的丧失意识意味着生命的丧失。意识对躯体活动的管理是生命活动的内容。能否进行有效的躯体管理,是意识是否正常的标志,也是生命的重要体征。解读生命必须解读意识和无意识,对意识和无意识的理解,标志和决定着对生命的理解。

意识使人成为人。因为意识和无意识,人猿相揖别;因为意识和无意识,人类拥有了无与伦比的文化和精神生活;因为意识和无意识,人类创造了令人炫目的物质财富;也因为意识和无意识,人类饱尝其他生命所无法领略的精神痛苦与心理体验。意识和无意识的状态直接影响人类的健康状态。

意识和无意识研究,与主体研究客体不同,这种主体以独特的角色、独特的角度、独特的体验、独特的感受对自身的探索是人类最具特征的行为。人作为意识主体,研究自身的意识和无意识,是人类对自我本质的哲学认识,是最为深刻的反省和反思。

注释:

[1] 希波克拉底著,赵洪钧、伍鹏译:《希波克拉底文集》,安徽科学技术出版社,1990年,第121页
[2] 希波克拉底著,赵洪钧、伍鹏译:《希波克拉底文集》,安徽科学技术出版社,1990年,第119-120页
[3] 柏拉图著,郭斌和、张竹明译:《理想国》,商务印书馆,1986年,第288页
[4] 柏拉图著,郭斌和、张竹明译:《理想国》,商务印书馆,1986年,第303页
[5] 柏拉图著,郭斌和、张竹明译:《理想国》,商务印书馆,1986年,第371-372页

[6] 陈宜张著:《探索脑科学的英才——从灵魂到分子之路》,上海教育出版社,2009年,第5页

[7] 弗朗西斯·克里克著,汪云九等译校:《惊人的假说》,湖南科技出版社,1999年,第1页

[8] 约翰·塞尔著,刘叶涛译:《意识的奥秘》,南京大学出版社,2009年,第59页

[9] 约翰·塞尔著,刘叶涛译:《意识的奥秘》,南京大学出版社,2009年,第8-20页

[10] J. C. Eccles:《大脑—精神问题是科学的前沿》,《自然辩证法通讯》,1979年,第2期,第4页

[11] K. R. Popper & J. C. Eccles. The self and its' Brain. Springer international,1978

[12] 约翰·塞尔著,刘叶涛译:《意识的奥秘》,南京大学出版社,2009年,第3页

[13] 汪九云、杨玉芳等著:《意识与大脑》,人民出版社,2003年,第37页

[14] 金大劼 J. C.《艾克尔斯的心脑关系假说简介》,《医学与哲学》,1982年第10期

[15] M. 邦格:《从神经科学看心身问题》,《自然科学哲学问题丛刊》,1980年,第1期

[16] E. P. 洛莫夫:《意识、大脑和外部世界》,天津人民出版社,1980年,第208-224页

[17] 高也陶:《意识新论》,《医学与哲学》,2010年第31卷第9期,第3页

[18] 汪九云、杨玉芳等著:《意识与大脑》,人民出版社,2003年,第129页

[19] 陈宜张著:《探索脑科学的英才》,上海教育出版社,2009年,第1页

形神合一
——生理与心理

人生理与心理的关系,即身与心、形与神的统一,历来是哲学与医学共同关注的课题。德国精神病学家希罗斯于1818年首先提出"心身"概念。1922年蒂尔茨克建立了"心身医学"。中国传统医学中的"形神合一论"是中医心身思想的集中体现,是对躯体与精神、生理与心理关系准确而精辟的概括。《黄帝内经》中"血气已和,荣卫已通,五藏已成,神气舍心,魂魄毕具,乃成为人"(《内经·灵枢·天年》)的论述,从人生命生成的角度把人的生理与心理现象看成是不可分割的统一体。

一、魂魄毕具　乃成为人

(一) 身之于心的基础作用

1. 人脑的机能

现代科学认为：人脑是心理的器官，心理是人脑的机能。人的心理活动是由人脑产生的。复杂精细的人的心理正是以高度发展的人脑为物质基础的。现代医学科学的发展充分证明了人的心理活动依赖于人的大脑、神经系统和人体的各种感觉器官。

人的大脑是由大约1000亿个神经细胞组成的，神经细胞的细胞体多数分布在大脑皮层。人的神经网络具有等级式的结构。最简单的分析、综合和调节行为的职能是由中枢神经的低级部分——脊髓、延髓、中脑和间脑执行的，复杂的职能则由大脑来执行。外界因素作用于人的感觉器官而引起的各种刺激，沿着神经纤维传达到大脑皮层专司不同职能的各个区域，在这个基础上形成复杂的意识过程和心理过程。

2. 第一信号系统和第二信号系统

心理作为人脑的机能，是人脑在第一信号系统和第二信号系统的基础上进行的精神活动。由谢切诺夫和巴甫洛夫等人创始的现代生理学研究说明，动物和周围世界之间的相互作用，是通过反射活动进行的。

反射分为条件反射和无条件反射两大类。无条件反射是中枢神经低级部分的活动，是一种生理过程；条件反射是中枢神经高级部分的活动——动物大脑皮层两半球的一种活动，它已经是一种心理现象，而不是纯粹的生理过程，条件反射不仅能反应那些对生命有直接联系的事物和现象，而且可以反应那些与生命有间接联系的事物和现象，即反应那些与生命建立了暂时性联系的事物和现象，这就大大加强了动物的反应能力，从而产生了动物心理，加强了动物的活动能力，使之能够更好地适应条件多变的复杂环境。巴甫洛夫把这种接受外部的具体刺激而引起的条件反射叫第一信号系统，它是人以外其他动物的唯一信号系统。人除了具有第一信号系统以外，还有第二信号系统。第二信号就是信号的信号——语言和文字。作为引起条件反射信号的语言，是许多同类刺激物的概括和标志，它使人的条件反射的深度和广度达到了一般动物所不能比拟的高度。

人脑在第一信号系统和第二信号系统的基础上进行的精神活动,就是人的心理。无论是条件反射、无条件反射还是第一信号系统、第二信号系统,都离不开中枢神经系统的活动。

3. 神经细胞传递生物电、处理信息的过程

现代高级神经生理学对心理活动的生理机制的揭示,现已从反射过程深入到神经细胞的水平。现代医学科学证明:脑是通过传递生物电、处理信息流来进行意识、心理活动的。人脑的意识、心理活动,是神经细胞输入信息和输出信息的过程。

4. 与整个躯体的生理状态相联系

生理对心理的基础作用还表现在:人的心理活动不仅与整个神经系统密切联系,还与整个躯体的生理状态相联系。躯体对心理活动的影响不仅限于保证神经系统活动的营养、发育等物质条件,更重要的是被现代科学技术一再证明的,在躯体中以往被认为是"非神经器官"的部分如肺、心、肠等器官,却具有某些神经性的功能,如肺脏除了主管气体交换之外,还能产生数十种酶以调节全身,其中某些物质(如心纳素)可以直接或间接地影响人的神经状态和心理活动。

(二) 神之于形的能动作用

从认识论的角度分析,心理能动作用的表现主要在以下三个方面。

1. 对客观事物的能动反应

客观现实(自然环境、社会生活、实践活动)是人类心理的源泉和内容,人的心理是对客观事物积极能动的反映,表现在认识客观事物的时候,不同的人们对同一的事物会产生不同的评价,从而总会对它抱一定的态度,产生满意、喜欢、愤怒、恐惧、悲哀等主观体验。这种态度往往与个人的需要是否得到满足相联系。不难看出,反应是通过每个人的头脑进行的,受人的知识经验、个性倾向与个性特点所制约。由此,每个人的心理都是客观世界的主观映象,只有通过实践的反复经验和校正,才能使主观与客观相符合,促进心理发展。人的心理随着实践的发展而逐渐形成一种具有不同水平、不同层次、不同功能的反应活动系统,它既有从无意识到有意识的不同水平,有稍纵逝失的心理过程到稳定的个性倾向、个性特点的不同发展层次,又有知、情、意等不同心理活动对环境、对个人本身进行认识、预测调节和控制的

不同功能,使之在与环境的相互作用的过程中保持平衡。

2. 对信息的能动处理

人在清醒状态下,通过眼耳鼻舌身处理来自客观事物外部的信息,并经大脑初步分析,掌握其属性,如感知颜色、声音、气味、味道、冷热等;处理自身各个器官的工作和状态的有关信息,如饥渴、恶心、心跳及内部疼痛等。心理还能将已获得的信息储存起来,在需要的时候能提取出来或再认出来,做进一步的加工组合,创造出事物的新形象;对信息进行分析、综合、比较、抽象和概括,从而认识事物的共同特征及事物之间的联系和关系。人在加工所获信息时,不是随随便便、毫无目的的,而是根据自身的兴趣、爱好和需要来能动地进行。这是心理对生理能动作用的重要表现。

3. 对行为的能动调节

人的心理活动在人的认知过程和人的个性心理特征的影响下,作用于人的情绪,影响人的内分泌和神经系统,影响人的细胞、分子、基因,影响人的功能和人的行为方式。例如,人们为了更好地认识客观事物,改造客观世界,就要提出奋斗目标,制定行动计划,并在执行计划中克服困难,完成任务,这就是心理对行为的调节。在人生的道路上,难免出现这样或那样的困难和挫折,意志薄弱者会偃旗息鼓,郁郁寡欢,甚至焦虑成疾;意志坚强者,会百折不挠,勇敢攻关,战而胜之,从中体验成功的欢乐。

二、心理因素与健康状态

(一) 生理过程中的心理因素

1. 心理应激

心理应激是指人体在应激源的作用下出现的一种心理紧张状态及由此引起的生理方面的改变;或者说心理应激源于主观愿望与客观现实之间的矛盾,是外在和内在的各种因素不断变化,从而要求个体重新适应所造成的紧张。

当外界发生的事物,对个体的生存和发展有利害关系时,会引起适度的心理应激,这种适度的心理应激可以提高我们的警觉水平,促动我们做好准备以适应和应付各种情境和事件的挑战,磨炼人的斗志,提高适应社会生活的能力。从某种意义上讲,适度的心理应激也是维护心理功能的重要条件。因此,适度的心理应激有利于人的健康。

适度的情绪唤起，动机的调整，注意力的集中和思维活动的活化等，这些心理反应可以帮助人维持应激期间的心理平衡，准确地评定应激源的性质，做出符合理性的判断和决定，从而使人能恰当地选择对付应激的策略，有效地在变化了的环境中生存、发展。

当外界发生的事物与个体的利害关系甚大时，会引起紧张的心理活动，出现心理应激状态。心理应激在应激源内涵变化过大、速度过快、持续过久、刺激过强的条件下，就会损害人的健康。

过度的焦虑、紧张，情绪过分波动（激动或抑郁），认识功能障碍和自我评价的降低等，这些心理反应之所以产生消极影响，主要是由于它们干扰了人们对现实的考察和对问题的有效解决，从而使人不能准确地对应激源做出评定，做出正确的决策和采取适当的行动；从而也就不能有效地处理应激源和所造成的心身变化。

个体对外界事物的认知和评估，在心理应激形成过程中具有重要作用。个体对外界事物的认知和评估，总是结合其自身的需要和价值观来评估它的意义，判定其是有利、有害或无关的性质，判定其对个体利害的大小；根据评估结果，产生心理反应，到一定程度时便出现应激状态。不同的个体价值观的不同，对事物的认识和评估标准也不同的。同一外界事物，不同的个体可以根据自身的不同需要评估为有利、有害或无关，从而出现不同的心理反应。

个性是形成心理应激的内部条件之一。个性不同，会导致感知方式不同，情感体验方式不同，思维方式不同，归因方式不同。因此，即使他们面对同一应激源，是否产生心理应激以及心理应激的程度是不同的。

A型性格或行为模式是一种易出现心理应激的个性，具有性情急躁、行动快捷、不够细致、缺乏耐心、工作忙碌、自加压力、争强好胜、有竞争意识和攻击性等性格特点。A型性格的个体，易患心身疾病，若不加控制和调适，对健康不利。

2. 动机冲突

人在其日常生活中，常常或同时存在一些基本需要、几个所要欲求的目标或两个以上互相排斥的动机。基本需要不能满足、欲求目标不能达到、动机不能实现,就会形成动机冲突现象。强烈的动机冲突会导致强烈的情绪波动,使人陷于焦虑、困惑、苦闷、颓废甚至绝望之中,使心身健康受到损伤。应予强调的是,人的基本需要不仅包括生理需要,还包括心理、情感需要。关于这些需要的不能满足对健康的影响,美国人本主义心理学家马斯洛阐述得很精彩:概括地说,安全和保障、从属关系、爱、尊敬、自尊、同一性和自我实现等基本需要的不能满足会引起人们的某些疾患和缺失病。……这些需要是和人类机体自身的基本结构有关联的,有某种遗传基础蕴含在内,虽然这可能是很微弱的。它也使我坚信不疑,终有一天生物化学的、神经学的、内分泌的基质或躯体装置的发现能在生物学水平上说明这些需要和这些不适。

3. 负性情绪

情绪反应与健康的关系极为明显。从神经调节来看,情绪活动既受大脑皮层的调节,又与边缘系统、下丘脑、脑干网状结构及植物神经系统密切相关;其中,边缘系统是情绪活动的中枢,同时,边缘系统又是人体内脏器官和内分泌腺体活动的调节中枢。因此,情绪反应与疾病关系密切。机体如果长期地或反复地处于消极情绪状态,可使躯体某一器官或某一系统发生功能紊乱。表现在循环系统为血压升高或降低、心率增快或减慢、心率失常、心悸、颜面潮红或苍白、发冷发热、晕厥等;在消化系统表现为厌食或贪食、恶心、呕吐、腹胀、肠鸣、腹泻或便秘等;在呼吸系统表现为胸闷、气短、咳嗽、哮喘等;在泌尿系统表现为尿频、尿急、多尿或排尿困难、尿潴留等;在皮肤系统为皮炎、皮疹、瘙痒、脱发、白发、斑秃、多汗、局部浮肿等;在内分泌系统表现为甲状腺机能亢进或减退、肥胖症、糖尿病等;在生殖系统表现为性机能亢进或减退、阳痿、早泄、阴冷、经前紧张症、月经不调等。同时还出现相应的生化变化,如中枢神经系统递质儿茶粉胺和肾上腺皮质激素等的变化。

4. 语言暗示

语言的暗示作用,不仅能影响人的行为反应,而且能影响人体的生理、生化机能。消极的语言暗示影响能扰乱人的心理与行为,破坏人体的生理生化功能;恶性的语言暗示,可成为致病因素。

医源性疾病常是由于医护人员出言不慎,对病人的不良暗示造成的。

某些神经官能症,往往也是由于暗示作用引起或加重的。在催眠状态下,暗示的作用尤为明显。伪气功荒谬的理论,对易感人群产生的恶性暗示,会导致致病甚至是致命的恶果。

(二) 病理过程中的心理因素

心身统一论的一个基本观点是,心理因素对疾病的发生、发展有着不同程度的影响,具体可分为三个相互联系的层次。

1. 原发性心理病因

原发性心理病因往往决定一部分疾病是否发生。在分析这部分疾病的病因和发病机理时,常常可以观察到心理因素和生物因素在相互起着作用,但心理因素是主要的致病因素或主要诱因。

在神经官能症、反应性精神病中,心理因素是主要的致病因素;在精神分裂症、某些脑器质性精神病中,心理因素则是主要诱发因素。由于原发性心理致病因素直接或首先作用于脑,病理改变主要在脑,所以各种心理过程如感知、注意、记忆、思维、情绪、情感、意志、行动等都可以出现不同程度的障碍。自我意识也可以发生障碍,不能理解自身与环境的关系,致使各种心理活动发生紊乱,生理和心理的统一性遭到破坏,出现各种精神症状和躯体症状。

2. 并发性心理病因

并发性心理病因往往影响一部分疾病的程度和表现。这部分疾病的致病因素主要是物理、化学或生物性的,致病因素直接作用于大脑以外的躯体各系统器官。心理因素在发病机理中也起着程度不等的作用,其中心理因素起重要作用的那些疾病就称为心身疾病。这部分疾病的患者的临床症状或多或少表现为某种程度的心理障碍。

患者在得悉身患不治之症时有恐惧感,有时甚至产生多疑、思维混乱等精神症状。即使致病因素中未发现明显的心理因素,患者因感染、中毒或发热影响大脑功能时,也会出现意识模糊、恐惧情绪、视听幻觉或被害妄想等精神症状。

3. 继发性心理病因

继发性心理病因往往影响一部分疾病的进程和转归。心理因素在这部分疾病的发生之前，不发生作用。但在疾病过程中，由于患者的个性特征和对疾病的主观评价所造成的心理紧张状态，或称继发性的心理病因，却影响着疾病的进程。

一事故引起的股骨颈骨折患者，因对外伤及其后果全无心理上的准备，一旦面临下述困难处境，如住院费问题、残废问题、工作前途问题，便会产生复杂的心理状态，诸如焦虑、急躁、苦闷等消极情绪就会影响下肢血液循环，延缓其愈合过程。术前有轻度焦虑者，反映患者心理适应能力正常，对手术效果产生好的影响；如焦虑严重，反映患者心理高度紧张，对手术效果产生不良的影响。有的患者并无焦虑主诉，却有心悸、出汗等症状，这是强压内心恐惧的表现，会影响术后的心理适应。还有些患者，对手术的危险性和术后并发症的可能性及康复的过程性缺乏足够的心理准备，一旦发生上述情况，常引起严重的身心反应。手术前后病人消极的或负性的心理活动常常影响患者整个身体的机能状态，成为手术不能顺利进行，出现并发症或推迟创口愈合和延缓机体康复的重要继发性病因。

三、安慰、帮助和关爱

(一) 患者是最需要关爱的群体

1. 心理治疗日益受到重视

心理治疗受到重视的客观原因或决定因素是疾病性质的新变化。随着社会的进步、科学技术的发展、生活方式的改变和社会竞争的加剧，人们的心理负荷及心身应激增强，患心脏病、恶性肿瘤、脑血管病和高血压等"文明病"、"社会病"、"心身疾病"的人数比例越来越大。

大量调查发现，在目前许多国家的疾病发生及致死因素中，心理因素、社会因素等占了三分之一到三分之二。而由病毒、细菌、寄生虫等生物因素引起的疾病少了二分之一以上。过去频频发生的传染病、营养缺乏病对人类健康的威胁也小了许多。

由于危及人们健康的疾病性质的改变,疾病谱和死亡谱也发生了相应的变化。因此,仅以物理学、化学分析为手段,采用化学药物和外科手术等方法治疗疾病,已不能满足临床实践的需要。

心理治疗受到重视的主观原因是人们对疾病发生规律认识的深化。人的生物属性、心理属性和社会属性三方面是相互联系、相互作用和影响的。生理和心理是同一机体的两个不同方面,心理反应与生理反应是同时进行的;躯体受到创伤后会留下伤痕,同样,精神受到创伤后,也会留下伤痕,人不仅会患有躯体疾病,还会患有心理疾病、心身疾病;躯体生物学疾病中,有心理和社会方面的原因;某种疾病的直接原因可能是生物性的,但心理和社会因素可以影响人的抵抗力和生物学致病因素的暴露机会,从而起着重要的调节作用;人患躯体疾病后,其心理和社会功能也会受到影响。因此,任何疾病的诊断和治疗,都应考虑病人躯体的和心理的两方面的因素。

心理治疗受到重视的另一个主观原因是人们对患者心理特征认识的深化。人们越来越清醒地认识到,躯体疾病影响着病人的心理,而各种心理反应又可积极或消极地影响着躯体疾病的进展。

在躯体疾病中,有两个方面需要心理治疗服务:第一,在躯体疾病中存在很高程度的精神病流行,特别是焦虑和忧郁。据一项研究报告显示,癌症患者与正常人心理障碍MMPI评分有极其显著的差异($P<0.001$),而且男女之间没有差别。还发现90%的患者有忧郁和焦虑症状。这个结果说明癌症患者除了需要在临床医生的帮助下去战胜躯体疾病及其症状,还需要有心理医生帮助去应付由于躯体病所带来的心理压力和冲击。第二,没有人能够对威胁生命的疾病作好充分的应付准备。同时伴随产生的问题包括恐惧、社会孤立、能力丧失、处理治疗所带来的复杂事件、就业机会减少等等。

因此,认识和掌握病人的心理特征及发生发展规律并在患者的手术治疗、药物治疗中时刻配合以心理治疗,将会有利于疾病向着好的方面转化。患者的心理活动是十分复杂的,但并不是没有规律可循的。疾患是患者的应激源,它使病人感到可能丧失或即将丧失生命、健康或其他有价值的东西。面对这种精神上的冲击,有的患者紧张不安,削弱了抵抗力,降低了机体的免疫反应能力,使疾病恶化;有的患者绝望消极,精神崩溃,使病情急转直下；有的患者被遗弃感和孤独感十分强烈,建立正常的医患关系十分困难；有的患者对自己的疾病和诊断猜疑心重,或情绪忧郁(向内投射),或怨天尤人(向外投射),拒绝治疗；有的患者顾虑重重,整日笼罩在恐惧心理的阴影之中,他们怕痛、怕死、怕残废、怕失去爱、怕失去强壮、怕失去正常生活的能力、怕连累家庭、怕家人子女生活无着等等。医务人员心理治疗的立足点就是要把病人从以上种种烦恼中解脱出来。

2. 心理治疗作用的机理

心理治疗作用的机理,从根本上说是基于患者是最需要关爱的群体这一事实,基于心理与疾病、心理与健康的内在联系。患者身在疾病情景之中,不仅需要有效的躯体治疗,控制乃至去除疾病,也需要有力的心理支撑,驱散疾患压在患者心理上的阴霾。有的情况下,安慰、帮助和关爱,是躯体治疗不可缺少的协同因素,有的情况下,安慰、帮助和关爱发挥着躯体治疗的不可替代的作用。

心理治疗作用的机理,基于条件反射与学习理论。巴甫洛夫的条件反射实验证明,只要将无关因素和食物强化反复结合,就可以使无关因素变成食物信号,即使给动物以电刺激,不仅不会产生逃避反应,反而会大量分泌唾液,成为食物的一种信号。由此可见,应用条件反射的历程,可以改变客观刺激的性质,以至产生完全相反的作用。斯金纳的学习理论认为,行为的后果决定行为的频度,疾病的某些症状也是通过学习形成的。所以,也可以应用再学习的方法来加以消除。行为治疗就是协助病人学习新的、有效的适应反应,去除旧的、失败的适应反应。

心理治疗作用的机理,基于语言对治疗的作用。个体在社会生活中,既要受到外界各种物质信号的影响(第一信号系统),也要受到语言和文字的影响(第二信号系统)。人类的语言是一种十分特殊和广泛的信号,无论在质或量上都比任何其他刺激重要得多。在一定条件下。语言刺激可以替代甚至超越各种客观物质的刺激而引起相类似的反应,所以,适当地运用语言解释,可以消除患者身心两方面的不适感,起到某种治疗作用。

心理治疗作用的机理,基于认知可以改变情绪和行为。现代认知心理学研究表明,不良的行为和情感,都和适应不良的认知有关。有的心理治疗过程,就是帮助病人认识和理解他们的种种不合理的或错误的信念。如果认知有了改变,歪曲的信念得到纠正,就会直接影响到反应的后果。因此,在各种心理治疗方法中,改变认知是其重要内容之一。

心理治疗作用的机理，基于神经系统的巨大潜力和可塑性。现代医学认为，神经细胞虽然在破坏后不会再生，但大脑具有巨大的代偿潜能，即使是慢性神经精神器质性疾病的患者，如果采取一定的有效措施，也可以提高他们的社会适应能力和康复功能。心理治疗就是帮助病人建立起各种有利于健康的条件联系，充分诱发患者神经系统的潜能进行代偿，以达到治疗的效果。

（二）躯体和心理协同治疗原则

1. 当躯体生病的时候

对躯体疾患与心理疾患的相互制约关系，人类在医学活动实践中早已有一定的认识和经验。古希腊著名医学家希波克拉底说过：了解人比了解病更重要。祖国医学认为形与神是相互联系、相互影响的。在一定条件下，心理因素能改变生理活动，可利用情绪对内脏功能的影响，通过精神因素调动机体与疾病作斗争，从而达到扶正以祛邪，使身体康复的治疗目的。历代名医非常重视心理治疗，许多设计巧妙而行之有效的心理治疗方法诸如以情胜情疗法、劝说开导疗法、移性易性疗法、释疑解惑疗法等等，至今仍在民间流传。

现代医学认为，人是躯体和心理的统一体。在躯体受到侵害的同时，心理亦遭受到恶性刺激。心理在过强过久的应激过程之后，也会成为躯体疾病及其进一步发展的原因。疾病过程同时体现在躯体和心理两个方面。躯体疾病是器官的器质性病变或出现病理变化，病变的器官可以导致机体调节机制紊乱，甚至导致心理活动异常。如果病变器官是大脑，将直接导致心理功能障碍；如果病变发生在与大脑密切相关的器官，如心、肺、肾和内分泌腺等，同样能引起脑细胞功能障碍，激发心理异常。

95％的爆发性肝炎患者具有突出的特征性精神症状：性格和行为的改变、睡眠规律的紊乱、易怒、恐惧、烦躁不安、尖叫或谵妄、精神错乱、扑翼样震颤等等。这是爆发性肝炎最具有诊断意义的早期中枢神经系表现。意识障碍出现的早晚和严重程度与肝功能损害程度相一致。这说明疾病过程中的躯体疾病和心理疾病这两个方面是密切相关、不可分割的。

2. 为了取得最佳疗效

躯体治疗和心理治疗协同性原则的主要内容是：患者在躯体疾病的状

态下，必然伴随程度不同的心理改变甚至并发心理疾患。患者躯体疾病和心理疾患相互影响、相互作用；在不同的疾病过程中，心理治疗和躯体治疗的关系可能有主次地位的互换，但不可能是有无关系的取舍；从联系的观点和整体的观点出发，在进行躯体治疗的同时积极进行心理治疗，把心理治疗视为治疗的有机组成部分。

心理治疗与躯体治疗相互联系、相互渗透、相互配合，才能使治疗取得最佳效果。心理治疗可以消除和减轻躯体治疗的副作用，保障治疗的顺利进行；心理治疗可以改变和缓解躯体疾病的某些症状如疼痛、腹胀、食欲减退、恶心呕吐等；心理治疗能调整患者紊乱的精神状态，心情放松或愉快地参加、配合治疗；在一定条件下，心理治疗往往可以取得躯体治疗措施难以取得的效果以增加躯体治疗的疗效。当然，这种增效功能和配合功能是双向的。一般而言，躯体治疗不仅是心理治疗取得效果的条件，而且，在许多情况下，躯体治疗的效果如何，还直接决定了心理治疗的作用大小。

任何治疗方法都有自己的局限性，心理治疗也是这样。心理治疗的确是治疗疾患的一种有效方法，它有其他治疗方法所没有的特殊疗效——通过改变病人的精神状态来提高机体免疫功能，配合躯体治疗、加快病人的康复。但是，不能用心理治疗代替其他治疗方法，或强调心理治疗排斥其他疗法。

（三）生理心理统一观的价值

1. 有利于深入理解医学模式转换的意义

生物医学模式单纯从生物属性上考察人类的健康和疾病，把人的生命活动视为独立于社会行为的实体，从而把生物因素、社会因素和心理因素割裂开来，因此在实践中遇到了困难。心理和生理相互制约的辩证关系原理揭示了人体的生理现象和心理现象是密切联系着的，一定的心理活动必有一定的生理基础，而一定的心理活动也会引起相应的生理反应；良好的心理状态有利于身体健康，不良的心理刺激不利于身体健康甚至是疾病的主要诱因。因此，学习、掌握生理、心理相互制约的辩证关系有利于医学工作者深入理解生物—心理—社会医学模式转变的重要意义，避免见病不见人的倾向。

2. 有利于提高识别真伪科学的能力

医学领域的伪科学的特点之一是：割裂心理和生理的辩证关系，片面扩大其中的一个方面的作用而贬低甚至否定另一个方面的作用。气功是通过自我心理调整防病强身的一种历史悠久的民间健身方法。《内经》指出"恬淡虚无,真气从之,精神内守,病安从来"。这就是说,人的意识进入到一种非常宁静和愉悦的虚无状态时,全身各系统的生理功能就会变得格外协调,起到防病健身的作用。曾经有某些"气功师"混淆生理与心理的区别,否定气功的本质是心理调整(调神),是心理对生理的反作用,大肆宣扬所谓"外气"超乎寻常的功能,完全否定心理对生理的依赖,将心理现象说成是最终独立于生理而存在,超越于生理限定的实体现象,这属于无法证实的假说甚至是伪科学。

天设地造
——结构与功能

  美国学者迈克·西姆斯谈到人的结构与功能的时候说,人类的每一寸肌肤和每一块骨骼都体现出大自然无穷的创造力。[1]人体的结构与功能赖天地精华之所赐,得人类进化之所功,其精致已达妙不可言的境地。

一、认识的历程

(一) 古代医学人体观

由于历史条件的限制,古代中西方医学缺乏对人体作精密的剖析。当时的人体观,是在古代医疗实践中积累的直观朴素的人体观察,是在当时游牧、农业生产基础上发展起来的古代宇宙观及朴素的哲学思想相结合的产物。

阴阳五行人体观。阴阳五行学说,原是一种朴素唯物主义的宇宙观。认为万事万物都是阴阳的对立统一,木、金、水、火、土是构成万事万物的基本元素。这一理论2000多年前被运用到祖国医学中来,用来说明人体的结构、生理功能和疾病发生发展规律,成为祖国医学的基本理论之一。

希波克拉底四体液人体观。古希腊名医希波克拉底提出了"四体液学说",认为人体由血液、粘液、黄胆汁、黑胆汁四种体液组成,分别与火、气、土、水四元素的热、寒、干、湿等属性相对应。

埃拉西斯特拉塔的"原子论"人体观。埃拉西斯特拉塔是古希腊亚历山大时期的一位极有才华的开业医生,对亚里士多德和德谟克利特的哲学有研究。他把古希腊德谟克利特的原子论移用于生理学,认为人体与世间万物一样,也是由原子构成的。只有得到了外界的热量后,它才有生命力。

亚里士多德"小宇宙"人体观。亚里士多德认为人体是与宇宙相对应的"小宇宙",心脏是人体"小宇宙"中的太阳。直至16世纪,瑞士名医帕拉塞苏斯仍有心为日、脑为月、肝为木星、肾为金星等"小宇宙"人体观的看法。

盖仑人体观。盖仑在前人的基础上,为进一步弄清人体的实体结构及其功能做了大量工作,他是医学史上对人体解剖结构进行完整描述的第一人。盖仑在医学上的成就,使他赢得了很大的声誉。但也受到时代和他自身的局限,在其解剖学、生理学中存在着不少医学和哲学方面的错误。

古代中外朴素的人体结构思想的主要特点:一是自然哲学的倾向,古代医学的人体观强调"天人合一",用自然界的某种具体的物质形态来解释人体的复杂结构和功能;二是整体思维的倾向,对人体的结构的认识总体来说处于笼统的整体水平。

(二) 近代医学人体观

17、18世纪欧洲的唯物主义哲学家们用物质统一性的观点解释一切自然现象,体现了唯物主义的基本立场。当时进步的医学家们在这种哲学思想的指导下,立足于观察、实验,用解剖实验的事实来说明人体结构,形成了近代医学人体观。这种人体观是对中世纪神学人体观的扬弃。但由于受到机械力学的影响,近代医学人体观带有机械论的局限性。

维萨里奠定了解剖学的基础。近代医学在科学发展道路上迈出的第一步开始于比利时医生维萨里。维萨里不满足于书本上那些脱离实际的教条,他给自己设立的目标是"真实地描写人体的构造,而不管这种描写与古代权威的观点有什么不同"。为了从事人体解剖的研究,他冒险夜间从刑场偷回尸体。1543年维萨里发表了《人体的结构》,系统地描述了人体的结构,并指出盖仑解剖学上的错误200多处,奠定了人体解剖学的基础。

塞尔维特动摇了盖仑的血液潮汐学说。西班牙医生塞尔维特在1553年出版的《基督教的复兴》一书中,最早提出了心肺之间血液循环的学说,动摇了盖仑的血液潮汐说控制医学界的局面。为此,对塞尔维特恨之入骨的宗教裁判所将他处以火刑。刽子手用铁链把塞尔维特牢牢地锁在火刑柱上,然后点燃湿木柴。塞尔维特的生命在浓烟和烈火中消失了,但他追求真理的勇气和对医学的贡献,是后人永生难忘的。

哈维发现了血液循环。在17世纪最终发现了血液循环的是英国医生哈维。哈维不仅通过活体实验进行直接的观察,同时,还从数量上来考虑问题。哈维推断:如果心脏每次跳动输出2至3英两血液,而心脏每分钟跳动65次,那么,心脏每分钟就会输出10磅或者每小时输出600磅血液,这个重量是个非常魁梧的人体重的3倍。哈维对各种动物都进行了类似的计算。结果证明,在任何情况下,即使在半小时内由心脏泵出的血量,也远远超过整个动物体内血液的总量。1628年,哈维《论动物的心脏运动与血液运动》的问世,把生理学确定为科学。自此,人们由认识人体的结构形态进而认识活体的生理功能,大步进入了近代医学的新时代。

莫尔干尼对器官病理学的贡献。意大利的莫尔干尼首先系统描述了正常器官和病理器官之间在解剖学上的不同表现,认为功能变化存在着相应解剖学上的改变。他把这些变化写成了《论疾病的位置和原因》这部五卷本的名著。在其著作中指出了每一种病总是在某个器官中有它独特的病变部位。从而,病理学获得了解剖学上的定位。这标志着近代医学对人体的认识进入了器官层次。

比夏开创了组织病理学。法国医生比夏是一位十分敬业的解剖专家,他在一年中曾经解剖600具尸体。他深入分析器官的构造,提出了组织学这一新概念。他把人体的组织分为神经、结缔、纤维、肌肉等21类,他指出疾病是位于被侵犯的特定器官中的一种特殊组织中,组织也会有同样的病变。实际上开始了组织病理学的工作,说明近代医学对人体的认识层次已经进入到了组织层次。

魏尔啸细胞病理学的基本思想。德国病理学家魏尔啸以他出色的研究工作,将细胞学说所提供的机体构造的生物学原则应用到人体,把生理过程和病理过程的物质性具体化了。1858年他在《细胞病理学》一书中发表了自己的研究成果。他认为:细胞是构成机体的基本成分,因此,疾病的病理过程必定在这些同样的细胞中有其定位。这是近代医学对人体的认识进入了细胞层次的标志。

拉·美特里的机械论人体观。牛顿经典力学的巨大成功对医学的影响很深,医学家们也试图把机械力学规律应用到人体研究的其他问题之上。意大利的博雷利在《论动物的运动》一书中把人的肺当作一对鼓风箱,牙和胃则是一个研磨机。法国医学家拉·美特里认为人的身体是一架钟表,不过这是一架巨大的、极其精细的钟表。

近代医学关于人体结构、功能的认识有两个特点:一是分析还原倾向,运用自然科学的方法,对人体结构、功能进行了具体、精细的分析,力图用物理的、化学的语言来解释人体生命现象;二是机械论倾向,把人体描述成机器,用机械的原理说明生命活动。人体的生命运动固然包含着机械运动,但不能仅仅归结为机械运动。人体生命是统一的有机整体,机械的人体观不可能从根本上揭示人体生命过程的本质。

(三) 现代医学人体观

由于自然科学和医学的进步,特别是分子生物学和系统论的出现与发展,为人们从宏观和微观两个层面深入认识人体提供了有价值的科学材料和科学方法。辩证的系统人体观,是分析与综合在新水平上的统一,反映着现代人体科学研究中的新内容及其时代特征。这种人体观把人体理解成为一个由相互联系和相互依存的若干层次、按一定的结构结合起来的具有特定生命功能的有机系统,是对机械论人体观的突破,是一次新的飞跃。

1. 结构与功能的宏观分析

医学科学与生物科学发展所积累的科学资料表明,人体包含着众多子系统,具有多重的层次结构,存在着复杂的、对立统一的、多向的调节机制,综合着不同的运动形式:从大体解剖到分子结构层层深入,展现出由机体—

系统—器官—组织—细胞—细胞器—分子—量子的层次系列；不同的层次，在量的规定性和质的规定性方面，均有明显不同。在人体结构的不同层次之间，存在着复杂的相互作用和有机联系，构成人体系统的整体，并与外界自然环境组成生态系统，与群体组成社会系统。同时，人体整体及其内部的子系统，分别与外在环境不断地进行着物质、能量、信息的交换，是一个开放的、复杂的、有机的、具有特定功能的巨系统。把握各层次的形态结构与功能活动的统一、层次与系统的统一、局部与整体的统一、机体与环境的统一，是认识人体整体统一的重要方法。

人体是矛盾运动的自动调控系统。人体的生命活动，根源于其内部的对立统一因素。正是由于人体内部矛盾的对立面的有机联系和相互转化，人体才能在不断运动中、不断自我更新中实现其生命活动；也正是人体内部矛盾的对立面的相互制约，人体才能自动地调节控制，保持内环境相对稳定，维持正常的新陈代谢，实现其功能的正常发挥。

2. 结构与功能的微观分析

19世纪细胞学说的建立，标志着人们开始深入到生物的微观世界。细胞成为构成生物有机体（动物、植物、微生物及人类）的一个基本单位，由此从细胞水平上把生命有机体统一了起来。以后，生物科学借助实验手段的改进，多学科的渗透使人们的认识水平又提高了一大步，生物科学的研究进入到亚细胞的水平。特别是近三十年来，生物大分子核酸和蛋白质的结构与功能的阐明，有力地揭示了生命现象的奥秘，从而使人类对生命有机体的认识深入到分子水平：生命有机体，从非细胞生物到病毒都有着共同的核酸（DNA和RNA），核酸都有着共同的分子结构，具有通用的遗传密码表，遵循着共同的生物学规律。可以说，随着对生物大分子结构和功能认识的不断深化，人们对生命本质的认识将越来越深入。

3. 人体的结构——精心安排的折中方案

人体的结构可以说是相当精致的，但也并不是完美无缺的，甚至可以说存在着不少严重的缺憾。美国学者R. M. 尼斯和C. C. 威廉斯指出：我们的身体，其实是一个精心安排的折中方案，一个矛盾的统一体。

人体的结构的精致是令人叹为观止的：最小的体积、最少的材料、最轻的重量完成最复杂的功能；人体的结构缺憾是令人扼腕叹息的：食管和气管在咽喉交叉，一旦食物堵住了交叉口的事情发生而呛咳机制又不成功，片刻就能致人于死地——十万人中,每年有一个被呛死。美轮美奂的结构是长期进化的结果,粗率低劣的结构也是进化的产物。进化是一个自然选择的历史过程,没有也不可能经过专家设计论证,也不可能重新设计。呼吸消化系统的交通问题,实质上是进化过程中的一个历史问题。当人的古老祖先还是一个小到不需要呼吸系统的虫样动物时,消化系统前端的食物筛安排了一个很大的水流通过的面积,这个食物筛经过漫长的岁月,演化出呼吸的功能。当进一步演化为空气呼吸时,就从通向胃的食道下面演变出一个空气呼吸开口,同时也就就地取材地利用现成的、位于上面的味觉器官鼻孔,形成现在这种"吞下的食物一定要从气管开口的上面通过"的情形。结构的进化是在已有结构的基础上的小修小改,是改良,不是革命,不是重新设计的全新的系统,留有缺憾是"情有可原"的。

二、生命的基础

(一) 结构与功能的概念

1. 结构的特征

结构是指人体内部诸要素、部分相互联系和联结的方式,反映了人体内部诸要素之间的排列次序和组合关系,是关于人体系统的内部描述。人之生命的生物学基础,就是物质的某种特定结构决定的特定的功能。

人体的结构有以下基本特征:第一,整体性。结构规定人体的整体特征。人体的整体是由它的要素构成的。但整体的性质和功能不能归结为它的各个要素的性质和功能。因为,人体内部要素处于对立统一的关系之中,它们在相互联系和作用中,交换交流着物质、能量和信息,从而使整体获得不同于它的诸要素的崭新的性质和功能。第二,有序性。即人体内部各个要素和部分是按一定规则及其规律组合而成,不是随意拼凑、混乱无序的。第三,层次性。人体有特定的结构,从而和其他事物区别开来;人体以一个要素的身份同周围的事物相互联系和作用,构成更大的结构;人体内部各个部分、要素同样具有自身的结构。我们对结构的层次认识是不可穷尽的。

2. 功能的特征

功能是指具有一定结构的人体的系统整体与特定环境相互作用时,所具有的适应环境、改变环境的反应能力,功能反映了人体与环境相互联系、相互制约的关系,是关于人体系统外部的描述。

人体的功能具有以下特点:第一,整体组合性。整体功能并非是部分和要素功能的简单相加:当人体结构处于有序合理状态时,整体功能大于部分功能之和;当人体结构处于无序不合理状态时,整体功能小于部分和要素功能之和。第二,相对易变性。人体功能是人体系统整体在外界环境相互作用时表现出来的反应能力。这种反应能力不仅随着内部要素及其结构的变化而变化,还直接受到变化多端的外部环境的刺激而发生变化。外部环境对人体结构的影响,是通过功能变化的刺激而逐步发生变化的。所以,事物的功能与它的结构相比,更具有易变性。第三,层次多样性。人体功能的层次大体可分为:单一功能,即组成事物的不同要素都具有的独立功能;复合功能,即组成事物若干要素独立功能之和;整体功能,即在事物整体结构的基础上产生的功能,它是不同于复合功能的崭新的功能,如人的劳动就是一种整体功能。

(二) 人体结构和功能的关系

1. 区别与联系

人体结构和功能的区别和对立,不仅表现在两者的内涵规定上,还表现在两者在稳定性质方面的差异。相比较而言,人体结构比较保守、相对稳定。人体功能在环境中的多种因素的作用下,呈现出活跃、易变的性质,能够比较灵活地反应诸条件的影响。保守稳定的结构要控制、限定功能的范围,而活跃多变的功能为发挥最佳水平又要突破结构的限制,形成两者的对立和斗争。同时,人体结构和功能又是密不可分的。一方面,结构是功能的基础,功能是结构的外在表现能力,没有结构就没有功能。或者说有什么样的结构,就有什么样的功能,结构的变化,必然引起功能的变化。

2. 人体功能的相对独立性

人体功能具有相对独立性,对结构具有反作用。功能具有相对独立性,表现在结构与功能并不仅是一一对应关系,还存在着"多一对应"和"一多对应"现象。

"多一对应"表现为"异构同功"现象。电子计算机和人脑、鸟的翅膀和飞机的机翼,从结构到物质因素都不同,但前者都有对信息加工的逻辑功能,后者都有飞行的功能。"一多对应"表现为"同构异功"现象。这是同一结构的物质在不同环节下所表现出的不同反应能力。如铁处于电场中有导电能力,处于温度场中有传热能力,处于剪刀下有可塑性。又如蛋白质在参与合成代谢或分解代谢时有酶促作用,在参与建造器官时有塑造能力,在与侵入机体的微生物作斗争中有免疫能力。可见,功能并非机械地依赖于结构或仅仅依赖于结构,也有它的独立性。但这种独立性是相对的。"异构同功"只能是部分、有限的。计算机和人脑只是在某些方面和某种程度上是同功的。人脑有思想感情,在这方面是不同功的。计算机处理信息有高速、准确的优点,人脑处理信息则有低速、不够精确的弱点,在这方面只是一定程度的同功。可见,完全的异构不可能完全同功,若想达到完全的同功,只有完全同构。

当外界条件改变、事物不能有效地适应环境时,功能的非正常发挥或低效状态,会刺激生理结构发生改变,以至形成新的器官。

人体功能对结构的制约、反作用有两种情形:一种是促进结构进化,比如钢琴家灵活的十指,体操家健美的身躯,科学家机敏的头脑,都是在一定范围内,某一功能的反复发挥而使其结构的某一方面更加完善和发达了。另一种是环境的变迁引起事物原有功能的减退、废除,最终导致原结构的退化。原来是肉食类动物的熊猫,由于环境变迁改吃竹叶后,引起犬牙的退化;鲸鱼在水中生活后嗅觉退化、后肢退化。

三、重大的价值

人体结构与功能范畴为生命科学的科研和实践提供了哲学的思维方法,具有重要的方法论价值。

(一) 解开生命之谜的钥匙

在生命起源的研究中,人们用不同的方法建立了各种假说。但大多搁浅在对生命产生的必要条件探索的沙滩上。打开生命起源迷宫的钥匙一定是找到生命起源的充分必要条件即从研究生命产生的特定的结构入手。

生命物质具有的新陈代谢、生长、发育、遗传、进化、应激反应等功能,而非生物不具有这些功能,关键在于生命体具有非生命体不具有的结构。碳、氮、氢、氧等物质可以构成生物,也可以构成非生物。它们之间的区别完全是由于结构的差异所致。所以,探索生命的起源,研究生命的本质,关键是要研究生物的那些特定的结构,研究这些结构的形成、存在和任何发生生命的现象。

(二) 实现医学创新的阶梯

人体结构和功能范畴提供的思维方式是走向医学创新的思维途径。

结构优化改造法。事物的功能主要取决于它的结构,虽然组成要素相同,但只要结构不同,功能就大不同。因此,人们可以在原有要素的条件下,通过改造事物的结构,来提高事物的功能,或者创造全新的结构形成崭新功能的新事物。这种以优化结构获得最佳功能的方法就是结构优化法。临床上有些患者的重要脏器结构受损,导致严重功能不全。在可能的条件下,采用某种治疗方法改造其结构,可以获得理想的疗效。

冠心病是由冠状动脉粥样硬化后,心脏供血受阻,心肌营养不足造成的。心脏冠状动脉搭桥手术是一种治疗冠心病的有效方法。它取患者自体血管在患者冠状动脉狭窄处远端之间"架桥",形成一个供血结构,把部分主动脉血流引到缺血的心肌。

结构模拟再造法。根据相同的结构就有相同功能的基本原则,人们创造出和天然物具有相同结构和相同功能的人造物,或直接引进、仿制最佳结构以提高自身功能的方法,就是结构模拟、再造法。人工组织、人工器官应用于临床,其原理也正是据此。

先天性或后天性引起的,或由外伤导致的骨骼缺损需要使用骨骼替代材料进行修复。临床使用的人工骨或人工关节的材料主要是金属合金和高分子材料。氧化铝、铬合金及钛合金等金属材料制作的人工关节,具有较好的机械特性和抗腐蚀性;高密度聚乙烯、硅橡胶等,可塑性强,生物相容性好;生物材料制成的人工骨,能为骨本身容纳和接受,在被吸收消失之前,植入物不仅结构与人骨相似,而且具有支架作用的功能,以后还能逐渐为新骨所代替。

功能模拟仿生法。根据功能具有相对独立性,如异构同功的原理,人们可以进行功能模拟。功能模拟法不要求在要素和结构上与原型相同,仅仅要求模型和原型在外部功能上相类似。

心脏瓣膜有严重狭窄和关闭不全时,心脏负担加重,可导致左心或右心衰竭。人工瓣膜替换术是治疗严重瓣膜疾病的理想方法。目前临床使用的心脏瓣膜种类很多,有合金金属瓣膜、生物组织瓣膜等等。其基本原理都是模拟人体心脏瓣膜的功能。

进化玄机

——遗传与变异

  生命的进化,是氤氲着哲理的世界,涌动着必然和偶然的玄机,充满了绝对和相对的辩证、相互制衡的关联、主要和次要的流转、进化和退化的博弈。生命是偶然的变异、自然的选择、个体基因稳定传递的交集。

一、遗传和变异中的哲理

(一) 相对绝对的辩证

遗传是生命的基本特征。世界上现存的生物种类,大至几十吨的巨鲸,小至仅有二三百个核苷酸的类病毒,都有一种不同于非生物的特点——繁殖。物生其类,传宗接代,这种一个物种只产生同一物种的后代,这些后代又都继承着上一代的各种基本特征的现象,就是遗传。正是因为遗传现象的存在,人类才能保持形态、生理和生化等特征的相对稳定。

变异是指生物体子代与亲代之间遗传基因发生改变的现象。变异分两大类,即可遗传变异与不可遗传变异。现代遗传学表明,不可遗传变异与进化无关,与进化有关的是可遗传变异,其方式有基因重组、基因突变和染色体变异。可遗传变异使遗传有了新的内容,也使生物的漫长生命连续系统得以持续的发展、进化。没有遗传,不可能保持性状和物种的相对稳定性;没有变异,不会产生新的性状,也就不可能有物种的进化和新品种的选育。

在生命进化的情境中,遗传和变异具有相对和绝对的哲学属性。在有性繁殖的亲代和子代之间,由于环境的变动,因此变异是绝对的、无条件的,即在任何情况下,变异都会发生。变异是不断发生的,处于显著的变动状态,在一定意义上说,它是能动的革命的力量,不具有一定的方向性,使物种不断进化。

德国著名科学家海克尔讲得好:遗传是向心的或内部的生成力,通过遗传,有机形式将会保存其种属,后裔将会长得像双亲一样,世世代代总将生成相似的东西。反之,与遗传起相反作用的适应,是离心的外部生成力。通过变化着的外界影响,新的有机形式得以从现有的形式中创造出来。而物种的恒定性,种类的不变性最后将会消失。

物种的形式或者保持不变,或者变成另一种新的物质,这完全取决于遗传或适应谁占优势。遗传是相对的,是有条件的。遗传是相当稳定的,处于相对静止的状态。在一定意义上说它是不变的、保守的力量,具有一定的方向性,使物种保持恒定。

(二) 相互制衡的关联

遗传和变异相互依存,相互制约。遗传必须是有变异的遗传,遗传是过去变异的结果,没有变异,由于外界环境的变化,生物就不能适应环境的生存,因此也就没有遗传;变异必须是成为能遗传的变异,没有遗传,变异了的生物新品种和新性状就不能保存和积累起来,变异也就失去了自身的意义。遗传和变异在生物进化中的相互作用属于非线性的联系。

从生物进化的角度来看,变异是生物从低级发展到高级的条件,也是进化的基础。遗传与变异在一定条件下相互转化,即遗传性的改变表现为变异性、变异性的稳定和传代就是遗传性。

在人类进化过程中有多种因素在发挥作用:遗传、变异、自然、社会、劳动、营养等等因素。但这些因素之中,基因变异和自然选择是最为关键的。人类的进化是通过基因的偶然变异和自然选择而实现的。无论是基因变异还是自然选择都是偶然王国中的情节,难以预测、不可预见。人类的生命,就是偶然变异的结果。

(三) 主要次要的流转

遗传使物种保持相对稳定;变异则是使物种的进化成为可能,其实质是在环境因素的作用下,机体在各种形态、生理等各方面获得了某些不是来自于亲代的一些新的特征;如果没有遗传现象,世界上的各个物种就不可能一代一代地连续下去;同样,若没有变异现象的存在,地球上的生命只能永远停留在最原始的类型,也不可能构成形形色色的生物界,更不可能有人类进化的历史。所以说遗传与变异的矛盾是生物发展和变化的主要矛盾,在生物进化过程中起决定作用。

对于稳定的有机体,遗传是矛盾的主要方面,变异是次要方面,这样才可保持其特性一定的稳定和相对不变。但有时由于某种原因,变异会成为主要矛盾,遗传成为次要的,这时有机体的某些特征和特性就会发生改变,从而引起了生物的变化和发展。

遗传和变异的地位在一定条件下相互转化。相互转化的方向或者说遗传和变异谁占优势,取决于当代和上代生存的环境。在当代和上一代生存的环境条件基本相同时,生物的遗传性占优势;当代和上一代生存的环境条件差异较大时,生物的变异性就占优势。这种优势地位的互相转化是通过遗传的物质基础实现的。当遗传基础产生了变异,这时遗传性转变为变异性;当这种变异性通过选择的考验保留下来,遗传下去,进一步丰富了原有的遗传基础,这时变异性又转化为遗传性。

二、揭开"天书"的奥秘

(一) 一篇短文引发的风暴

人类的遗传信息以核苷酸顺序的形式贮存在 DNA 分子中,它们以功能单位在染色体上占据一定的位置,构成基因。基因组就是细胞内遗传信息的携带者——DNA 的总体。基因组中不同的区域具有不同的功能,有些是编码蛋白质的结构基因,有些是复制及转录的调控信号,有些区域的功能尚不清楚。基因组结构是指不同功能区域在整个 DNA 分子中的分布情况。人类基因组包含着决定人类生、老、病、死以及精神、行为等活动的全部遗传信息。所以搞清楚核苷酸顺序无疑将对人类最终完全解开遗传之谜提供最直接的帮助。

1986 年,著名生物学家、诺贝尔医学奖获得者雷纳托杜尔贝科发表短文《肿瘤研究的转折点:人类基因组测序》,文中指出:"如果我们想更多地了解肿瘤,我们从现在起必须关注细胞的基因组。如果我们想理解人类肿瘤,那就应从人类开始。人类肿瘤研究将因对 DNA 的详细知识而得到巨大推动"。"人类基因组计划"(Human Genomic Project,简称 HGP)由此提出。

1990 年 10 月,美国政府决定出资 30 亿美元正式启动"人类基因组计划",目标是将人类脱氧核糖核酸链上所含数万基因,定位在相关的染色体上;测定数万基因上约 30 万核苷酸结构序列,阐明其组成核功能;复制出所有与遗传有关的基因。HGP 的主要任务是人类的 DNA 测序,包括遗传图谱、物理图谱、序列图谱和基因谱图。此外还有测序技术、人类基因组序列变异、功能基因组技术、比较基因组学、社会、法律、伦理研究、生物信息学和计算生物学、教育培训等目的。

全球性人类基因组计划有美国、英国、日本、法国、德国和中国六个国家负责,其中美国承担了全部任务的 54%,英国 33%,日本 7%,法国 2.8%,德国 2.2%。中国于 1999 年 7 月在国际人类基因组注册,得到完成人类 3 号染色体短臂上一个约 30Mb 区域的测序任务。该区域约占人类整个基因组的 1%。1999 年 12 月 1 日,国际人类基因组计划联合小组宣布,已经完整破译出人体第22对染色体的遗传密码,通过对该染色体上 3.35×10^7 个碱基对的测序,发现了679个基因,这些基因与人的先天性心脏病、免疫功能低下、精神分裂症、智力低下以及许多恶性肿瘤(如白血病等)有关。通过对第22号染色体上基因统计分析,科学家开始对原来估计的10万个基因的数目产生了怀疑。2000年5月8日,德国和日本的科学家宣布已基本绘制出人类最小的染色体——第21号染色体的基因图谱,发现白血病、唐氏综合症(先天性痴呆)、躁狂性抑郁症以及部分癌症都与第21号染色体有关,并确定21号染色体所含基因数为225个。

(二) 石破天惊的发现

2000年6月26日,美国国家人类基因组研究所所长弗朗西斯·柯林斯和塞莱拉公司的董事长兼首席科学家克莱格·文特尔联合宣布人类基因组工作草图绘制成功。2001年2月12日,六国科学家联合在学术期刊上发表人类基因组"工作框架图"及初步分析结果。2003年4月14日,中、美、日、德、法、英等6国科学家宣布人类基因组序列图绘制成功,人类基因组计划的所有目标全部实现。2004年10月,人类基因组完成图公布。2005年3月,人类X染色体测序工作基本完成,并公布了该染色体基因草图。自宣布成功绘制人类基因组草图和公布人类基因组测序草图至今,对人类基因的研究又取得了一系列重大的发现:

人类基因总数在3万个到3.5万个之间,低于原来估计数目的一半。这说明人类在使用基因上比其他物种更为高效。

基因组中存在着基因密度较高的"热点"区域和大片不携带人类基因的"荒漠"区域。研究结果表明:基因密度在第17、19和22号染色体上最高,在X、Y、第4号和第18号染色体上密度较小。

大约1/3以上基因组包含重复序列,这些重复序列的作用有待进一步研究。

所有人都具有99.99%的相同基因,而且不同人种的人比同一人种的人在基因上更为相似,任何两个不同个体之间大约每1000个核苷酸序列中会有一个不同,这称为单核苷酸多态性(SNP),每个人都有自己的一套SNP,它对"个性"起着决定的作用。2006年11月,由美国科学家成功绘制基因复制过程中出现不同突变的复制变异(CNV)图,补充了先前得到的人类基因图谱。基因密码的差异不是0.01%,而是10%甚至12%!全球13个研究中心联合对大片段DNA的复制/消失差异现象进行研究发现,每个人体内都存在独一无二的DNA片段重复和缺失。DNA片段不同,CNV不同;DNA片段相同时,CNV也会因或缺失或重复的差异而不同。这些差异综合作用,使基因差异巨大且复杂。科学家们认为人类DNA复制数变异至少占了12%的基因。

(三)"生命周期表"的价值

人类基因组计划对生命科学的研究和生物产业的发展具有非常重要的意义,它为人类社会带来的巨大影响是不可估量的。

首先,获得人类全部基因序列将有助于人类认识许多遗传疾病以及癌症等疾病的致病机理,为分子诊断、基因治疗等新方法提供理论依据。在不远的将来,根据每个人DNA序列的差异,可了解不同个体对疾病的抵抗能力,依照每个人的"基因特点"对症下药,这便是21世纪的医学——个体化医学。更重要的是,通过基因治疗,不但可以预防当事人日后发生疾病,还可预防其后代发生同样的疾病。

第二,破译生命密码的人类基因组计划有助于人们对基因的表达调控有更深入的了解。人体内真正发挥作用的是蛋白质,人类功能基因组学便是应用基因组学的知识和工具去了解影响发育和整个生物体特定序列的表达谱。有人将HGP比作生命周期表,因为它不再是从研究个别基因着手,而是力求在细胞水平解决基因组问题,同时研究所有基因及其表达产物,以建立对生命现象的整体认识。目前,研究者已着手通过DNA芯片等新技术对基因的表达展开全面研究,也通过蛋白质芯片的制作,标准化双向蛋白质凝胶电泳、色谱、质谱等分析手段对人类可能存在的几十万种蛋白质或多肽的特征和功能进行研究。科学家预言,蛋白质组的研究将导致药物开发方面实质性的突破,以使人类真正攻克癌症等顽疾。

第三,人类基因组计划的研究,将会催生一系列新兴产业的问世。

三、上帝后悔了

(一) 无法替代的自然之筛

有一则逸闻这样写道:一位遗传学家大笑着说,上帝创造人的那天就后悔了。因为人是第一个试图改变自己进化过程的生物。

的确,随着遗传学理论和技术的不断成功,基因决定论正在走近我们的生活。其实,基因的作用与人类的生活环境和方式密切相关,人类的进化史和全部文明史某种意义上来说就是克服遗传的单一作用带来局限的历史。对于人类的进化和健康而言,基因是重要的但不是唯一的。基因的表现与外界环境的诱导密切相关。这就是基因型和表现型的不同。人们从父母处得到的是基因型,基因型和后天环境相结合,才是表现型。

心脏病猝发的危险在很大程度上取决于致病基因的存在。但是,心脏病又是高脂肪饮食的结果。资料显示,日裔移民习惯于美国的高脂肪饮食之后,其心脏病猝发要比它们回到日本去的亲属高一倍。近视与基因有关。但成为近视眼的人,必须同时具备有近视的遗传基因型又必须有近距离阅读或者工作的后天环境经历。

步入21世纪,人类基因组学开启了治疗遗传病的序幕。对于某个个体的遗传病而言这是福音;对于人类进化而言,用遗传学的科学之筛代替自然之筛显然是一种高风险的行为。

(二) 进化中的烦恼

进化不是简单过程,而是存在着进化、特化和退化现象同在的复杂状态。

进化,指一切生命形态发生、发展的演变过程。地球上的生命,从最原始的无细胞结构生物进化为有细胞结构的原核生物,从原核生物进化为真核单细胞生物,然后按照不同方向发展,出现了真菌界、植物界和动物界。植物界从藻类到裸蕨植物再到蕨类植物、裸子植物,最后出现了被子植物。动物界从原始鞭毛虫到多细胞动物,从原始多细胞动物到出现脊索动物,进而演化出高等脊索动物——脊椎动物。脊椎动物中的鱼类又演化到两栖类再到爬行类,从中分化出哺乳类和鸟类,哺乳类中的一支进一步发展为高等智慧生物,这就是人。

一般说来,人类在进化过程中获得的进步有如下表现:不同层次的形态结构的逐步复杂化和完善化;与此相应,生理功能也愈益专门化,效能亦逐步增高;从总体上看,遗传信息量随着进化而逐步增加;内环境调控的不断完善及对环境分析能力和反应方式的发展,加强了机体对外界环境的自主性,扩大了活动范围。

特化不同于全面的生物学的完善化,它是生物对某种环境条件的特异适应。这种进化方向有利于一个方面的发展却减少了其他方面的适应性。

当环境条件变化时,高度特化的生物类型往往由于不能适应而灭绝,如爱尔兰鹿,由于过分发达的角对生存弊多利少,以至终于灭绝。对寄生或固着生活方式的适应,也可使机体某些器官和生理功能趋向退化。如有一种深海寄生鱼,雄体寄生在雌体上,雄体消化器官退化,唯有精巢特别膨大,以保证种族繁衍。

人类在进化的同时,可能发生个体体能进化和人类整体生命质量某种程度上减缓甚至退化。

在文明时代,生产力的发展、科学的进步,使人类适应环境的能力得到了极大的增强。激烈的自然选择在现代科学面前变得缓和起来。这是文明的进步,同时也带来新的问题。导致人类体能退化的基本原因是:生活环境的改变和生态环境的改变。人类体能退化主要表现在:组织再生能力的退化,某些器官功能的退化,适应外界环境的能力的退化,抗病、自愈能力、免疫能力的退化,生殖能力的退化等等。

在人类早期,稍有缺陷的人就难以生存。现代医学却让有严重疾患的人存活、生儿育女,播散他们不健康的基因。

在未开发的种族,患色盲的人非常少,斐济岛中男性色盲比率在 1% ,而法国达到 9% 。越文明的国家色盲者越多,今后还会增加。更为严重的是,几乎全部遗传病都会出现类似情况。现代医学能成功地用手术方法治疗先天性畸形,让他们在外貌上和机能上接近正常人。畸形儿也有了和正常人一样结婚的机会,有害基因永传后世。

这种趋势对于人类的整体的生命质量和安全而言,是福是祸应不难判断。

注释:

[1] [美]迈克·西姆斯著,周继南译:《亚当之脐》,九州出版社,2006年,第2页

和谐舞步
——动态与稳态

　　动态是人之生命存在的显著状态,因而才有恩格斯的名言:生命在于运动。然而,人的生命存在不仅具有绝对的动态形式,还具有相对的稳态条件。19世纪法国生理学家贝尔纳认为,内环境的恒定是自由和独立的生命赖以维持的条件。1926年,美国生理学家坎农提出"内稳态"的概念并解释说,内稳态并没有某物是稳定的、不变的和停滞不动的意思,而是指一种条件——一种可能是变化的但又相对恒定的条件。人的生命之舞不仅需要快三劲舞,也需要慢三的悠闲。美轮美奂的生命是动态之旋律和稳态之节拍的和谐。

一、动态和稳态的哲学意蕴

（一）生命过程的基本状态

动态和稳态都是生命存在的基本状态。动态是人体内环境诸因素之间、机体与外环境之间相互联系的显著运动和变化的状态；稳态是人体内环境诸因素之间、机体与外环境之间相互联系的相对恒定和稳定的状态。

人的生命动态形式集自然界机械的、物理的、化学的等各种运动形式于一身，是各种自然运动形式的统一体。人体中的机械运动是大量存在的。

呼吸中膈肌肋间肌的交替运动，血液循环中心肌的收缩和舒张，消化中胃肠的蠕动，肢体活动中骨骼肌的牵拉，如此等等，都是机械运动。将人体视为机器是不对的，但人体内不能没有机械运动。物理运动中的声、光、电、磁、热等运动形式在人体内也普遍存在着。一切器官、细胞和生命活动都伴随着电现象。如今，通过脑电、心电、肌电、胃电、子宫电、视网膜电等的检测来协助诊断疾病的方法，已经在临床上广泛使用。有电就有磁。地磁、太阳磁可以通过人体的生物磁场而影响机体的功能和代谢。人体内发生的各种声音如心音、呼吸音、肠鸣音等，对它们的测定，在临床疾病诊断中发挥着重要作用。

人体内的生物化学反应是生命活动的基础。代谢的每一过程都包含着复杂的化学反应。所以研究人体内的化学运动，对于揭示生命的本质、病理本质及其生物学表现的机理，都具有重大意义。

人的生命动态形式的本质在于自然运动形式以外，还有更重要的活动形式，即社会活动和心理活动。人是社会的人，人的社会属性是人的本质属性，社会活动是人的生命的基本表现形式。人的心理活动是人特有的活动形式，是人区别于其他动物的特征。人的心理活动与人的其他运动形式密切联系，相互影响，共同作用于人的内环境，对人的健康状态有着极其重要的意义。

人的生命的稳态形式是动态形式的特殊表现。坎农1932年在《人体的智慧》一书中指出：稳态描述的是维持内环境稳定的自我调节过程。内环境的稳定不是靠使生物与环境隔开，而是靠不断地调节体内的各种生理过程。稳态是一种动态的平衡，不是恒定不变；各个组成部分不断地改变，而整个系统却保持稳定。稳态是神经、内分泌以及血液缓冲作用的结果。生命现象不能完全分成物理化学过程,即生命系统各部分的结构及其相互作用与简单的物理化学过程不同。生物体是一个整体,每一部分都有其自己的功能,但要通过各种控制过程对各部分进行整合。

(二) 动态与稳态的相互制约

生命的动态过程是无条件的。生命体是个开放的系统,自身的运动、与外环境的物质交换一刻不停。离开这种运动状态,就没有生命可言。稳态是动态的一种特殊形式,稳态是相对的、有条件的,是通过动态来实现的。

动态和稳态是相互包含的:稳态之中存在着动态的因素,动态之中存在着稳态的成分。无论是机体的动态还是机体的稳态都不是单一的、固定的状态。没有脱离动态的稳态,也没有脱离稳态的动态。稳态或者是动态仅仅是指它们在生命运动中以何种形式表现而已。

动态和稳态是相互转化的:当具备了一定的条件,动态和稳态的地位会发生转化。当稳态系统中增加或减少某一因素,或者是改变某一因素的强度,达到一定值的时候,就可能破坏原来的状态,转化为动态。

机体的平衡因素和不平衡因素相互作用促成了机体动态和稳态的相互转化。正是由于兴奋和抑制、收缩和舒张的矛盾运动或不平衡,才形成了心脏的跳动,而动脉和静脉各部分血压的不平衡才形成了毛细血管的有效滤过压,从而使物质交换得以进行。生命活动中各种运动过程处于不平衡的变化之中,才能相互调节,从而构成了整体的、有条件的动态平衡。所以,坎农指出,适度的不平衡是维持机体真正平衡的必要条件。机体中许多这样的平衡和不平衡的相互作用,贯穿着生命过程的整体,生命过程就是这样一个动态—稳态—动态,对立统一的、延续不断的发展过程。

近代科学史上,在动态与稳态的关系上,曾经产生过两种不正确的观点:一种认为只有稳态才是正常状态,而动态则意味着紊乱,是暂时的、不正常的状态;另一种则认为机体总是处于绝对的动态过程中,稳态是不正常的状态。这实际上是不理解动态和稳态的对立统一的辩证关系,将两者割裂开来,而不是看成一个不可分割的统一过程。

二、维系健康的内在机制

(一) 三大动态形式的合目的性

"合目的性"是德国哲学家康德提出的重要的美学范畴。生命世界的"合目的性"表现为生命体对环境的适应性。动态平衡是维系健康的内在机制,是新陈代谢、器官功能活动和神经—体液调节等动态形式体现的合目的性。人的生命是高级生命形式,机体同外环境联系的状态是动态平衡。机体的生命活动在不断变化的外界环境中,通过消化道、呼吸道、皮肤、汗腺等与外环境密切联系,一方面机体不断地同外环境进行物质交换,以维持生命;另一方面,在机体不断受到外环境变动干扰的情况下,其内环境仍处于相对稳定的状态。如外环境的温差可以相当之大,但人的正常体温是稳定的,保持在37℃左右;一日三餐中营养成分的变化可能悬殊,但不会使血液中葡萄糖浓度相对恒定的水平发生改变。

新陈代谢、兴奋性和生殖现象这三大生命特征都体现了人的生命与外环境的不可分割关系。新陈代谢是生命活动进行的基本条件,机体内环境与外环境物质交换的停止意味着生命活动的停止;兴奋性是生命有机体适应外部环境得以存在发展,免遭淘汰的机制;生殖现象是生命活动不断延续的重要功能,遗传和变异与生殖现象的内在联系,表现出外环境对机体的影响。总之,人的生命动态是生命存在的本质表现,生命过程是在以上动态形式的相互依存和转化中完成的。这种形式在19世纪西方哲学如黑格尔、马克思、恩格斯的著作中中常常被描述成"矛盾"或"对立统一",正如恩格斯所指出的:"生命也是存在于物体和过程本身中的不断地自行产生并自行解决的矛盾;矛盾一停止,生命亦就停止,死亡就到来。"[1]

1. 新陈代谢

新陈代谢是维系动态平衡的重要机制。从人体细胞组织层次水平来看,构成人体基本结构和功能单位的细胞每时每刻都处于新陈代谢的动态之中,每时每刻都在进行着生长、发育、繁殖、衰老和死亡的新陈代谢过程,并通过新陈代谢显现维持动态平衡的合目的性。

据估计,一个人以60岁计算,通过新陈代谢与体外交换的物质约相当于60000公斤水、10000公斤糖类,1600公斤蛋白质,1000公斤脂类。如果用放射性同位素作示踪剂,测定各种元素的更新率,可以发现人体内的钠、磷、氢原子在1～2周内即更新50%，碳原子在1～2月内即有98%被更新。

2. 器官功能活动

器官功能活动同样显示了动态平衡的合目的性。

心肌细胞的兴奋和抑制，引起了心脏的收缩和舒张。心脏收缩是射血，舒张时灌血，二者对立统一，互相依赖，互相转化，维持血液循环处于正常状态。血压的形成与保持，依赖着心肌收缩的动力与血管紧张度所造成的外周阻力之间的矛盾斗争。只有动力，没有阻力或只有阻力，没有动力，或动力与阻力的比例不适当，都不能维持正常血压。

3. 神经—体液调节作用

神经—体液系统的调节的合目的性是通过协调实现动态平衡。神经系统对组织器官的调节是在兴奋和抑制的动态协调中完成的。体液调节中也普遍存在着互相拮抗的两种激素，胰岛素有降低血糖的作用，升血糖激素有升高血糖的作用；甲状旁腺素有升高血钙的作用，降血钙激素有降低血钙的作用等等。它们通过内分泌的反馈作用，在相互制约中实现对立面的统一。

（二）人之生命存在的基本条件

人体对内环境稳定的要求很高，一旦这种稳定被破坏，机体就由健康状态转入疾病状态。因此，机体内环境的稳定有着重要意义。

1. 稳态的生理学分析

从生理现象来分析，诸如同化与异化，吸收与排泄，酶的生成与灭活，酸碱的产生与排除，体温的产生与发散，免疫反应中的抗原和抗体等等，都是在对立统一中保持着相对稳定，从而使体温、血糖、血脂、血液酸碱度等内环境因素相对稳定在一定的生理范围。这种相对稳定的内环境条件，维持着细胞的兴奋性和代谢过程的酶促反应，是细胞进行正常生命活动所必须的。机体的自动调节功能，是内环境保持稳定的关键。

人在劳动时，人体的代谢率可以比平时增高1～20倍。但在神经和体液机制的调节下，使糖的消化和吸收、肝脏中糖元的异生和糖的氧化与利用、肝糖元的分解保持平衡，血糖的含量也就保持相对的稳定。随着代谢率的增高，大量酸性中间产物进入血液，本来会使血液中的酸碱度失去平衡，但由于呼吸增强，肾脏排酸保碱的活动的加强，血液缓冲体系的作用，使血液的酸碱度在整体联系中仍然保持着平衡。

2. 稳态的病理学分析

从病理现象来分析，机体内环境的失衡的过程实际上就是疾病过程。

血液中葡萄糖浓度必须保持恒定，若低于 70mg％，即出现无力、头昏、出冷汗等低血糖症状，如果再降低至 45mg％ 以下，则可以引起昏迷，甚至死亡；身体内水分太少则血液浓缩，血液浓度增加，最后使体温升高，水分过多，可出现头痛、恶心、全身虚弱和动作失调等水中毒症状；血中的钠含量对维持血浆的渗透压很重要，如果从 0.3％ 增至 0.6％，水将从细胞中排除，造成体温增高；如果钠浓度减少，亦可能出现异常反应，如果反应灵敏度增加，随之出现虚弱、全身颤抖、感觉麻痹，最终引起死亡；血中钙的含量为 10mg％，浓度如果降低一半则会出现抽搐和昏迷；浓度如果升高一半，则血液出现剧烈的改变而死亡；血液中的酸碱度要求也非常严格，在 pH6.9～pH57.7 之间，如果低于 pH6.95，则出现酸中毒，引起昏迷，甚至死亡；如果血液中 pH＞7.7，会出现全身抽搐等症状。

（三）稳态的调控

机体内环境的稳定对生命活动的正常进行有着重要意义。那么，机体如何调控这种稳态呢？科学家们先后从不同方面、不同角度、不同层次论述了机体对内环境稳定的调控。如机体的自动调控、反射调控和整体功能调节系统，等等。它们相辅相成，互为表里，共同保持内环境的稳定。

1. 自动调控

从 19 世纪开始，科学家们就对生命体保持内环境稳定自动调节的现象进行了研究，到 20 世纪 50 年代，基本形成了一致的见解。

斯宾塞 1862 年发表见解："任何外界因素作用于生物体时，它就产生一种内部改变，以抵消外部刺激的扰乱。经过或多或少的波动后，即达到一个适当的状态。"1911 年，柯斯马斯（L. Kosmos）指出："每一个自然系统（物质系统、事物系统、思想系统）的平衡状态为外力所扰乱时，该体系内部即产生一种自动调整活动以降低外界力量的压力，以达到原来的平衡或新的平衡。"20 世纪以来，不少生物学家们提出了生物自动调节和生物控制论。如坎农（W. B. Cannan）的"生理自动调节"、维纳（N. Wiener）的"自动控制论"和勒纳（I. M. Lerner）"遗传自动调节说"等。分子生物学中提出的"操纵子学说"和"基因自动调节说",则是从分子水平上来解释基因表达的平衡机制的。

所谓自动调控,就是说,无论在什么外界刺激作用下,在一定限度内,生命体经常保持一种生理的或遗传的自动机制以维持其生理平衡或遗传平衡,而与外环境取得适应。也就是说,机体每时每刻都处于运动变化的外环境之中,处于各种干扰之中,但机体具备调动各种生理功能,纠正干扰引起的偏差,维持内环境稳定状态的自动调节能力。例如,体温的调控。体温会受到体内外的干扰而变动,但机体具有一整套调节机构,在人体的皮肤内、内脏、大脑都有感受温度变动的感受器。这些感受器将温度变动的信息脉冲传至神经中枢——下丘脑,起着体温调节中枢的作用。通过躯体和植物神经系统,调节肌肉和躯体活动、皮肤血流量、汗腺分泌和肺通气量等,维持体温的稳定。

机体中每一个层次的功能都有相应的自动控制的调节机制,以保持该层次内环境的相对稳定。整个机体就是由众多小内稳态系统组成的大内稳态系统。

2. 反射调控

为了适应外环境的变化,保持内环境的稳定,除了存在不受意识支配的自动调节机制之外,机体还有一种反射调节机制,即由大脑皮层支配的调节活动。巴甫洛夫认为,这是一种主要由中枢神经系统高级部位——大脑皮层的反射活动。与生俱来的非条件反射是一种比较固定的、低级形式的反射活动,这种反射活动使人能够初步适应环境,对个体的生存和人类的生存有着重要的生理意义;可以由第二信号系统引起的条件反射,使人对环境的变化具有更为精确和完善的适应能力。由条件反射和非条件反射组成的生理活动,是一个整体活动,是人类适应复杂和多变的环境条件所具有的一种重要功能。

3. 整体功能调节系统

机体的运动和机体的稳定,最终是要实现和保持整体功能状态的稳定;而且干扰机体稳定的信息,不仅可能来自外环境,也可能来自内环境,因此,为了保持整体功能状态的稳定,机体必须不断调节各种生理功能,排除内外环境的干扰。

人体调节整体功能调节系统包括:神经系统、内分泌系统和免疫系统。

这三大调节系统各有其特定的生理功能,神经系统是对人体内外环境的物理、化学刺激作出反应,免疫系统对细菌、病毒等抗原作出免疫反应。这三大调节系统又是统一的整体,其间存在着相互联系、相互调节、相互控制的作用,组成有机的统一的调节系统。植物神经系统在维持内环境的稳定中起着重要作用,同时受到中枢神经系统的调控;大脑和免疫功能、内分泌功能亦相互影响。

人体是通过反馈机制来调节与控制人体各种功能和代谢,保持内环境的相对稳定的。例如,在进食后血糖升高,刺激胰岛素分泌增加,使血糖转化,合成肝糖元或肌糖元储入肝或肌肉,导致血糖降低;空腹时血糖浓度降低,抑制胰岛素的分泌,同时激发升血糖激素的分泌增加,这样,通过反馈调节,血糖始终维持在正常的水平上。

除了负反馈,人体内还有少量的正反馈机制。下丘脑分泌的催产素释放因子,作用于垂体分泌催产素,催产素作用于子宫平滑肌引起子宫收缩。子宫平滑肌的收缩又反作用于下丘脑和垂体,分泌更多的催产素,更加强子宫平滑肌的收缩,如此循环,互相增强彼此的作用,直到胎儿娩出为止。

三、具有临床价值的思维方式

(一) 动态平衡状态的分析

临床上为了诊断的需要,常常要做一些检验,看看是否"正常"。这些人体检验的参考值,也就是人体内稳态的反映,是生命过程相对静止的表现,是机体保持稳态的"度"或范围。偏离这一范围,过高或过低都将影响正常的生命活动,可能引起疾病,甚至导致死亡。例如,人体肠内菌群包含400多种,其中95%以上为厌氧菌。菌群之间互相拮抗又互相依存,正常情况下其数量与分布相对稳定,维持一个微生态的平衡。

(二) 动态诊疗原则的把握

患者是一个处在不停运动中的生命有机体,疾病是动态平衡破裂的过程,这就要求医学工作者不能孤立、静止地研究生命过程中的各种现象,要在运动中把握联系,在联系中把握运动。维持正常的动态平衡是人体健康的根本条件。一般在正常情况下,人体通过自身的调控系统,保持着内环境和外环境的动态平衡。当遇到一定质和量的致病因素时,人体调控系统发生障碍,动态平衡破裂,人体无法适应不断变化着的内外环境,易罹患各种疾病。医生的职责,就是通过各种手段(机械的、物理的、化学的、生物的和心理的),促使机体动态平衡的恢复。动态原则的基本要求是:疾病的发生发展是一个过程,因此,诊断必须是动态的诊断;疾病的转归也是一个过程,充满动与静的辩证统一,因此,治疗应提倡动静结合的积极方法。

(三)动态发展观点的应用

一定的医学理论、一定的临床经验、一定的治疗方法,是一定医学实践的产物。随着实践的发展,人们的认识必然不断有所提高。因此,对现有的医学理论、临床经验、治疗手段应在充分认识的基础上辩证地、发展地看待它们,而不是因循守旧,将之看成是不可更改的信条。

注释:

[1]《马克思恩格斯选集》第3卷,人民出版社,1972年版,第160页

木秀林深
——局部与整体

　　季羡林先生说:西方的哲学思维是只见树木,不见森林;只从个别细节上穷极分析,而对这些细节之间的联系则缺乏宏观的概括;……东方思维方式从整体着眼,注意事物之间的联系,更合乎辩证法;而西方则是只见树木,不见森林,头痛医头,脚痛医脚,注意整体不够。综合者从整体着眼,着重事物间的普遍联系,既见树木,又见森林。分析者注重局部,少见联系,只见树木,不见森林。[1]

　　医学思维既是分析的,又是综合的;既要见树木,又要见森林。

一、医学思维方式的精华

(一) 哲学家和医学家的共识
1. 老子和亚里士多德

老子是世界上最早论述整体和局部哲学思想的先驱。他说:
"三十辐共一毂,当其无,有车之用。埏埴以为器,当其无,有器之用。凿户牖以为室,当其无,有室之用。故有之以为利,无之以为用。"

——《老子》第十一章

老子告诉我们,30根辐条共同围绕成一个轮轴,光看一个车轮,它毫无用处,一旦组合成车,它又有极大的用途。一堆粘土孤立看来,毫无价值,但烧制成器皿,又能显现它的价值。门和窗不用于房屋建造,也是无用之物。因此,客观物质总有其利用价值,就是看起来毫无用处的事物,也可以化无用为有用。老子说明了一个重要观点:孤立地看待一个部分、一个局部,似乎它不存在什么价值,若将部分和整体联系起来,价值就显现出来。老子富有哲理的喻说,蕴含着这样一个哲学命题:局部离不开整体。

古希腊先哲亚里士多德提出的"整体大于部分之和"的思想,是古代朴素整体观中最有价值的哲学命题,传承至今,成为现代系统论的有机组成部分。系统论是整体与局部相互关系思想的新发展。系统论中的系统、要素和整体、局部,实际上是同等程度的概念。系统就是由相互依存相互联系的若干要素组成,与环境相互作用的具有特定功能的有机整体,局部就是构成系统的一个子系统或要素。

2.《希波克拉底文集》和《黄帝内经》

西方医学和祖国医学在重视整体与局部的关系的认识上具有惊人的相似性。《希波克拉底文集》中记载着西方医学之父希波克拉底的整体医学思想萌芽。

希波克拉底提出要整体综合地研究疾病的"普遍性质和特殊性质";研究患者社会的、自然的状况;研究医生在疾病诊治中的作用;研究各种致病因子如"总的和各地区的气候特点"等自然因素。[2]

《黄帝内经》的整体思维方法,具有超越时代的先进性。《黄帝内经》认为人的生命与自然界有着相类相通的关系;人与天地相参,与自然界息息相通,自然界阴阳五行之气的运动,贯通于人的生命活动之中。

"天地之间,六合之内,其气九州、九窍、五藏、十二节、皆通乎于天气"(《素问》)。人的生理功能具有整体性,人体的各种脏器,并不是杂乱无章的堆砌而是相互协调、相互联系地维持着生命活动;生理与心理是一个相互影响相互作用的统一体,生理状态决定着心理状态;心理状态影响着人的生理状态和病理状态:"恬淡虚无,真气从之,精神内守,病安从来"(《素问》)。局部病变是脏腑病变的整体反映,因此在诊治局部病症时,要"谨守病机,各司其属"(《素问》);强调将各种治病方法综合起来,根据具体情况,随机应变,灵活运用,使病人得到适宜治疗:"古圣人杂合以治,各得其所宜"(《素问》)。

(二) 内涵与特性

1. 人体整体的概念

人体的整体是由机体的各内在要素相互联系构成的统一体及其生命的全过程,是人体的结构和功能、生理和心理及其相互作用的辩证统一。

人体的整体有两个特性:第一,整体联系的普遍性。任何一个整体的内在要素之间都相互联系、相互作用;任何一个整体都同其他事物发生广泛的联系,都不能脱离其他事物而存在,不能同其他事物完全"绝缘"。人体的整体也同样如此。整体内部之间的联系和整体之间联系的普遍性反映了客观事物之间的普遍联系。第二,整体的层次性。人体作为一个统一的整体,在自然界中都有其独立存在的根据。但这种独立存在性是相对的,它既是独立存在的事物,同时一方面是更高层次的组成部分,另一方面还可分解为低一级的不同层次。每一层次都是上一层次的组成部分,同时本身又包含更深的层次。每一层次都有自己的特殊规律。

2. 人体局部的概念

人体的局部是指组成机体的各个要素、不同组成部分及其生命发展全过程的某一个阶段。对人这个整体来说,消化系统、神经系统、四肢、肠胃等器官就是局部;对于生命的全过程来说,中年阶段也是局部。

人体局部的主要特性是对整体的依赖性。部分是构成整体的成分,是整体的部分。它依赖着整体而存在,脱离了整体就不成其为原来意义上的部分了。

单细胞生物作为一个整体,是由细胞膜、细胞质、细胞核三部分组成,三者紧密联系组成一个细胞整体,这就产生了这三部分对细胞整体的依赖性。脱离了细胞整体,细胞膜、细胞质、细胞核就不再是细胞的组成部分了。

3. 系统论视野中的人体整体与局部

从系统论的观点来看,人体自身就是一个整体,就是一个系统,但同时又是整个自然系统中的一个要素,一个部分,一个子系统。整个自然系统是由相互联系的各种要素或子系统组成:量子—分子—细胞—组织—组织系统—人体—家庭—社区—社会—生物圈。每个子系统在其功能上是整合的,并且是相对独立的,它也通过反馈作用借助信息流同其他系统发生联系。因而,某一子系统的障碍可以影响其他子系统,首先受到影响的是与其关系最密切的子系统。

(三) 人体整体与局部的复杂联系

1. 整体对局部的依赖

人体整体对局部的依赖,首先表现在人体的结构上。人体的整体结构,包含着若干组成部分。无机物的组成部分往往是均匀同质的成分的组合,复杂有机体的构成成分是高度分化的,按照严格的规律和次序排列着的统一整体。

人体整体对局部的依赖,除了表现在结构上之外,还表现在功能上,即整体的功能通过各个部分来实现。

人体新陈代谢的整体功能就是由各个局部器官的功能活动相互配合的功能协同完成的:消化器官消化食物,吸收营养;肺脏进行气体交换;血液循环将营养物质和氧气运送至全身器官和细胞,并将代谢废物运送至肾脏,经滤过后排除体外;免疫系统抵御外界致病因子的侵袭;感觉器官接受刺激传送给大脑;运动器官接受大脑的指令而完成动作。

人体整体的生命活动,就是许多局部器官协调一致活动的结果。因此,整体具有各个部分在孤立状态下所没有的特性,即整体的特征。

2. 局部对整体的依赖

人体局部是整体的组成成分,离开了整体的局部,就不再是原来意义上的局部了。

黑格尔说:"不应把动物的四肢和各种器官只看作动物的各个部分。因为四肢和各种器官只有在它们的统一体中才是四肢和各种器官,它们绝不是和它们的统一体毫无关系的四肢和各种器官。四肢和各种器官只有通过解剖学家的手才变成单纯的部分;但这个解剖学家这时所碰到的已不是活的躯体,而是死尸。"[3]

3. 人体整体与局部关系的复杂性

人体整体与局部地位和作用的不均衡性。在维持整个生命活动的过程中,人体的各个局部的地位和作用并不是简单的等大、等势的关系。其中由一部分起着主导的、主要的、决定的作用,而另一部分则起着从属的作用。

在某些病变部位危及整体安全时,可以摘除病变脏器、截去伤残肢体。但是,对于某些局部,特别是人体的重要器官甚至器官局部的损伤及其处理,往往会成为决定整体性质和发展趋势的关键。因此,脑干出血的严重性要比基底节腔隙梗塞要大得多。

人体整体功能与局部功能之和的不对等性。整体的功能和力量不等同于局部功能和力量的总和。由于系统整体的功能以整体结构为基础,而局部组成整体的结构有合理与不合理、有序和无序、最优和次优之分。当局部构成整体的结构处于无序、不合理状况时,其整体功能和力量小于各局部之总和;当局部构成整体的结构处于有序、合理状况时,其整体功能和力量就大于各局部之总和。正因为存在着整体功能等于甚至小于各部分之总和的情况,而我们的目标是要实现系统整体功能大于局部之总和。所以,我们需要认真研究局部组成整体结构的合理、最优化的问题,以提高整体的功能。人体在长期的进化过程中,其整体的结构组成达到了相当合理和精妙的地步。各个部分密切合作,协调一致,合理分工。人体正常生命活动,就是依靠各个组织、器官、系统的通力协作来完成的。

人体局部对整体信息的蕴涵性。自然界的某些局部包含着整体的全部要素,是整体的缩影。这种现象在无机物中是很明显的。如整块岩石,只要是均匀同质的,其中每个局部都是整块岩石成比例的缩小。低等生物的每个部分都包含着整体的发育信息,都可能再生出整体,这已被蚯蚓和海胆实验所证实。高等动物是高度分化、十分复杂的有机体,其生殖细胞保留着全部遗传信息,在有性繁殖的条件下,可以发育成为一个新的个体。高等动物包括人体的每一个细胞也带有整体的信息。在一定条件下,这些信息可以表达,这是克隆技术成为可能的基本前提。

4. 人体局部与局部的复杂联系

局部的相对独立性。尽管人体的每一个局部都服从于整体,但同时局部具有一定程度和一定范围的自主性和相对独立性。这里的"一定程度"和"一定范围"是指不离开整体的制约。相对独立性意味着局部可以保持着某种特定性状。越是高等动物,其结构、功能的复杂化程度越高,局部的相对独立性的限度越小。低等动物局部的相对独立性可以最大,甚至部分离开了整体还能重建一个整体(如海胆、鞭毛虫、海绵等等)。

局部的相对独立性,会导致局部的病理变化程度和全身状况之间不一致的情况。如临床上有这样的情况:全身状况很严重,但局部表现却不明显;局部表现很微弱,而全身反应很严重;或丧失某个局部器官,而整体状况却不受严重影响。这是由于不同的局部,在整体中的地位和作用不同、与其他局部的关系不同、与整体功能的联系不同而形成的。

个体在失去一侧肾脏、部分肺切除、脾切除、扁桃体切除的情况下,仍能维持健康状态,这是整体的代偿能力在发挥作用;但是延脑或甲状旁腺小体的极其微小的损伤却会引起严重的疾患,这是不同的局部在整体中的地位和作用不同所导致的。

人体局部与局部之间的相互制约。为了适应整体活动的需要,在局部与局部之间,表现为互为前提、相互制约的一系列相应变化。

体力劳动时有关骨骼肌彼此协调地收缩与舒张,呼吸心跳加快,血流加速,局部肌肉血管扩张,汗腺分泌增加,以提供足够的能量。肾脏排酸,产氨机能也随着代谢和血液酸碱度的变化而变化,以保持水电解质的平衡,维持内环境的稳定。

总之,在人体这个统一整体中,任何一个局部变化都不是孤立的,或迟或早,或多或少都会影响到其他局部,最终导致整体变化。

二、局部与整体的解读视角

(一) 生理学的视角

现代生理学认为,生命活动的实质是整体水平的新陈代谢活动,细胞与组织液、组织液与血液之间通过不断的物质交换,实现了营养供应、信息传递、废物排泄等各种机能活动的协调同步和整体统一。而消化、吸收、呼吸、循环、排泄等重要生命活动都是在进行各自新陈代谢的同时又互相联系、有序进行的整体协调活动。这些活动,决非被动的机械的局部反应,而是能动地通过神经—体液的作用紧密联系的整体反应。

(二) 病理学的视角

现代病理学认为,任何局部病变过程都是整体性反应,局部的病理变化总是受整体的影响,同时又影响着整体,两者之间存在着不可分割的联系。局部病变和整体状况的对立统一表现在局部病变影响整体状况,整体状况制约局部病变。两者不可分割地联系在一起。

1. 局部病变影响整体状况

局部病变影响整体功能的发挥。在疾病发展过程中,局部的病理改变常常不是孤立的,它可以通过不同途径,影响整体功能的发挥,使机体正常的生命活动受到限制、抑制等不同程度的影响。

局部病变导致机体失衡。在致病因子的作用下,机体内各系统的器官往往产生相互协调的作用,建立抗损害的斗争体系,但如果损害力量过于强大、时间持久或机体抗损害力量相对弱小,体内的动态平衡将受到破坏。

局部病变引起全身反应。局部损伤合并细菌感染的炎症反应,临床上局部可有红肿热痛及功能障碍等炎性特征性表现,而且可以由于细菌侵入血液产生毒素引起发热。血液中白细胞有不同程度的上升,网状内皮细胞增生等全身反应。

局部病变引发多系统症状。在侵入血液的细菌数量多、毒力大、机体抵抗力低下的情况下,可引起败血症而出现神经、呼吸、消化等系统复杂多样的临床病象。局部病变导致多器官功能衰竭,导致死亡。

胃癌的病人,在病理解剖上,原发灶是胃粘膜上皮的非典型增生,形成过度增生的新生物——胃癌肿块;随着病情的进展,肿块可因缺血而坏死、溃疡、出血、刺激神经而引起疼痛感;病情不断进展,这种局部病变可以通过癌细胞的转移影响其他脏器,造成多脏器功能衰竭最终死亡。

2. 整体状况对局部病变的制约

局部病变往往以整体变化为前提,如局部病变的发生过程,是一个受整体环境影响的过程。

在休克的早期,往往只有脉搏增快或脉压差缩小,并无低血压或少尿等表现。这是因为心脏输出功能或血管运动功能与循环血容量发生矛盾时,总是先由整体通过神经和体液系统调节心脏搏动和血管运动来进行代偿的。只有代偿不足的情况下,才会出现循环障碍。局部病变往往是整体变化造成的继发性损害,如当机体防御功能健全,可促进局部炎症的吸收、修复、痊愈;相反,便是局部病灶的蔓延。风湿热可以造成心瓣膜损坏或局部关节病变;脓毒败血症可以继发肝脓肿等。全身性疾病往往通过局部病变表现出来,如风湿热是一种全身性反应性疾病,但它往往可以风湿性关节炎或风湿性心瓣膜病变为主要表现。

3. 局部病变和整体状况在一定条件下相互渗透、相互转化。

疾病的局部病变和整体状况相互渗透,如某些病症,既有局部因素,又有全身因素。也可能是全身性、系统性疾病在局部的表现;有的特发于某个局部,有的为疾病早期在局部的表现。有的症状表现,既可能是局部因素所致,也可能是系统疾病所致,还可能是两种因素都起了一定作用。

临床上常见的口腔粘膜疾病,其病因可以是疾病的理化刺激、局部感染、局部创伤,也可能是感染性疾病、营养缺乏性疾病、代谢障碍及内分泌紊乱、血液系统疾病、免疫性疾病等等系统疾病。

局部病变和整体状况在一定条件下可以相互转化。当整体状况较好的条件下,某些全身性疾病常常表为以局部病变为主;当病程迁延不愈,局部变化又会导致全身性的改变。

肾小球肾炎患者,原发灶在肾本身,如果病程迁延不愈,肾单位不断受损,一方面可以由于肾的小动脉硬化造成缺血,肾素分泌增多,钠水潴留而引起全身器官病变——继发性高血压;另一方面,也可以由于代谢物不能从肾排出而潴留体内,从而影响其他组织和器官的功能。

(三) 诊断学的视角

1. 从整体与局部的关系入手,是诊断思维的基本途径

现代医学诊断疾病的思维途径之一是通过对整体性表现的分析,去发现某些局部病变。如通过对全身发热的热型、时间、程度、伴随症状等的分析,得出属于某一局部炎症的结论;通过对全身性浮肿的部位、性质、发展速度乃至水液的颜色、气味、比重、成分等特征的分析,分别认定其病变在心、在肝、或在肾。

现代医学诊断疾病的思维途径之二是通过对某些局部症状的分析,而确认其属于其他部位或全身性疾病。如紫绀虽是口唇或指端的表现,但却是其他部位诸如肺、心、血液、血管等多种疾病的重要诊断线索;呕吐虽表现在消化道,但也常是其他多种非消化道疾病的判定依据。

这两种诊断形式的基点都是整体和局部相互影响、相互作用的关系。

2. 局部定位思想是诊断思维的重要形式

临床诊断中的局部定位思想,即在对疾病的认识过程中,主要以局部组织结构上的定位为基础,来判定病变在解剖上的特异性。局部定位思想强调病变部位的病理改变,使人们对疾病的认识具体化,对临床医学的发展起到积极的促进作用。人们的认识从局部或病灶开始,才能使研究深入。如果没有对局部变化的深入认识,也就无从认识整体和整个疾病过程,而只能是一个笼统的、模糊的甚至是抽象的认识。因此,根据局部定位思想,把握病变局部的病理变化,对了解整个疾病过程,有针对性地采取有效治疗措施,都是具有重要指导意义的。继续对局部或病灶进行深入的研究,是现代医学发展中的一个重要课题和途径。现代医学的发展,要求继续对机能失调、代谢紊乱、免疫缺陷、肿瘤发生、遗传性疾病的发生和发展作局部深入的研究。对各种新型药物的药理作用机制的研究,也要求深入到亚细胞和分子的水平。现代科学技术发展,已使过去无法观察到和进行定量分析的复杂变化日益成为重要的研究课题,并取得了重大进展。这就使人们能够在更深的层次上揭示出疾病内在联系。在临床上,局部病变也常常是决定整个疾病进程的矛盾主要方面。这时,对病变的定位定性就更加重要。

疾病的表现和过程都是一系列具有内在联系的局部变化构成的。这就

要求我们具体地分析局部变化的相互关系,从局部与整体的统一上,全面地认识局部的内容和本质。如果离开局部变化之间的相互联系,不是把疾病作为一个整体动态过程来考查,就往往会导致对疾病认识的错误或遇到以下一些困难:

一种情况是:局部病变与功能障碍之间不一致。

在不少情况下,心肌的病变与心脏功能不全之间并不呈正相关。例如风湿性心肌炎患者发生心肌功能不全,常不能只用心肌间质的炎症或范围不大的心肌纤维营养不良去解释;风湿性心脏病患者和高血压患者的心功能不全,往往也不能证明患者的心肌已有明显的能量生成减少和缺氧。这说明单纯以局部病理变化作为诊断依据是不够的。

另一种情况是:由于患者代偿功能不同,即使同一局部疾病其症状表现也不尽一致,甚至相去甚远。

冠心病患者,有的因侧枝循环能够充分建立,虽然冠状动脉本身局部病变严重,但症状却很轻。还有一种情况是局部病变处于不同的整体联系中可以出现不同的结果。冠状动脉硬化,可以引起心绞痛和心肌梗塞,也可以引起心律不齐和诱发心力衰竭;动脉硬化症,有时可以导致脑溢血,有时又导致肾功能不全。

诸如此类疾病过程中出现的不同情况,如果用疾病形态变化为根据来考虑诊断,则很难理解疾病的本质和复杂性。

总之,任何疾病既是局部的,又是整体的;各个局部的相互作用,构成了疾病过程的复杂性。当然,局部变化作为机体变化的原因或是结果,能够一定程度上反映整体的变化,但局部变化并不等于整体变化。局部定位思想在认识过程中有的忽略了复杂的整体联系,不能全面地反映局部形态变化与整体状况之间的有机联系。在考虑诊断时,应考虑到局部定位思想的局限性。

(四)治疗学的视角

现代医学以根除病因、对症治疗、全身调理作为治疗的三大原则,具有浓厚的整体认识论色彩。

高血压治疗。治疗高血压所至的头痛,并非只是单纯止痛,而主要是通过控制血压而达到治疗目的的;降压治疗也并非单纯降血压,而是有诸如软化血管、改善血流变、饮食疗法、精神疗法、体育疗法等多种整体治疗方法。

(五) 分子生物学的视角

现代分子生物学认为,生命活动的任何反应,在分子生物学层次上看,都是对信息实现调制和整合的结果,首先是对体内各种激素传递的信息进行调制和整合的结果。在这个意义上说,生命体的任何反应,包括看来似乎是纯粹是局部的反应,都是一种整体反应。

内分泌现象并非是内分泌系统所特有的,而是各个系统内普遍存在的事实。非内分泌器官的内分泌现象早在 1902 年就由 Bsyliss 和 Stsrling 发现了。他们发现的这种激素是胰液素。此后,人们又陆续发现胃肠道、肾脏、心脏、肺脏等均可以产生内分泌物质,并进一步认识到,相同的器官、系统可以分泌多种不同的激素,不同的器官系统也可以分泌相同的激素。各种激素的作用十分复杂,但可以用传递信息这一功能统一解释。

信息的传递,把人体内的细胞与细胞之间、器官与器官之间、组织与组织之间、系统与系统之间紧密地联系在一起了。正是由于这些信使物质在体内的不停运动,传递着来自体内外的各种信息,才使人体真正构成一个有机整体,协调完美地完成生命的各种机能。

三、临床认识的有效途径

(一) 提高诊断质量的重要途径

临床疾病的诊断过程中正误两方面的经验与教训经常告诫人们,正确处理好局部病变与整体状况中间的关系,是提高诊断水平、减少误诊、漏诊的重要途径之一。

在局部病变中,有相当一部分是全身性疾病引起的局部反应或局部症状而到某一专科就诊。

重症肌无力首先出现的上睑下垂;甲状腺功能亢进首先出现的眼球突出;蝶鞍肿瘤首先出现的视物模糊、视野缺损等等,均可能先到眼科就诊。

对这类患者稍有疏忽极易误诊。

这就要求临床医生综合地看待局部病变和整体状况的关系,通过局部的病态表现追溯到整体进行思考,从而得出正确的判断。临床中,还有相当一部分患者,其病在局部,而症状表现于身体其他各个系统。

因眼肌麻痹而引起的斜颈患者,往往首先考虑的是颈部骨骼或肌肉的病变而就诊于外科;因屈光不正,眼外肌不平衡,过度调节产生的睫状肌痉挛或双眼视力不协调而引起的头痛,往往首先考虑的是血管神经性头痛、高血压、脑动脉硬化而就诊于内科等等。对这类疾病稍有疏忽亦易误诊。

这就要求临床医生具备多学科的理论知识,既要看到机体所表现的疾病状态,又要注意身体某个局部潜在的疾病,将全身症状和局部病变有机地联系起来而求得正确的诊断。

(二) 提高治疗质量的重要方法

从治疗的角度看局部病变和整体状况的关系,可具体反映在局部治疗和整体治疗上。所谓全身治疗是指改善器官的功能和代谢状况,增强个体身体抗病能力所采取的治疗措施,如合理补液、纠正水电解质紊乱,静脉高营养等,都属于全身治疗措施。所谓局部治疗,是针对局部器官、症状所采取的治疗措施,其作用具有较明显的局部性质。例如局部清创术、扩张冠状动脉的药物治疗等等,都属于局部治疗。全身治疗和局部治疗的概念是相对的。全身治疗对于局部、局部治疗对于全身都会产生一定影响。

在临床治疗过程中,全身治疗和局部治疗都是必要的。一般说来,全身治疗改善全身状态,可以支持局部治疗收到事半功倍的效果。而且,随着临床实践的发展,代谢性和功能性的疾病日益增多,许多疾病并不能找到明显病灶,它们的发生,主要是由于组织器官之间相互关系的紊乱。

闭经、经前腹痛等月经异常,是由于大脑皮层、下丘脑、脑垂体前叶和卵巢之间的相互关系紊乱,从而使子宫内膜的周期性变化失常。解决这类问题,应从整体和局部之间的关系入手。又如,恶性肿瘤的治疗,无论是采用手术方法还是化学疗法,效果都不满意。目前已开始注意到提高机体的免疫机能。此外,对免疫缺陷病、变态反应性疾病、自身免疫性疾病、血液病、传染病以及寄生虫病等,也开始从局部和整体的联系上进行研究。

但是,在有些情况下,局部治疗则成为当务之急,成为全身治疗的前提。如局部大出血。在另一种情况下,局部治疗可以减轻全身治疗对整体造成的不必要的伤害,如介入疗法。

疾病的过程是复杂的、变化的过程,全身治疗和局部治疗也要根据具体病情的需要加以恰当使用,使二者相互促进,充分发挥各自的治疗作用。

治疗开放性骨折,既要注意骨折的局部处理,又要注意全身的治疗。同时,应根据病人的具体情况,分别有所侧重。若全身状况好,局部骨折的正确处理就是主要的,否则,清创不彻底,就会引起全身感染。或者局部骨折固定不好,则会导致延期愈合,甚至畸形愈合。若是骨折合并休克,就必须首先快速大量补液等全身治疗来纠正休克,否则,将危及生命。

总之,全身治疗和局部治疗何者为主,要从全局出发,视疾病的实际情况而定。具体说来,要注意以下几点:

首先,局部治疗和全身治疗各有各的作用,各有各的适用范围,二者不能相互取代。对开放性骨折,注射抗生素的全身治疗,代替不了局部清创、复位、固定;同样,局部处理也代替不了全身治疗。

其次,局部治疗和全身治疗又互相贯通,互相转化。一般来说,全身治疗是主要的。全身功能和代谢良好,局部病灶的治疗就可以收到比较好的效果。但在一定条件下局部治疗有时也会转化为矛盾的主要方面,对病人的康复起着主导的、决定的作用。

再次,局部治疗与全身治疗相辅相成,在临床治疗中应注意局部治疗和全局治疗的有机结合。

对大面积烧伤病人的治疗,一方面要采用局部治疗措施,认真处理局部创面,防止感染、渗出等;另一方面要搞好全身治疗,合理输血、补液、注射抗生素,以防止休克和败血症,保持水电解质的平衡。

一味强调全身治疗,而忽视局部治疗,或者相反,效果都不会理想。

注释:

[1] 季羡林、张光璘编选:《东西文化议论集》,经济日报出版社,1997年,第56、61、64、65页

[2] 赵洪钧、武鹏译:《希波克拉底文集·流行病论一》,安徽科学技术出版社,1990年,第43页

[3] 《马克思恩格斯选集》第3卷,人民出版社,1995年,第536页和648页的注释326条

静美之秋叶
——人的死亡

　　印度诗人泰戈尔在《飞鸟集》中这样描述生命:"Let life be beautiful like summer flowers and death like autumn leaves."郑振铎译为"使生如夏花之绚烂,死如秋叶之静美"。死亡是一面穿透灵魂的明镜,它投照的是真实的你——你的人性、人格、光明磊落的人生哲学或隐藏得很深的思想隐私。

一、死亡观念的历史碰撞

死亡是亘古以来最为古老的文化问题;是哲学、医学、文学、心理学、人类学等众多学科关注的热点;在死亡面前,任何人都无处可逃。死亡,是不可替代的,只有自己去面对生命终点、自己去承受完全孤立无援的遭遇。关于死亡思考,是千百年来智者、医者、老者和病人挥之不去的心绪。思想家们的死亡观念在历史的碰撞中溅发的朵朵火花,勾勒出死亡原理的基本轮廓,叠印着死亡原理的基本内容。

(一) 不死性和有死性的冲突

1. 审视传统冲突需要新视角

求生恶死,是人的本能。正如《黄帝内经》云:"人之情,莫不恶死而乐生。"[1]在死亡观的发展过程中,坚信肉体长生不老信仰的哲学家、思想家或医学家并不多。因此,作为一个传统的哲学本体论问题,不死性和有死性冲突的焦点不在于肉体是否万寿无疆,而在于死后是否存在一个独立的灵魂、是否存在一个超越世俗而永恒的精神世界。今天我们将这个问题作为死亡观发展链条中的一环予以评价,应当注意其由死亡本体论向死亡价值论演进的历史轨迹,不应当忽视其中包含着追寻死亡意义的底蕴。从死亡观念发展的新视角审视有死性和不死性的冲突,我们会走出两极对峙的死角。

2. 执著的"不死信仰"

在人类思维早期阶段,人们由于不能正确理解梦境、感觉、思维等精神现象,认为有脱离肉体存在的灵魂,相信人死后灵魂还存在。旧石器时代晚期,北京周口店山顶洞人有一种在尸体周围撒上赤铁矿粉粒的埋葬习俗。解释之一是认为这样做能使死者的灵魂得到安慰。新石器时代的仰韶文化遗址半坡村,许多墓葬中都有死者生前使用的生产工具和生活工具。这都说明原始社会的人们相信人死以后灵魂还会继续其生前的生活。

古希腊哲学家毕达哥拉斯将原始思维中灵魂不死的观念理论化和系统化。他认为人的死亡是灵魂的一种解脱,死去的人通过轮回转世,转变为他人或别的生命形式。灵魂轮回的最高境界是与神同在。古希腊哲学家柏拉图对灵魂永生的观念予以哲学证明,首先他以"我们的学习就是回忆"为前提推论:"如果我们的灵魂不是在投生为人以前已经在某处存在过,这回忆就是不可能的。所以根据这个结论,也可以看出灵魂是不死的。"[2]然后他在《斐多篇》中阐扬了"哲学是死亡的练习"的原理。在柏拉图看来,哲学是追求真善美的学问,而真善美原本就存在于"理念世界"。只有超越"尘世",在"死亡的练习"中学习哲学,才可随不死的灵魂而进入永恒的精神世界。

近代理性主义哲学家笛卡儿、斯宾诺莎和莱布尼茨为灵魂不死信念注入了新的内容,并从理性主义的立场出发为之提供了辩护。笛卡儿认为"灵魂"是一种独立于身体的精神实体,"不会与身体同死"。[3]斯宾诺莎的灵魂是指由知识构成的"心灵",他追求的是一种理性的精神的永恒。莱布尼茨则从本体论、认识论的角度,甚至用生物学方法论证灵魂的不死。叔本华承认死亡的必然性,认为人的历史就是不断与死亡搏斗,最终还是被死亡战胜的历史。但是,在叔本华看来,个体生命活动的驱动力——生命意志却是永恒的,死亡并不触犯生命意志。

3. 坚定的有死理念

古希腊哲学家赫拉克利特从"一切皆流,万物常新"的基本哲学理念出发,提出了五个重要的死亡命题,与不死信仰相对立的是前3个:

"死亡就是我们醒时所看见的一切";"我们存在又不存在";"对于灵魂来说,死就是变成水"。[4]赫拉克利特的第一死亡命题指明了人的死亡和人们日常所接触到的万事万物一样,是一种客观的自然现象;第二死亡命题说明人的生命是不断发展运动的,深刻地揭示了死亡的必然性和不可避免性;第三死亡命题宣告了灵魂和其他事物一样是有死的,并同样复归于水这一万物的始基。

古希腊哲学家德谟克利特的死亡观念是奠定于他的原子论唯物主义哲学基础上的:

第一,人体和万事万物一样是由原子构成的,并且随着组成它们的原子的分离而解体:"死亡是自然之身的解体"。第二,灵魂是"有形体的",不可能"享有不死的本性"。[5]第三,畏惧死亡和逃避死亡是愚蠢的。人们之所以畏惧死亡,企图逃避死亡,是因为人们对死亡和灵魂的本性的无知。德谟克利特指出:"愚蠢的人怕死",逃避死亡的人是在"追逐死亡"。[6]

灵魂永生理论的合理性在文艺复兴时期受到了强烈的质疑。人文主义之父彼脱拉克"我是凡人,我只要凡人的幸福"的宣言,强调尘世的价值和意义。[7]法国人文主义哲学家蒙泰涅指出:"死亡实际上只是生命的终了,而不是他的目标"。否定"复活"的确定性,宣告灵魂永生是无稽之谈。[8]

17、18世纪法国唯物主义哲学家对灵魂不死的学说进行了严肃的批判。卢梭坦诚宣告,生存的原理"使我们热烈地关切我们的幸福和我们自己的保存";死亡的原理"使我们在看到任何有感觉的生物、主要是我们同类遭受灭亡或痛苦的时候,会感到天生的憎恶"。卢梭强调指出:憎恶死亡的原理是"先于理性而存在的原理",是人的本能。[9]当代科学哲学家罗素用自然科学的定律分析了生命存在的条件性,指出科学技术可以延长人类的生命,但无法改变人类必然走向灭亡的趋势:"对于宇宙来说就同对于人类来说一样,唯一可能的生命是向着坟墓前进的"[10]。

(二)外在性和内在性的分歧

1. 反思历史的分歧需要新观念

人活到一定时候必然死亡,这是一个感性的常识。为什么宗教哲学却要告诉我们死亡是上帝的意志而并非人的生命本身所固有?为什么对这样一个看似简单的问题,从赫拉克利特、伏尔泰、黑格尔、弗洛伊德等大圣讨论了二千年?历史的分歧是否有某种内在的联系?先哲们是否是要告诉我们,人的生命从生到死都是归于某种安排——无论这种安排是外在的抑或是内在的?也许我们需要一个新观念。

2. 死亡的外在性

犹太教的经典《旧约》中记载着犹太人的观点:死亡并非人的固有属性,上帝最初造出的人是永生的。但是,人经不住诱惑吃了"分别善恶之树"的果子,犯了"原罪",死亡才降落而至,因为上帝说过:"分别善恶树上的果子,你不可吃,因为你吃的日子必定死"。

基督教将死看作是神或上帝的意志,把人的生命过程看成是人在尘世赎罪以求来世,进入天堂的过程。教徒死了以后,生命在死亡的圣礼中获得新的本质,并以另外一些形式继续下去。对于"异教徒",死亡则是神的惩罚。

法国医生拉·美特里坚持唯物论,教会对他十分仇恨。一个曾被拉·美特里治愈的病人满怀感激之情宴请拉·美特里。拉·美特里高兴之余吃了大量的香菌糕,不幸食物中毒死亡。神学家就说:对于一个异端和唯物论者来说,这样的死是一个恰当的报应。

3. 死亡的内在性

赫拉克利特关于死亡的又一个命题"在我们身上,生和死是同一的东西";[11]老子说"故人之生,必有其所以生之理,而人之死,亦必有其所以死之理。故生生死死,皆自然之理也",阐述的都是生和死具有同一性的问题。古代中国的哲学家对死亡的必然性有较清醒、深刻的认识。

孔子说"生死有命"。老子说"天地尚不能久,何况人乎?"韩非子指出:"千秋万岁之声聒耳,而一日之寿无征于人。"扬雄已经认识到:"百生者必百死,有始者必有终,自然之道也。"王充专门写了一篇文章《论死》,论证死是人的精气消失,与自然界万物的变化是一样的道理。

伏尔泰从人类学角度首先明确提出了"只有人知道他必定死亡"的观点:"只有人知道他必定要死,并且只是凭经验而知道这一点的。一个孩子,如果是单独地养大的,并且把他搬到一个荒岛上去,他就像一颗植物或一只猫一样不会梦想到死。"[12]

黑格尔明确指出,生命和死亡并不是人的生命的两种特性,死亡是生命的内在规定性,是生命运动的必然归宿:"生命本身就具有死亡的种子",死亡是任何人都必须面对的"绝对法律"。[13]费尔巴哈认为,生和死都是人的本质规定性;死亡是生命所固有的:"属于人的规定,也就是说,属于人的本性"[14]。弗洛伊德将"死亡看待成生命的必然归宿","一句话,死亡是自然的,不可否认的,无法避免的"[15]弗洛伊德认识到,"一切生物毫无例外地由于内部原因而归于死亡",因此,"一切生命的最终目的乃是死亡"。[16]

恩格斯指出:"今天,不把死亡看作生命的重要因素、不了解生命的否定实质上包含在生命自身之中的生理学,已经不被认为是科学的了,因此,生命总是和它的必然结果,即始终作为种子存在于生命中的死亡联系起来考虑的。"[17]

(三)生命意义的毁损和实现的对峙

1. 弥合对峙需要新思维

对死亡意义的评价,交织着三对矛盾:个体和人类、肉体和精神、今世和来世。对死亡的意义持消极态度的,往往割裂了三者之间的联系,陷入个体、今世和肉体的消弭而颓废;对死亡意义持积极态度的,往往从个体、今世和肉体的毁损看到的是人类的延续、来世的幸福和精神的永恒。需要一种新思维将三对矛盾统一起来。

2. 死亡是生命意义的毁损

唯意志论哲学家叔本华对死亡看得十分消极:人生就像一只钟摆,在痛苦和虚无之间来回悠荡,最终难免一死。因此叔本华认为生当无欲无我,死则是个体生命的否定。存在主义哲学家萨特认为死亡是生命意义的毁损而不能赋予生命什么意义,这是因为死亡和生命一样是从外面降临到我们身上的,是一种偶然的、荒谬的事实。

中世纪基督教的死亡观是以期盼死亡为特征的。德尔图良、奥古斯丁、托马斯·阿奎那等宗教哲学家认为,只有通过死亡—复活,才能实现人生的目的。"肉体死亡,灵魂永生"观念说明,基督教肯定了死亡是今世生命价值的毁损,同时肯定了死亡是生命价值重现的关键一环。

3. 死亡是生命意义的实现

赫拉克利特最后一个死亡命题是"有死的是不死的命题",说明个体"有死"和人类"不死"的同一性,肯定了个体死亡在人类生命的延续中的意义。苏格拉底将真善美与人的生命和死亡的价值联系在一起,认为生活就要"生活得好、生活得美、生活得正当",当死亡到来时,要泰然待死。

弗兰西斯·培根认为,虽然"成人害怕死亡犹如儿童害怕在黑暗中行走",但"死亡并不是一个可怕的敌人"。人的心灵中有各种感情可以帮助人们战胜死亡:"复仇之心战胜死亡,爱恋之心蔑视死亡,荣誉之心企求死亡,忧伤之心奔向死亡,恐怖之心先期死亡"。不仅如此,对人间世事的"厌烦"和"厌倦"也会使人打消对死亡的恐惧。弗兰西斯·培根对死亡的意义评价很高:"在一个人达到了崇高的目的或实现了美好的愿望的时候",死亡就达到了一种境界。[18]

黑格尔的死亡观充满了辩证法。他认为死亡是一种扬弃,不仅有否定的意义,同时还具有肯定的意义:"精神的生活不是害怕死亡而幸免于蹂躏的生活,而是敢于承当死亡并在死亡中得以自存的生活。"[19]

费尔巴哈对死亡的意义作了杰出的回答:死亡使"生命成为有价值和宝贵的东西",人要"做一切属于人应该做的事,应当做一切正是与他此时此刻的本性相符合的事;也就是说,他应当愉快地有兴致地去做一切事情"。[20]如果说有不死的信仰,费尔巴哈认为,那一定是在人所从事的事业之中的"精神的永生"。

存在主义的代表人物海德格尔认为,一切存在只有通过"在"的过程才能显示出来,要揭示"在",首先要理解人的存在,因为人是一种"特殊的在者",海德格尔称之为"此在"或"亲在"。从根本上构成"此在"之在的东西是人的三种基本的情绪:第一种是"烦",第二种是"畏",第三种是"死"。海德格尔认为,人生就是奔向死亡的过程,是对这一过程的体验、领悟。只有死亡才能使人真正把握自我存在的价值。因而"死亡是自我或存在的最高可能性"。他告示世人,存在是死亡的开始,死亡是存在的终结。[21]

中国的思想家对死亡的意义也有过许多经典的论述:

孔子曾说过,"志士仁人,无求生以害人,有杀身以成仁"。孟子认为,人们应当始终不渝地坚持"仁"和"礼",为此要做到"富贵不能淫,贫贱不能移,威武不能屈"。必要时,应当"舍身而取义",以保持气节。司马迁说过:"人固有一死,或重于泰山,或轻于鸿毛。"宋代女词人李清照则认为:"生当做人杰,死亦为鬼雄"。这些主张,是说在生死问题上要有气节,都具有一定的进步意义。所以,"杀身以成仁"、"舍身取义"等,成了历史上无数志士仁人的立身格言。在国家面临危亡的严重关头,无数民族英雄以身许国,置生死于度外,表现了高度的自我牺牲精神和民族气节。文天祥"人生自古谁无死,留取丹心照汗青"的著名诗篇,至今仍为人们赞颂。

(四) 不可选择性和可选择性的争议

1. 平息争议需要新语境

长寿且无疾而终是死亡的理想境界。但是人世间更多的是伴随着病痛、苦难和折磨而走完生命的最后一程。我们注定要在痛苦中以痛苦的方式死去吗?我们一直生活在强大的传统的语境中:死和死的方式都是不可选择的!

我们需要建构一个死亡方式的新语境:死本身是不可选择的,但死亡的方式是可以选择的。人类的智慧应该足以改变自己死神之囚的地位而成为死亡的主人。

2. 死亡方式的不可选择性

出于对生命的珍惜和尊重,主张等待自然死亡而不是选择死亡的意见一直受到重视,即使是生命不再欢乐和有意义。康德曾经明确表示了他反对自杀的态度。他认为自杀不能成为"普遍的自然律"。卢梭也否认自杀是人的自然权利。

3. 积极地选择死亡方式

苏格拉底面对鸩毒,明确表达了他的安乐死思想:当死亡在他依然身体硬朗、神志清醒、可以仁慈待人的情况下来到时,这样的死倘若错过岂不叫人痛惜?卢克莱修是较早提出安乐死思想的哲学家。他认为老年人更应当高高兴兴地让位于未来世代。面对死亡,智慧的选择是"顺从自然的厄运"[22]。

卢克莱修在《物性论》中写道:"省点眼泪吧,丑东西,别再号啕大哭!……你就把不适合你年龄的东西放下,大大方方地让位给你的儿孙们吧。"[23]

卢梭提出了"老年人应该学习死亡"的重要思想。他在《一个孤独散步者的梦想》中这样写道:

老人在生命行将结束时愈加眷念生命,比年轻人更舍不得离开这个世界。生命过程好比一个赛场:当赛程已达终点时,学习如何把车驾驶得更好是没有意义的,这时要学习的应该是怎样离去。

卢梭认为老人学习死亡的要诀主要有两点:第一是认识到不能与死亡的必然性相对抗;第二个是寻找一个心灵的精神寄托。

狄德罗认为人是"一个卓越的生物,一个奇妙的生物,一个衰老、萎弱、死去、消解而化为腐土的生物"[24]他用物质不灭定理解释生命和死亡的真谛:"生命是什么呢?——生命就是一连串的作用和反作用——我活着,就以块体的方式作用与反作用——我死了,就以分子的方式作用与反作用","诞生、生活、死去,是形式的变换——取这个形式或者取那个形式有什么关系呢?"[25]。

康德对自杀问题作了深入的研究和思考后认为,选择死亡的方式是人的自由权利,自杀有时是一种勇敢,一种英雄主义:"当一个人不再能继续热爱生命时,正视死亡而不是害怕死亡,这显得是一种英雄主义"[26]。如果死亡在所难免,应该像一个自由人那样自己选择死亡的方式。

费尔巴哈指出,人和其他有生命的自然之物都不免一死,人因为有理性和意志,能够"预见和预知他自己的死",能够认识到:"我不仅必然要死,而且,我也愿意死"[27];并达到死亡的最高境界"属人地死去":"属人地死去,意识到你在死里面完成了你最后的属人的规定,也就是说,与死和睦相处地死去,——让这成为你最终的愿望,最终的目的吧。"[28]

恩格斯谈到马克思去世时曾经说到:医术或许还能使马克思"像废人一样勉强地活着,给医学增光,去受他健壮时经常予以痛击的庸人们嘲笑……","但是,这是我们的马克思绝不能忍受的"。[29]

二、死亡观念的现代阐述

(一)人类智慧提升的标志

人类死亡观念是在冲突中演进的,它随着人类智慧的进步而提升。大致经历了这样几个阶段:否定死亡、承认死亡、超越死亡和选择死亡。

否定死亡是基于人类本能的、人类最基本的情感反应。人类对于不可阻挡的肉体死亡惊诧、痛苦、无奈……但是,人,也只有人将肉体不死的原始冲动合理地升华为精神的不死!本能的情感反应以理性的理念抽象地、曲折地表现出来!作为意识形态的死亡观,在它的早期阶段就提出了"肉体死亡,灵魂不死"的深刻命题,以"灵魂不死"为纲领,以肉体的死亡为手段,以转世复活为机缘,以实现灵魂净化为目的,坚定不移地追求死亡的永恒价值。这一积极意义在毕达哥拉斯、柏拉图和宗教死亡观中十分显著。无论死亡观有多少分歧、多少冲突,热爱生命、追求精神的永恒一直是死亡观的主流。而其源头毫无疑问是对死亡的否定。

承认死亡是人类以科学态度对待死亡的开始。承认人的有死性是生命的内在规定并将死亡视为生命过程的有机组成部分,这说明人类对死亡本质的接近。赫拉克利特、德谟克利特的死亡观、老子的死亡观、蒙泰涅的死亡观、黑格尔的死亡观、罗素的死亡观在这一点上一脉相承。

超越死亡是人类死亡观的重大进步。这种死亡观的共同特征是在认同肉体死亡必然性的前提下,认同死亡的意义,企盼精神的永生,追求来世的不朽。这种层次的死亡观将死亡与真善美的事业联系在一起,与整个人类的进化和进步联系在一起,是死亡观的飞跃。宗教死亡观在超越死亡的观念中占有一席之地,它的价值就在于它对死亡价值的宣扬,对世俗的超越。唯心主义哲学家毕达哥拉斯、柏拉图、叔本华、唯物主义哲学家赫拉克利特、伏尔泰、费尔巴哈、宗教哲学家德尔图良、奥古斯丁、托马斯·阿奎那、理性主义哲学家笛卡儿、斯宾诺莎和莱布尼茨、存在主义哲学家海德格尔、中国的孔子孟子直到文天祥,他们的哲学理论相差很远甚至相悖,但他们的死亡观在这一点上是互为印证的。

叔本华说:人类对生命的强烈执著,是盲目而不合理的。因为,我们在未出世之前,不知已经经过多少世代,但我们绝不会对它悲伤,那么,死后的非存在,又有什么值得悲伤的? 我们的生存,不过是漫长无涯的生存中一刹那的间奏而已,死后和生前并无不同,因此是在大可不必为此感觉痛苦难耐。生命,实际上对任何人来说都没有什么特别值得珍惜的。……因此说,不管死亡如何令人恐惧,其实它本身并不是灾祸。当生存中或自己的努力遭遇到难以克服的障碍,或为不治之症和难以消解的忧愁所烦恼时,大自然就是现成的避难所,它早为我们敞开,让我们回归自然的怀抱中。生存,就像大自然颁予的"财产委任状",造化在适当的时机引诱我们从自然的怀抱投向生存状态,但仍随时欢迎我们回去。[30]

选择死亡是人类以科学—人文的精神对死亡的审视,视选择死亡方式为人的自由。这一观念标志着人已经能够理性地面对死亡,不仅追求死得有意义,而且要求死得庄严,这是死亡观念人性化的标志,是人类智慧提升的标志。苏格拉底、卢克莱修、康德、尼采、费尔巴哈、恩格斯的死亡观在这一点上相互辉映。

(二) 不可逆转的基因程序

现代医学揭示了这样一个事实:"单个细胞的死亡并非长期以来人们所认为的突发灾难,而是一台精心编排的基因舞蹈。换言之,在细胞的生死替换过程中,生命的生死替换就不可避免"。[31]在生命的旅途中,最为确定的是:死亡是唯一的终点,无法确定的是死亡将于何时降临。

美国《纽约时报》专栏作家拿达里·安吉尔说:"死亡与生之永恒不可分离,这是生物的宿命。它既不需要解答,也没有任何解释。"[32]死亡不是假设,是必然,死亡不需要证明。因此,当代有些哲学家将人称之为"有死者"。

但全面地看,人也许应该称为"有生有死者"更为合适。

(三) 选择死亡方式:基本人权

人们无法选择自己何时何地在什么情况下出生。因为出生前他还没有形成或者还不是人的生命。即使是胎儿,也还是准生命,不具有人的社会属性,不具有意识,人权也就无从谈起。

但是,当一个人成为社会人之后,他就成为自己生命的主人。他具备理解生命的意义和价值的思维能力,也具有判断自己是否要继续存在于这个世界的能力。他,也只有他才有权对自己的死亡方式作出决定。人在世上,能决定的事情并不多。如果连自己怎样死都无权决定,岂不悲从中来!

长期以来,一种死亡观念霸权主义一直存在并极大地褫夺人们选择死亡方式的自由。这种死亡观念的霸权主义有各种版本:好死不如赖活是其通俗版,生命神赋不可轻弃是宗教版,死亡是一个社会事件是伦理版,救死扶伤延长寿命是科学版,人为中断生命是触犯法律的行为是法律版……死亡方式越来越像一桩包办的婚姻,当事人没有任何选择的自由。这是对生命权利的一种反动和蔑视。

选择死亡的方式是人的一项基本人权,这是文明社会文明地对待死亡的态度,这是人文精神在死亡观上的具体展现。

(四) 死亡并非绝对的消极事件

死亡是个体生命的毁损和消失,是一消极的和令人不快的事件,这是毫无疑问的。但是,死亡的消极性并不是绝对的——无论是对于个体还是人类而言。

1. 死亡的生物学意义

死亡是一种自然现象,内在包含着其生物学意义上的积极意义。亲代和子代的联系是遗传和变异的统一,子代对环境的适应能力,是遗传的内容之一。在给定的环境下,生活和繁殖能力强的个体中留下的后代较多。其携带的有利于生活和繁殖的遗传变异在子代群体中逐代增多,对环境的适应能力也就不断提高。从进化过程来说,子代较亲代而言,更具有对环境适应的能力。死亡对于生物学上的适应来说是积极因素,因为这一过程可以使亲代的遗传物质为更具有适应能力的子代所代替。死亡是一种淘汰机制,能将一部分患有严重疾病的个体特别是患有严重遗传疾病的患儿在生命的某一阶段予以淘汰,从生物进化的角度而言,这也不无积极意义。

2. 死亡的社会学意义

死亡是新旧交替、摧枯拉朽、激浊扬清、万物争荣的必不可少的环节,这正如古人诗云:"沉舟侧畔千帆过,病树前头万木春";"无边落木萧萧下,不尽长江滚滚来"。

现代德国浪漫派诗人巴霍芬的下面一段话含义深刻:"死是生的前提,只有在此关系中,即在不断的毁灭中,创造之力才会生机勃勃。"死亡能引起人们再创造和再更新,死亡使社会永葆青春,充满活力。

3. 死亡的哲学意义

死亡的存在,提示人们必须具有人生的整体观念、有限观念,自觉克服世人难免的"明日复明日"的惰性观念。死亡的哲学意义在于提示人们,怎样赋予有限的人生以无限的意义或价值?将生命同"工作"、"事业"、"创造"视为等价的概念,生与死的区别就只是在于是否进行创造性的思考这一无限的过程之中,是否在从事造福于人类的工作这一无限的过程之中。当人们这样做的时候,一切世俗的东西:金钱、权势、情欲……离他们远去,甚至死的生理界限也不能界定他们的存在——精神的永恒。英国当代哲学家罗素对死亡的哲学意义作过一段极富哲理的描述:死亡"逐渐使你的利益变得广泛,使之超出自我的范围,直到束缚自我的墙壁一点一点地消失。这样,你就感到与整个宇宙共存了"。

4. 死亡的美学意义

死亡是涓滴向大海的融汇。死亡是从相对走向绝对,从有限归于无限。死亡是从短暂向永恒的跃迁、飞升!死亡是一种美,宛如一片金黄的秋叶,静静地仰卧在时间的碧水之上,缓缓逝去,是所谓"死如秋叶之静美"。智慧之人面对死亡应多一些从容不迫,少一些儿女情长,视死如归。应当指出,我们说死亡是一种美,绝不意味着鼓励或引导人们去死,去毁灭生命,也绝不意味着在生命遭受疾病等因素威胁的时候,放弃挽救生命的努力。恰恰相反,它启示人们热爱生命,珍惜生命价值,树立生命是创造是造福人类的同义语的观念,并将生与死联系起来作哲学思考,从而走向智慧和深沉。

(五)生死相依,存在又不存在

1. 生存与死亡相互对立

生存与死亡,作为有机体生命运动过程中的两个不同阶段,在内涵上截然相反,相互对立。人只有生存,才有思维,才能发挥主观能动性去奋斗、拼搏,创造出人世间最美好的物质、精神财富;而死亡的到来,则意味着生命的终结,人将融入无边无际的大自然中,成为无生命物质的组成部分。从这点来说,生存并非死亡,死亡已不再生存,二者因质的区别而具有确定的界限。

2. 生存与死亡相互依存

人一出生,就面临着生与死的较量,体内的新陈代谢每时每刻都在进行着。

机体每天更新、死亡的细胞约 $1‰\sim2‰$,人一生中大约有一万万亿次的细胞分裂,平均每秒钟就有 300 万以上的细胞处在分裂之中。其中,红细胞生存 120 ± 6 天,白细胞的生存期限一般只有 9 天,在一日之内就有一定数量的变动;肝细胞的寿命只有十多天;淋巴细胞一般不超过 24 小时;消化道的上皮细胞更是不断在脱落,又不断地产生;如此等等。

正是在这个意义上,古希腊的哲学家赫拉克利特认为:我们存在而又不存在。这也说明,在机体内部生存与死亡是相互联系、同时并存的,死亡构成了生命运动的必然环节。

3. 生存与死亡相互渗透

生存与死亡之间没有绝对的界限,二者总是相互包含、相互渗透,即生存中包含着死亡,死亡中也包含着生存。这主要表现在个体死亡过程中,机体各部分的死亡并不同时发生,作为整体的人死亡后,其身体上的某些细胞、器官仍可能活着。因此,临床上常常很难确定生物个体精确的死亡时间,对死人身上的活器官也可作为器官移植的供体。

4. 生存与死亡相互转化

生存和死亡作为有机体生命运动过程的两极,在一定条件下还可以相互转化。赫拉克利特认为:"在我们身上,生和死、醒和睡、少和老,都是同一的东西,后者变化了,就成为前者;前者再变化,又成为后者。"

有生必有死,生存必然转化为死亡,这是不可回避的现实。中国古代的哲学家杨雄在《法官·君子》中指出"有生者必有死,有始者必有终,自然之道也"。无论医学发展到何种程度、医疗手段多么先进,无论人们如何强身健体、加强合理的营养等等,也只能是延缓衰老、死亡的到来,而不可能从根本上改变死亡的必然趋势。正如古罗马时期的哲学家卢克莱修在一首诗中写道的:"一定生命的一定终点,永远在等着每个人,死是不能避免的,我们必须去和它会面。"死亡也可以转化为生存。这不仅体现在临床医疗实践中,通过高超的医疗技术和先进医疗手段,可能使处于临床死亡阶段的病人起死回生;而且从生物进化的角度看,生命物质正是由无生命物质经过漫长的演变过程进化、转变而来。

三、死亡观念的医学运用

(一) 安乐死:理性的选择

安乐死和自杀有着本质的区别。安乐死是不治且极度痛苦的病人的自愿的、理智的选择;虽然自杀也是自愿的,但自杀是一种疾病,是在精神错乱状态下的社会病态、道德病态和精神疾患。

有人认为:当病人面临以下三个情况同在时,安乐死就是最佳选择:第一,病患不治;第二,走向死亡的过程极度痛苦;第三,病人无法忍受或不愿意忍受。

(二) 襄助合法安乐死

从苏格拉底开始,安乐死这个问题就开始了无休无止的争论。在各种反对意见的背后,传递的是同一个眼神:安乐死是一种变相杀人。一些发达国家经历了很长的时间才进入安乐死立法程序甚至已经立法还时有反复。大多数国家包括我国,虽已为异常演进的准生命的处置苦恼得太久太久,但迟迟难以进入立法程序。原因之一是因为,人们长期以来对生命现象的特殊性和复杂性认识不足,将生命和准生命混为一谈。这就出现了满怀爱心的人们,一面在讨论安乐死的实施是否可以,可以如何,不可以又如何;一面目睹着一个又一个病人在病魔的折磨之下求生无望求死不能。在准生命理论看来,"安乐死"实施的必要条件是:病程无法逆转、生命质量属性低劣、价值属性消弭、神圣属性无所附丽、成为异常演进的准生命或灾难生命。在不触犯法律的前提下,安乐死实施对象有两种类型:类型Ⅰ是异常演进的准生命——在不可逆疾病状态下的、永远不会再有价值属性的、痛苦的生命现象,如脑死亡和"永久性植物状态"。类型Ⅱ是灾难生命——因疾病的折磨,生命成为一种无法忍受的过程,如癌症晚期病人。于类型Ⅰ而言,安乐死不是杀人手段,而是载渡异常演进的准生命至极乐彼岸的"慈航";于类型Ⅱ而言,安乐死是一种人权,是对灾难生命的一种解脱。

（三）干预死亡：需要慎重

医学干预死亡有四种形式：第一种是通过医疗保健措施推迟正常死亡的到来，达到延年益寿的目的。医学已经可以一定程度地满足人们延年益寿的愿望，这一点，全球特别是发达国家不断增高的人均年寿和老龄化现象日趋严重就可以证明。

第二种是通过临床医学的方法，救治病患，抢救生命，延缓死亡进展过程。除了骤然发生的如心肌梗塞等疾病外，死亡是一个逐渐发生的过程而不是瞬时、整体地完成的。一般而言，在死亡的过程中，首先是心肺的功能丧失，某些重要脏器的衰竭，使机体的代谢不能正常进行，人体的各个系统不能正常发挥其功能，人体的细胞因不能摄氧和汲取养分而逐渐死亡。整个机体稳态解体崩溃，死亡降临。在这个过程中，医学可以根据不同情况，采取不同措施，对死亡的进程进行干预，阻抗或延缓这个过程，如车祸重创的病人，经抢救可挽救生命。

第三种是通过实施安乐死，缩短痛苦的死亡时间。目前最需要的是，第一，深入进行理论研究。二十多年来，我国人文医学界在安乐死的理论研究方面做了大量的工作，全社会对这个问题的认识水平提高了。但是，这个研究过程没有结束，还有一些问题需要深入研究，如"准生命理论"。这些理论的研究成果，可以为安乐死进入立法程序提供有力的理论基础。第二，慎重地进入立法程序。目前宜开始安乐死立法的前期工作，为正式进入立法程序作好积极的准备。第三，严谨地进行规范管理。可以对立法后的安乐死管理进行理论研究甚至可以建立管理模型予以模拟，研究在实施过程中会出现的问题及其对策。

第四种复制生命，无限推延死亡时间。医学的进步的确挽救了许多生命，确实创造了许多奇迹。现代医学技术的发展，又使人类永世不死的愿望插上了科学的翅膀。法国著名科学家让·罗斯唐认为，无性生殖可以使一个人的复制品永远不断，从某重意义上说，一个人将永世不会死。克隆技术的不断发展，克隆人的个体在技术上已不再是幻想了。人类是否可以永不踏上不归之路，抗拒已经到来的死亡？死亡是可以无限推延的过程？机体的死亡最终是一个自然的而不可人为逆转的过程。对于正常的衰老—死亡的过程而言，医学以其技能抗拒死亡，不仅是违背自然规律的，是一种以科学反科学的行为，而且必然会带来一系列伦理、社会问题。医学可以以延长寿命为目的，但不可以阻挡死亡为目标，死亡是人的生命必然的结局，企图逆转死亡的自然过程是不明智的。

其实,关于死亡的思考背后更多的是一种情感因素。死亡实质上是一件简单的事情。正如美国学者迈克·西姆斯说的那样:"无论是这个地球上的哪一种文明,每一个人都在重复着生与死的人生剧,每个人的剧情都是同样的简单。"[33]

注释:

[1] 《黄帝内经·灵枢篇·师传第二十九》,中医古籍出版社,2000年,第582页

[2] 北京大学哲学系外国哲学史教研室编译:《西方哲学原著选读》上卷,商务印书馆,1983年,第76页

[3] 北京大学哲学系外国哲学史教研室编译:《古希腊罗马哲学》,商务印书馆,1982年,第20页

[4] 北京大学哲学系外国哲学史教研室编译:《古希腊罗马哲学》,商务印书馆,1982年,第20页

[5] 北京大学哲学系外国哲学史教研室编译:《古希腊罗马哲学》,商务印书馆,1982年,第105页

[6] 北京大学哲学系外国哲学史教研室编译:《古希腊罗马哲学》,商务印书馆,1982年,第116页

[7] 北京大学西语系资料组编:《从文艺复兴到十九世纪资产阶级文学家艺术家有关人道主义人性论言论选辑》,商务印书馆,1971年,第11页

[8] 北京大学哲学系外国哲学史教研室编译:《十六—十八世纪西欧各国哲学》,商务印书馆,1975年,第155页

[9] 卢梭著,李常山译:《论人类不平等的起源和基础》,商务印书馆,1982年,第67页

[10] 罗素著,张师竹译:《社会改造原理》,上海人民出版社,1987年,第97页

[11] 北京大学哲学系外国哲学史教研室编译:《古希腊罗马哲学》,商务印书馆,1982年,第24页

[12] 周辅成编:《西方伦理学名著选》下卷,商务印书馆,1987年,第11、13页

[13] 黑格尔著,贺麟译:《小逻辑》,商务印书馆,1980年,第177页

[14] 费尔巴哈著,荣振华译:《费尔巴哈哲学著作选集》上卷,三联书店,1959年,第234—235页

[15] 弗洛伊德著,孙恺祥译:《论创造力和无意识》,中国展望出版社,1986年,第220页

[16] 弗洛伊德著,林尘译:《弗洛伊德后期著作选》,上海译文出版社,1986年,第41页

[17] 恩格斯:《自然辩证法》,人民出版社,1971年,第271页

[18] 弗兰西斯·培根著,东旭、肖昶译:《培根论说文集》,海南出版社,1996年,第5-7页

[19] 黑格尔著,贺麟、王玖兴译:黑格尔:《精神现象学》上卷,商务印书馆,1979年,第21页

[20] 费尔巴哈著,荣振华译:《费尔巴哈哲学著作选集》上卷,三联书店,1959年,第

316—317页
[21] 华尔著,马清槐译:《存在主义简史》,商务印书馆,1964年版,第7—9页
[22] 卢克莱修著,方书春译:《物性论》,商务印书馆,1982年,第181页
[23] 卢克莱修著,方书春译:《物性论》,商务印书馆,1982年,第180页
[24] 北京大学哲学系外国哲学史教研室编译:《十八世纪法国哲学》,商务印书馆,第365页
[25] 北京大学哲学系外国哲学史教研室编译:《十八世纪法国哲学》,商务印书馆,第388页
[26] 康德著,邓晓芒译:《实用人类学》,重庆出版社,1987年,第159—160页
[27] 费尔巴哈著,荣振华译:《费尔巴哈哲学著作选集》上卷,三联书店,1959年,第396页
[28] 费尔巴哈著,荣振华译:《费尔巴哈哲学著作选集》上卷,三联书店,1959年,第318页
[29] 马克思恩格斯:《马克思恩格斯全集》,第35卷,人民出版社,第460页
[30] 叔本华原著,刘烨编译:《叔本华的人生哲学》,中国戏剧出版社,2008年,第205—206页
[31] [美]拿达里·安吉尔著,张涛译:《善待生死》,陕西师范大学出版社,2000年,第1页
[32] [美]拿达里·安吉尔著,张涛译:《善待生死》,陕西师范大学出版社,2000年,第1页
[33] [美]迈克·西姆斯著,周继南译:《亚当之脐》,九州出版社,2006年,第1页

智根所在

——哲学之光

在人类文明的天空中,哲学宛如智慧的太阳,照亮了医学成长的千年之旅;医学在体验生命、痛苦、生死的心路中,品味哲学的蕴含。需要诊疗的,不仅是患者;还有医学、医院、医生;柳叶刀锋刃上反射的不仅是技术寒光,还有医学哲学的冷思;无影灯照亮的不仅是手术的视域,还有医学人文的疆土;计算机断层扫描仪透视的不仅是人体内部结构的状况,还有医学与人性、与社会千丝万缕的关联。误诊的遗憾,不仅发生在患者个体病例之中,还发生在对医学性质、医学道路的定性和定位上。医学的健康发展不仅需要形而下的技术和操作的进步,还需要形而上的反思和哲学的洗礼。

一、哲学光芒辉映下的医学

(一) 古代本体论:认识人的哲学

古希腊哲学不同学派的本体论学说质朴之中蕴涵着深刻,纷繁之中内藏着一统。这种对世界本质的思索深深地折射在古代西方医学家的认知里:人是特殊的物质本体,人是独有的精神本体。因此,人必然存在着灵魂和肉体的冲突。

1. 人是特殊的物质本体

古代希腊的哲学家们十分关注宇宙的本原、物质的构成等本体论问题。米利都学派的哲学家泰勒斯认为:万物始于水而复归于水;辩证法的奠基人赫拉克利特认为,万事万物的始基是物质性的"火";古希腊朴素唯物主义的杰出代表德谟克利特认为,极小的、运动着的原子是构成世界的最小单位。而对西方医学产生直接影响的是毕达哥拉斯等人的本体论思想。毕达哥拉斯的本体论思想是西方医学理论的哲学基础,他提出的"四元素"学说,对医学理论的产生和发展产生了重要影响。

毕达哥拉斯说:"万物的本原是一,从一产生二。从完满的一与不定的二中产生出各种数目;从数产生点;从点产生出线;从线产生出面,从面产生出体;从体产生出感觉所及的一切事物,产生出四种元素:水,火,土,气。这四种元素以各种不同的方式相互转化,于是创造出有生命的、精神的球形的世界。"[1]

与希波克拉底同时的著名医生阿尔克马翁,首先提出了医学应该与哲学相结合,湿与干、冷与热、苦与甜等元素成双地结合在一起,疾病的发生是因为元素的这种相互间的关系被破坏等观点。菲洛拉斯是阿尔克马翁学派的医生,他认为世界以火为本原,所以人体以热为其基本元素。菲洛拉斯初步具有"四体液"的概念,他认为人体内的血液、痰、黄胆和黑胆的内部交换发生了改变,才导致了疾病。[2]

毕达哥拉斯的"四元素"学说直接影响了古希腊哲学家和医生恩培多克勒。

恩培多克勒认为,水、火、土、气是生化万物的四个根:"从这些元素生出过去、现在、未来的一切事物,生出树木和男人女人,飞禽走兽和水里的鱼以至长生不老的尊神",[3]"这四种元素按不同的比例相结合就形成不同性质的东西。比如,肌肉是由四种等量的元素混合而成的。神经是由火和土与双倍的水混合而成的"。[4]

希波克拉底是西方医学史上最著名的医学家,西方医学体系的奠基人。希波克拉底的许多重要思想都与古希腊哲学有关。哲学家恩培多克勒关于水、火、土、气形成万物的哲学思想启迪了希波克拉底:人体也是一种物质构成,人的健康与否同是由人的物质本体决定的。他提出了具有医学特色的"四体液"学说。

希波克拉底的"四体液"不是自然哲学的套用,而借助于自然哲学的本体论建构了医学的本体论:"人体内有血液、黏液、黄胆液和黑胆液,这些要素决定了人体的性质。人体由此而感到痛苦,由此而赢得健康。"[5][6]

希波克拉底认为这四种体液与自然界的四种元素相联系,其配合、比例是否正常,决定人的性格,决定人的不同生理、病理状态。

2. 人是独有的精神本体

古希腊哲学中关于人的精神现象的研究向后人昭示:人与其他事物的本质区别就在于人具有丰富的精神现象。医学家们认同这一哲学观念并为人的精神现象的存在寻找解剖学和生理学的证据。盖仑的灵气学说开创了医学对人类精神现象研究的新时代,对之后2000多年的医学产生了难以磨灭的影响。如果其中存有我们今天看来是不那么科学的成分,那就是历史的痕迹,也是医学进步的见证。

亚里士多德是古希腊最有影响的哲学家和科学家之一,他提出了"生物阶梯说",认为整个生物界是按灵魂的高低等级形成的阶梯,其中人的灵魂是最高级,位于一切动植物之上。他的生物阶梯说与他老师柏拉图的灵魂学说有师承关系。

柏拉图认为,人的灵魂可分为三个部分:理性、意志和情感。相对于这三部分有三种美德:智慧、勇敢和节制。亚里士多德提出,人的灵魂可以分为三个等级:植物灵魂(主司营养、生殖)、动物灵魂(主司感觉、欲望)和理性灵魂(主司智慧)。人的特质就在于具有动物和植物所没有的理性和智慧。

亚里士多德的"生物阶梯说"成为盖仑的"三灵气"学说的哲学基础。盖仑是西方医学史上继希波克拉底之后最有影响的医学家。他对医学的贡献主要是在解剖学方面,尤以骨学、肌学、脑神经的解剖发现为出色。除了解剖学方面的巨大成就之外,盖仑还是西方实验生理学的奠基人。在长期的解剖实验中,盖仑形成了注重实践经验的实证主义精神。他知识渊博,著作极丰,自称著书125部,共约250万字。他的著作曾长期被西方医学界奉为经典。在盖仑身上不同哲学理论的影响都有充分的表现。盖仑师承希波克拉底的唯物主义思想,勤于解剖、勤于观察,医学注重试验、注重实证之风自盖仑开始。柏拉图、亚里士多德生物阶梯说的影响,在盖仑的生理学研究中表现得十分明显。

盖仑认为身体只不过是灵魂的工具,灵气是生命的要素。人体内存在三种灵气:动物灵气位于脑,是感觉和动作的中心;生命灵气在心内与血液相混合,是血液循环的中心,并且是身体内调节热的中心;自然灵气,从肝到血液中,是营养和新陈代谢的中心。

盖仑认为血液运动的方式是一种来回濡湿的灌溉系统而非一种循环系列。这种观点被后人称之为"血液运动潮汐说"。盖仑的这一理论源自于他的宗教信念,他认为循环运动是一种完美的运动,只能属于上帝和神,而不属于人类。因此,他的这一理论为宗教神学所青睐。在宗教势力的控制下,盖仑的"血液运动潮汐说"竟统治医学界1500年。

3. 人的灵魂和肉体的冲突

在医学发展的历史上,宗教和医学有着悠久的渊源关系。即使是在中世纪,"宗教和医学也有着共同的目的——创造生命的完美。"[7]但是,灵魂和肉体背反使宗教和医学区分开来:牧师治疗灵魂,医师治疗机体。中世纪宗教和医学的冲突反映了人的灵魂和肉体的冲突。

从公元5世纪末西罗马帝国灭亡,到14世纪末文艺复兴兴起之前,整个欧洲都笼罩在宗教神学的阴影之中。这是欧洲历史上最为黑暗的年代。

教会的权力溢出教堂的门窗,渗入世俗社会和世俗政权的各个角落和方方面面。神学成为一切知识领域的至高无上的霸主。在哲学领域,经院哲学占统治地位,它的基本内容是解释和论证《圣经》的"真实性"。经院哲学沉溺于对抽象空洞的教义作纯粹的形而上学的逻辑推理,它歪曲现实,不按照世界本来的样子去认识世界,而是按照《圣经》去解释一切,认识一切。任何不符合正统神学的思想学说都被斥之为"异端邪说",成千上万名追求科学的进步人士遭到宗教裁判所的迫害,基督教的十字架一时成了扼杀科学进步的象征。

在当时,各门科学都成为神学的工具,医学也不例外。基督教教义宣称,受到伤害的人体,世俗医学无法治疗,即使治好了疾病,必被看成是上帝的奇迹。基督是至高无上的医师,灵与肉的救主。中世纪医学和医学教育完全掌握在教会手中。寺庙曾经是医院的前身,僧侣也曾扮演过医者的角色。当医学的发展要求冲破神学的束缚时,宗教与科学、与医学的冲突演变得十分激烈。

由于盖仑的"三灵气"学说适合了教会论证"三位一体"的需要,因此,盖仑的医学理论被教条化。医学教授们的任务只是宣传盖仑医学的正确性,即使是明显的错误,也要千方百计地加以辩解,决不能越雷池半步。在尸体解剖中,明明看到人的股骨是直的,并非盖仑所说的那样是弯的(盖仑解剖的是猕猴),但教授们还牵强附会地说,这是人们长期穿紧身裤的结果。中世纪在宗教神学的统治下,医学和其他自然科学一样,成为宗教神学的婢女和附庸。宗教神学认为,疾病是上帝对人的惩罚,不许采用医药和手术。教会还禁止病理解剖,教授手执古本,高坐讲坛,逐句宣读,不容怀疑,因而严重地阻碍了医学科学的发展。

中世纪末叶,资本主义生产关系开始兴起,在经济上已经取得了一定地位的资产阶级,必然要冲决宗教势力在政治上、思想上和文化上的罗网。一场提倡人性、歌颂人的自由、尊重知识、主张研究、认识自然和人体自身的思潮——文艺复兴运动席卷整个欧洲。人文主义者高举人性的旗帜,用新兴的文化向腐朽的宗教观念猛烈冲击,使被禁锢了千余年的文化和科学技术从宗教神学的枷锁下解放出来。当时许多自然科学家、医学家都是激进的人文主义者。在文艺复兴运动的推动下,医学进入了一个新时代。医学科学的发现不断涌现,呈现出医学史上值得大书特书的繁荣局面。

达·芬奇是杰出的人文主义者。他不仅对艺术,对自然科学有着卓越的贡献,而且由于其对解剖学的造诣,因此在医学史上占有特殊的地位。尽管1553年西班牙医生塞尔维特因揭示了血液循环现象被处以死刑,但在文艺复兴运动的推动下,这一时期医学家研究人体形态结构和生理功能的热情与日俱增。人体解剖学的重要奠基人比利时学者维萨里冲破了教会禁止解剖尸体的禁令,系统地解剖了大量的尸体。1543年,他的解剖学名著《人体之构造》出版,对近代医学的发展产生了重要影响。1546年,意大利医生夫拉卡斯特罗发表了《论传染、传染病及其治疗》,传染病病因学说正式提出。1563年,巴累的《普通外科学》问世,促进了外科学的发展。同期,内科学在英国临床医学家希登纳姆等人的努力下,在临床诊断和治疗方面也取得了重要进展。1628年,哈维的《血液循环论》出版标志着生理学成为一门科学。

(二) 近代认识论:认识医学问题的哲学

笛卡儿、培根、拉·美特里、马克思、恩格斯等哲学家的认识论思想对医学的影响尤为显著。

1. 笛卡儿二元论哲学调和宗教与医学的冲突

17世纪的法国,宗教哲学思想在思想领域仍占据统治地位。世俗政权与天主教会相互结合,出任路易十三首相的黎塞留,同时也是罗马天主教会的红衣大主教,大权独揽。教会的权势依旧控制整个思想文化界,教会与正处于上升中的资产阶级和新兴、进步的意识形态的冲突依然严峻。这样的状况,显然对自然科学和医学的发展是极为不利的。

法国哲学家雷奈·笛卡儿提出了二元论哲学,试图调和宗教与医学的冲突:"物体和心灵分属两种实体,彼此不相关。物体的根本属性是广延性(占有空间),心灵的根本属性是思维。有广延性的东西不可能思维,能思维的东西必无广延性;思维、意识不以物质为转移,不是物质的产物,物质也绝无产生思维和意识的能力"。[8]精神和肉体是两个并行不悖、独立存在的实体,谁也不决定谁,谁也不依赖谁,二者分庭抗礼,泾渭分明。笛卡儿在哲学上主张精神和肉体的二元分裂,但在医学上却不否认生理和心理的统一;在人的身上,"精神和肉体高度地搅混在一起","组成一个单一的整体"。[9]

那么,怎样解释笛卡儿的哲学二元论和医学心身统一观的矛盾呢? 笛卡儿的哲学是与宗教神学妥协的产物,一个矛盾的体系。其中既有进步合理的成分,又有落后糟粕的部分。因此,二元论哲学对于医学发展的影响就表现为笛卡儿试图缓冲和调和宗教与医学的冲突,在承认宗教神学的前提下,争取医学发展的空间:"进一步从哲学的角度断言,医学应专心研究人体的生理功能,而把灵魂的问题留给上帝和他的代理人(教会)来处理"[10]。

2. 培根的哲学思想提供医学认识的新工具

弗兰西斯·培根是16世纪英国杰出的哲学家,他的认识论,主要是经验论和归纳法是近代医学重要的认识工具。马克思对培根的评价是"整个现代实验科学的真正始祖"[11]。

培根认为,人的一切认识都来自感觉经验,但培根没有陷入狭隘的经验论的泥潭之中。他认为只有通过理性认识才能把握事物的本质。培根坚信,人们要认识自然,必须将"经验能力和理性能力"结合起来,而实现这种结合的办法是进行实验。培根指出,通过精心设计和安排的实验,才能揭开自然界奥秘。应当在事物的本身中研究事物。实验之后,则要在他提供的"真正的归纳法"的指导下,运用理性能力对实验得来的材料进行分析整理,最终从中引出科学结论来。培根在总结科学经验的基础上制定的经验归纳法可分为三个步骤:第一步是收集大量的感性经验材料;第二步对这些材料进行分析比较,注意正反两方面的例证;第三步是对这些例证进行归纳,引出合乎规律的结论。

这些理论和方法是实验科学产生的助产婆,有力地推动了科学技术的进步,对经验医学的形成和发展产生了重要影响。18世纪和19世纪的医学,基本上是遵循培根的唯物主义经验论前进的。实验科学的兴起对医学在研究方法上产生了重大的影响,医学家开始用当时的物理、化学、数学等科学知识作医学研究的工具,采用自然科学的新成就与实验的方法研究人体和医学问题。维萨里对人体的研究应用解剖观察描述与数据测量法;哈维创立血液循环理论采用的是动物实验与生物统计等方法;桑克陶瑞斯研究人体的新陈代谢使用了天平、温度计、脉搏计等新仪器;列文虎克等用显微镜打开了人类认识微观世界之门。实验方法大大地开拓了医学认识的领域,促进了医学的深入发展。不能完全解释人体各种生理、病理变化的医学学说受到人们的质疑,包括盖仑的"灵气学说"和"血液循环潮汐说"。同时,不同的医学学派如物理医学学派、化学医学派纷纷产生。16、17世纪实验医学体系的兴起作为一个里程碑,标志着世界医学的发展迈入了一个新的阶段。

3. 机械论哲学思想对医学的影响

从亚里士多德时代开始,医学始终受到机械论和活力论哲学思想的影响。机械论者认为,所有的生命现象,都可以用物理的、化学的规律来解释。活力论者主张,生命的真正实体是灵魂或"活力"。机械论和活力论之争到17世纪开始逐渐平息。机械论思想开始占统治地位并深入地影响着医学。笛卡儿是医学机械论的奠基者。

笛卡儿认为,宇宙是一个巨大的机械系统,在其中,上帝是所有运动的"最初起因"。物质的基本特性是广延性、可分性和运动性。笛卡儿说,给我运动和广延,我就能构造出世界。按照笛卡儿的解释,人体本身也是另外一种"尘世间的机器"。人的灵魂控制着人体这部同样遵循着物理定律的机器。笛卡儿用机械术语描述人的生理功能,如把胃说成是磨,把心脏说成是"热机"等等。

1687年《自然哲学的数学原理》一书的问世,标志着牛顿经典力学理论体系的形成。它所取得的巨大成功,震撼了整个知识界。包括医学在内的各门自然科学都力图以力学的观点和规律,来解释和概括自己所研究的对象。正是如此,牛顿的经典力学思想甚至成为一种哲学意义上的认识论和方法论,在很长一段时间内,影响着医学家和其他科学家的思维方式。这种认识方法就是从机械力学的角度,以分门别类的、纵向的、静态的研究方式为特征的形而上学的认识方法。形而上学的认识方法对医学的影响可分为两个方面来看:一个方面是积极方面,另一个方面是消极方面。

16、17世纪包括医学在内的各门自然科学,以分门别类的方式,独立地、深入地、静态地进行研究。在科学发展处于需要向纵深拓展的早期,这种研究模式和思维方法的相对稳定和沿袭,是特定的历史条件下各门自然科学进一步发展的必要条件。同时,这种认识方法还同反对宗教神学、坚持唯物主义相联系,具有历史进步意义。

18世纪法国医生拉·美特里充分运用18世纪医学所取得的成就,从生理学、医学的角度阐述一系列唯物主义和无神论观点,详尽地论述了心灵对肉体、精神对物质的依赖关系,对宗教神学唯心主义展开批判,在当时的水平上唯物主义地解决了思维和存在这一哲学基本问题。机械论认识方法的局限性之一,就是它的机械性和片面性,它用力学定律来解释一切自然现象,用孤立、静止和片面的观点去看世界。近代医学受这种哲学的影响很深。

拉·美特里的名著《人是机器》是近代医学和机械唯物主义哲学相结合的产物,其中形而上学的思维方式表现得很充分。拉·美特里提到,胃脏、心脏、动脉和肌肉都是机械的伸缩,肺就像鼓风机一样机械地操作,膀胱、直肠等等的括约肌也是机械地发生作用。他甚至认为,人的理性的存在,是由于人比最完善的动物多了"几个齿轮"、"几个弹簧",大脑和心脏的距离更为合适,脑部供血更为充足。总之,"人是一架会自己发动自己的机器,一架永动机的活生生的模型。体温推动它,食料支持它。"[12][13]

那一时期人体的各种生理活动普遍被解释为机械运动。例如口腔和牙齿被解释为钳子,胃被看成曲颈瓶和碾子,心脏被视为发条,动脉、静脉是水压管,肌肉和骨骼则是由绳索和滑轮构成的力学系统等等。

爱因斯坦是一代科学巨匠,他冲决了牛顿物理学思想的束缚,他的思想是人类宝贵的精神财富。爱因斯坦主张将还原论扩展到生命研究领域。他认为生命现象可以归结为物理过程,物理学的定律也适用于生命领域。

爱因斯坦指出:"作为理论物理学结构基础的普遍定律,应当对任何自然现象都有效。有了它们,就有可能借助于单纯的演绎得出一切自然过程(包括生命)的描述……"。他甚至说:"相信心理现象以及它们之间的关系,最终也可以归结为神经系统中进行的物理过程和化学过程"。[14]

爱因斯坦的这些具有代表性的观点中包含的机械论和还原论思想,一直对医学产生着极其重要的影响,而且这种影响还将持续下去。

4. 黑格尔、马克思、恩格斯对生命本质的揭示

黑格尔、马克思和恩格斯的哲学思想是一座巨大的思想宝库,对当代医学的发展产生了重要的影响。这里简要介绍三位哲学家对生命本质的论述。

黑格尔的辩证法思想不仅是哲学史上的丰碑,而且对生命科学的产生和医学的发展也具有重要意义。黑格尔认为,生命现象是自然界发展过程中的高级阶段,具有同机械、物理、化学现象相区别的本质特征。黑格尔用辩证法的语言揭示生命的实质:生命是"对立面的再生过程"。[15]恩格斯发挥了黑格尔的这一思想。

恩格斯说:"生命首先是在于:生物在每一瞬间是它自身,同时又是别的东西。所以,生命也是存在于物体和过程本身中的不断地自行产生并解决的矛盾;矛盾一停止,生命也就停止,死亡就到来"。恩格斯在黑格尔的基础上,对生命的本质特征做了进一步的阐扬:"有机生命不可能没有机械的、分子的、化学的、热的、电的等等变化","但这些次要形式的在场并没有把历次的主要形式的本质包括无遗"。[16]

19世纪中叶,人类对生命的认识有了很大的进步,如人工合成尿素已经成功,生理学和生物化学的研究取得了许多进展。恩格斯概括和总结了当时自然科学的这些研究成果,深刻地提出了:"生命是蛋白体的存在方式"的哲学思想。一百多年过去了,生命科学成为当代科学的前沿。2003年岁末,科学家们在成功完成了人类基因组计划之后,宣布认识到要进一步探索生命的本质,必须开展人类蛋白质组学的研究。科学的发展,以令人信服的方式,证实了恩格斯对生命本质的论述是科学的远见卓识。

(三)科学思潮和人文思潮:认识科学和人文关系的哲学

1. 科学主义思潮的兴起和特点

文艺复兴"人的发现"之后,科学和理性这两颗亮星升起在学术天空。科学和理性在反对封建主义和宗教迷信的战役中威力毕现之后,又在科学技术的昌明、现代工业崛起的时代潮流中出演主角。因为,探求自然界的本质和规律必须诉诸人的理性认知能力。科学主义思潮的兴起具有了历史的必然。

19世纪末、20世纪初,发生了两件意义重大的科学事件:一是以爱因斯坦的相对论为标志的理论形态的物理学革命;二是以电力的应用和内燃机的使用为标志的技术形态的动力革命。科学技术对社会进步的巨大作用日益突出。一部分西方哲学家对这一社会现象予以概括,逐渐形成了科学主义思潮。孔德、马赫等哲学家提出,哲学的任务是解释科学,哲学可以归结为科学的认识论。20世纪20年代到50年代,被称之为"分析哲学"的逻辑实证主义和语言分析哲学兴起。分析哲学家罗素、维特根斯坦、石里克、卡尔那普等人将哲学的使命界定为是对科学的语言做逻辑分析。50年代以后,波普的批判理性主义、库恩、拉卡托斯历史主义的科学哲学受到学术界的重视。80年代之后,解释学、后结构主义等思潮广为流行。

科学主义思潮流派纷呈,学说繁杂,但其基本特点是推崇自然科学,主张哲学应效仿自然科学,放弃或拒斥传统的"形而上学"的研究;以科学发展中和科学自身内的哲学问题作为研究对象,以分析方法作为主要手段,致力于对具体科学知识的综合或逻辑、语言的分析,强调人的认识能力只能停留在实证的范围内。哲学由此成为对科学进行分析的认识论和方法论。科学主义思潮的主要代表人物或是具有科学素养的哲学家,或是具有哲学思想的科学家,如罗素、维特根斯坦、波普尔等,因而对科学界有较大的影响。

2. 科学主义思潮对医学的影响

由于科学哲学与自然科学的关系密切,因此,科学哲学的认识方法对医学的影响很大。如科学哲学中的分析哲学流派和逻辑实证主义都十分强调还原方法,要求在科学和哲学研究中把研究对象还原为最小单位并在逻辑上加以证实。20世纪以来,生物医学的基本指导思想就是还原论,基本方法就是还原方法。还原论和还原方法对医学发展发挥着重要的作用。但同时远离人文的倾向产生的消极影响不可低估。

从19世纪开始,显微镜、温度计、X线、听诊器、心电图仪、CT、核磁共振等医学仪器成为医学的诊断和治疗不可缺少的基本条件,其显著效绩有目共睹。医学技术的冷峻和客观渐渐替代了原本与医学溶为一体的亲情和仁爱。这种倾向一开始就引起了警觉。19世纪的欧洲,兴起过"视病人为人"的运动。维也纳医学教授诺瑟格尔认为:医学治疗的是有病的人而不是病。美国霍普金斯大学医学教授鲁宾森在其著作 The Patient as a Person

中告诫医学界不能以"科学的满足"取代"人类的满足",要求医生"把病人作一个整体来治疗"。乔治亚医学教授休斯顿认为是否尊重患者的心理感受,是"医生区别于兽医之所在"。

20世纪,医学技术在医学中的作用继续强化,远离人文的倾向有增无减。学术界批评蜂起,但收效甚微。

3. 人本主义思潮的兴起和特点

黑格尔之后,一部分哲学家力图突破传统的存在、理性、逻辑的框架,把对万物之存在的研究转变为对人之存在问题的探求。同时,两次世界大战血腥与残酷的现实、高科技含量的核武器和疯狂军备竞赛可能带来的灾难,引起了人们对科学主义危险性的警惕,深深地激起了一些哲学家们的反思。我国思想界把这一脉思想归约为人本主义。20世纪50年代之前,由叔本华的生命意志哲学、尼采的强权意志论和柏格森的生命哲学所形成的人文主义思潮,以振聋发聩的气势有力地冲击着思想界。胡塞尔的现象学和海德格尔、雅斯贝尔斯、萨特等存在主义哲学,更是将人文主义的影响推向高潮。

人本主义哲学家和思想家们并不否认科学及其方法的真理性。人本主义心理学家马斯洛说:"对于我来说是很明确的,科学方法(从广义上说的)是使我们能够确实掌握着真理的唯一终极的方法"。[17]人本主义哲学家批评的是科学主义。马斯洛的论述代表了当时文化界相当一部分人士的意见:"科学[18]已经走进了一条死胡同,而且科学(在一些形式中)可以看成一种对人类的威胁和危险,至少是对于人类最高的和极好的品质和抱负来说是如此。许多敏感的人们,尤其是艺术家,都担心科学的践踏和压抑"。不仅如此,科学主义作为一种认知方式的弊端也受到人们的批评:"科学在撕裂事物而不是在整合它们,从而,科学是在绞死而不是在创造事物"。[19]

人本主义思潮以人和社会问题作为哲学的研究对象,关注人的生存、人的自由、人的本质、人的价值等问题,关注生存环境、社会环境、社会危机等社会问题。

4. 人本主义思潮对医学的影响

人本主义思潮的影响远远超越了学术界,它的冲击波及全社会的整个文化层。医学作为研究人的科学,必然受到人本主义哲学思潮的冲击。人文主义思潮关注人的基本生活,正如马斯洛所说:"它帮助人形成生活方式,这不仅仅是人自身内部隐秘的精神生活方式,而且也是他作为社会存在、社会一员的生活方式。"[20]

20世纪以来,在人本主义思潮的影响下,医学人文精神不断升温,医学观念、医学理论、医学教育乃至应用医学都折射出人本主义思潮的基本理念。医学观念方面如生物—心理—社会医学模式的提出和广泛地被接受,安乐死、临终关怀、医学目的等医学人文观念的广泛传播;医学理论方面如人本主义心理学派的形成、生命伦理学的崛起、人文医学的迅速发展;医学教育方面如人文医学的理论教学在师资科研队伍、教材体系等方面均获得了突破性的进展。应用医学方面如以病人为中心、病人选择医生的广泛实施,知情同意等病人权利在法律上的明确定位、整体护理模式的发展等,都有人本主义哲学影响的文化背景。

5. 科学主义思潮和人文主义思潮认识方法的整合

科学主义思潮和人文主义思潮,构成20世纪哲学发展最重要的两大流派。由于科学和人类的不可分割的关联,尽管科学主义思潮和人文主义思潮两军对垒,旗帜鲜明,但两种哲学方法内在的相容性还是随着时间的推移而逐渐显露出来。科学主义思潮高举科学的旗帜,推崇经验实证,排斥人的主观因素,远离形而上学。但科学这一人类文化奇葩,无法离开人类精神世界的温床。人的认识和主观因素,一直和科学哲学的理论形影不离。在波普的证伪理论、拉卡脱斯的研究纲领、费耶阿本德的无政府主义,尤其是库恩的范式以及全部历史主义的科学哲学中,这一倾向表现得很充分。库恩之后,科学哲学的历史主义研究中关于人自身以及人的主体性、能动性、创造性和群体意识等学术意蕴,尽染了科学哲学的字词篇章,其人文因素日益浓郁,成为科学主义思潮文献中的一道亮丽的色彩。发展到后现代的科学主义思潮,科学主义思潮和人文主义思潮你中有我、我中有你的形势越发明朗。

人文主义思潮的哲学家们,突出人的主体存在,探讨人的生存意义,揭示主体价值,大写的人始终是其哲学活动的主旋律。但科学在改变着世界的同时也影响着人的生活。20世纪的人文主义思潮的各种文献中,叠印着科学技术重塑人类生活方式、思想行为的印痕。人文主义哲学家的思想观念中深深蕴涵着科学主义思潮哲学的影响,其中又以后存在主义、后结构主义、解构学和解释学最为明显。

近年来,科技、社会文化的繁荣和进步,各个学派内部、学派之间相互接近,理论上的交流、对话,出现了渗透、分化和融合的趋势。科学主义和人本主义两大思潮分野对立的局面逐渐被打破。两种认识方法逐渐从分野到整合,是一个内在的必然的过程,是由科学技术不可替代的作用和人的主体价值充分张扬的历史现实决定的。科学—人文这种新的认识方法正在全球知识界、文化界萌生。

西方科学哲学和人本主义哲学日渐渗透融合,呈现出从科学和人的"二元对峙"向科学、人、语言、社会、文化等多元交织转化的局面,科学—人文的哲学思维方式影响着医学,人们对医学的科学精神和人文精神关系认识加深了。人们认识到,虽然医学科学精神和医学人文精神相对独立,各具特点,但医学科学精神和医学人文精神又是相辅相成,互为补充、相互渗透、相互包含的,医学科学精神和医学人文精神在本质上是相通的。医学科学精神和医学人文精神的任何一方面都不可能单独完成现代医学的完整建构,只有实现两种精神的理想整合,才能促进现代医学的健康发展。医学不断走向成熟的标志之一就是医学人文精神交织着医学科学精神的维度,医学科学精神蕴涵着医学人文精神的精髓,二者形成张力,弥合分歧,互补共进,在"观念层次上相互启发,方法层次上相互借用,学科层次上共同整合,精神层次上相互交融"。[21]

人们开始对医学科学技术和医学人文精神的对峙进行反思,医学仅仅关注生物人的局面正在为对病人进行生理、心理和社会三个方面的整体关怀所替代。医学的发展,在当代哲学的影响下,进入了一个新阶段。

二、医学内涵中的哲学底蕴

(一) 医学中的哲学

因为总是和人的生命相交织,医学内涵中有着深厚的哲学底蕴;因为总是面对人的生命的诞生、痛苦、挣扎、死亡,医学本质上拥有升腾至形而上的空间。医学哲学是医学中的哲学,以医学形而上的问题为研究对象。

医学之形而上,是对医学实践中普遍性问题的哲学思考。这些问题诸如人的生命存在和过程、医学与哲学的关系、医学认识主体及其思维方法、医学的价值和医学的发展等等。医学哲学研究的问题是从渗透于医学实践的方方面面、与医学各分支学科密切相关、与各科临床问题紧密相连的具体的医学问题中概括抽象出来的,具有一定程度的理论性、抽象性、概括性,是医学中的哲学问题,医学哲学是医学中的哲学。同时,医学哲学还是一种与心灵操练相关的生活方式。医学哲学从知性的层面入手,开阔了人们的视野,使得人们有可能突破狭隘的思想疆域,进入无限的宇宙,直面永恒的本质;而且,基于这样一种认识的智者,在实际的人生当中,能够不断地超越有限,以平静及愉悦的心态面对生活的得失。

(二) 医学哲学理论体系

医学哲学研究对象的特征决定了医学哲学理论体系的建构:以人类生命的健康为逻辑起点,以医学哲学的本体论、认识论、方法论、价值论和发展观为基本结构,以一系列医学辩证范畴为核心概念,以辩证的人体观、生命观、预防观、疾病观、诊断观和治疗观等为基本理论。它以向医学认识主体提供辩证思维方法、铸造人文精神、培养整体关怀病人的能力、提高人文素质为目的;它是带有专业特征的、次级抽象层次的理论学科。

三、医学哲学范畴

(一) 核心、纲领与形式

1. 理论的核心

从哲学的角度看,医学哲学范畴是医学哲学理论体系中的内核、中坚和最基本、最深刻的概念。缺乏以范畴为内核和中坚的理论是散乱的、不系统的,更是缺乏内涵和深度的。自古希腊哲学起,哲学范畴一直是哲学理论体系的核心部分。

从柏拉图到海德格尔,"存在"范畴被认为是一切存在的依据,成为西方本体论哲学的基本出发点。亚里士多德深刻论述了"实体"、"数量"、"性质"、"关系"等十个范畴,建立了他的形而上学体系。[22]康德将亚里士多德关于存在的本体论范畴改造成认识论范畴,其特色因此而得到彰显。黑格尔将"绝对观念"、"矛盾"等互相生演、互相因依的范畴系列作为唯心主义辩证法的理论中坚,成为西方哲学史上的学术高峰。[23]

医学哲学以医学和人的生命的普遍性质、一般特征等形而上的问题为研究对象,必须充分重视范畴的研究,建立以医学哲学范畴为内核和中坚、系统的、有深度的理论体系。

医学哲学范畴是最基本的医学哲学概念,体现在它具有学术"始基"的性质,医学哲学研究的种种问题,由此而发轫,由此而展开,由此而深入,由此而递进循环地研究下去。医学哲学范畴为医学哲学研究落实了基点、提供了平台、营造了语境、预设了归属。"健康"范畴,是医学哲学最基本的概念,它既是医学哲学研究的逻辑起点,又是医学哲学研究永恒的课题。正因为如此,从古代到当代,哲学家和医学家们对健康范畴锲而不舍地研究,不断深化着对健康范畴的认识。杜治政教授 1990 年发表的《健康定义面面观》一文[24],可视为当代学术界对健康范畴研究的代表性成果。如"生理与心理"、"结构与功能"、"正常和异常"以及中医哲学中的"阴阳"、"五行"、"精气"等范畴,都是医学哲学具有"始基"性质的最基本的概念。

医学哲学范畴是最深刻的医学哲学概念,它通过抽象和反思,撇开了认识对象外在的和具体的属性,反映和追问其内在的、一般的本质特征。医学哲学范畴处于医学哲学甚至整个医学概念群及其关系的核心地位,决定或影响理论体系中其他概念的定位和性质;制约着学科的研究水平和医学实践的发展。

"医学目的"就是这样的医学哲学范畴。通过对各种医学行为具体目的的抽象,也通过对各种违反医学目的的行为的反思,人们开始思考和追问"医学目的"这一范畴的深刻内涵:对生命施以主动、全面、本质的关爱,表现在预防疾病和损伤,促进和维持健康;表现在解除由疾病引起的疼痛和疾苦;表现在照料和治愈有病者,照料那些不能治愈者;表现在避免早死,追求安详死亡。

"医学目的"范畴深刻地体现了医学真谛而影响和规定着医学理论和实践。人们以"医学目的"范畴为援审视和评价某项医学活动时,目光直逼问题的实质:这样的医学理论和行为是否符合医学的目的?又如"医学人文精神"、"医学职业精神"、"医学终极关怀"等范畴,深刻地揭示医学的本质特征,也都是最深刻的医学哲学概念。

2. 认识的纲领

从认识论的角度看,医学哲学范畴是对思维对象本质和关系的概括,是人们把握生命和健康问题的认识纲领。中国有句成语叫做"纲举目张"。"纲"是网上的大绳子,"目"是网上的眼,大绳子提起来时,一个个网眼就都张开了。医学哲学范畴就是医学哲学理论体系之网上的纲绳,因为,医学哲学范畴中蕴涵的是本质的规定性。把握了这些范畴的认识主体,站立在学术和思维的高地,对事物的理解趋于深刻和洞察,思维活动去繁就简、提纲挈领、把握本质。正是在这个意义上,列宁将范畴比喻为认识之网上纽结。

"医学模式"是揭示医学发展方式和医学发展状况关系的范畴:一定的医学模式决定了相应医学的性质状况。它是我们认识医学发展一般问题的认识纲领。如果我们以生物—心理—社会医学模式的内在规定为认识纲领并指导实践,那么,我们就会跳出生物医学的凹槽,把人的价值、人的尊严、人的心理、人的情感和人伦关系融入医学之中,登上医学人文之高地,从而正确地将医学的性质定位于"人的医学",并使这一认识在医学实践的每一个环节得到落实。

"认识的纲领"是医学哲学范畴都具有的基本功能,也是医学哲学范畴的基本价值所在。

3. 思维的形式

从词源学的角度看,医学哲学范畴是对医学问题进行逻辑归类的思维形式,这种思维形式凸现的不是实证性质、表征意义上的分类,而是思辩性质的、本质意义上的抽象。这样界定医学哲学范畴的依据在于范畴一词的词源学考证。英文"Category"(范畴)一词,源于希腊文 Kategoria,意为指谓、表述和分类。中文"范畴"出自《尚书》中"洪范九畴",意指九类大的法则或原则。两种不同语系的"范畴"中,均凸现了"类的共性"的含义。医学哲学范畴是对带有普遍意义的医学问题的一种逻辑归类,它与分析、还原的医学思维形式相区别,是对同类事物的现象进行形而上的概括,带有整体、全面和深刻的特点。

作为医学哲学范畴,"正常和异常"不是对个体结构和功能的生物医学意义上的分类,而是对正常和异常这一最常见的医学现象进行整体抽象的认识形式。在"正常和异常"医学哲学范畴的内涵中,正常和异常是一种复杂的社会现象,是躯体和心理与内外环境适应的不同状态,充满着各种变量的非线性联系。因此,正常和异常界定标准是多元的,如医学价值标准、文化价值标准而非仅仅是医学统计学标准;生物医学单一的区分正常和异常的思维,在本质上是一种两极化的思维,这种非此即彼的极端划分只是一部分认识对象存在状态的反映。因此,对"正常和异常"这一临床上大量运用的思维形式进行医学哲学范畴层面的研究,可以使人们从思辨中把握整体,从抽象中趋向深刻。

医学哲学范畴对同类事物的现象进行形而上的概括和逻辑归类,使临床思维清晰而全面,如治愈和自愈,常见、少见与罕见,特殊病征和一般病征等临床思维范畴,就体现出这样的特点。

(二) 关系、属性与价值

1. 多重关系的统一

医学哲学范畴是哲学范畴、医学范畴与医学哲学诸范畴之间多重学术关系的统一。

医学哲学范畴和哲学范畴的关系的关键词是"专业延伸"。医学哲学范畴不是哲学范畴的简单移植。它承续哲学形而上的研究方法,保留哲学范畴抽象的基本限定,体现医学的特殊本质。相对于高度抽象的哲学范畴而言,医学哲学范畴是反映医学特征的应用哲学范畴,它以医学的特点为视角,是对哲学范畴的延伸和发展。

"原因"是反映客观事物普遍联系的哲学范畴,它强调因果联系的客观性和必然性。"病因"范畴是"原因"范畴的专业延伸,在包含哲学范畴中"客观性"和"必然性"的限定的同时,更具体限定了疾病的因果联系中生命现象特有的差异性、条件性、不稳定性和复杂性。在"原因"范畴的视野中,"有因必有果"是一个基本的结论;在"病因"范畴的视野中,"有因未必有果"也是一个基本结论:暴露在相同的致病条件下,是否导致结果——进入疾病过程则因人而异,因为完全相同个体的概率只有1/70亿。这样的差异性和复杂性在其他领域鲜见。类似这样从一般哲学范畴延伸又具有医学专业特征的医学哲学范畴,还有"整体与局部"、"动态与稳态"、"结构与功能"、"现象与本质"、"个体与群体"等等。

医学哲学范畴和医学范畴的关系的关键词是"医学内在"。医学哲学范畴不是医学范畴和哲学术语的简单组合,不是医学范畴和哲学范畴的生硬嫁接,更不是外在的"穿靴戴帽"的形式,而是反映医学内在的、本质的、普遍的深刻概念。相对于医学范畴而言,医学哲学范畴是反映医学一般性质的理性认识范畴。也就是说,医学哲学范畴的形成是对医学自身进行形而上的思考而形成的。

"个体差异"范畴是医学实践中运用频度很高的范畴,几乎涉及医学的各个分支学科,是抽象于医学内在的、本质的范畴。个体差异可以表现在解剖、生理、遗传、免疫、生化、药理、临床等各个方面,没有普遍的一般的规律性可循?具有共性的制约因素是什么?个体差异的本质是什么?这些,都是对"医学内在"的形而上的思考。类似这样反映医学内在本质的范畴还有"生理与心理"、"遗传与变异"、"原发和并发"、"预后"等等。

医学哲学范畴体系内部诸范畴关系的关键词是"框架支撑"。医学哲学范畴,逻辑地存在于医学哲学理论体系不同组成部分的理论框架之中,并且充当着理论框架的"学术支撑"。

在医学哲学本体论框架中,"生命"、"死亡"、"健康"、"疾病"等范畴发挥着"元"范畴的作用,制约着对其他医学哲学问题的研究;在医学哲学认识论框架中,"医学认识主体和医学认识客体"、"疾病现象和本质"、"疾病复杂性"等范畴,构成了医学思维的基本形式。在医学哲学价值论框架中,"医学价值"、"医学基本价值"、"医学人文价值"等范畴,奠定了医学存在意义的哲学基础。在医学哲学方法论框架中,"医学假说"、"拟诊、确诊与误诊"等范畴,架设了医学哲学理论走向临床实践的桥梁。在医学哲学发展观框架中,"医学模式"、"医学本质"、"医学人文精神"等范畴,蕴涵着对医学发展的反思和规划。因此,如果没有上述医学哲学范畴及其合乎逻辑的存在,医学哲学学科本身的存在,就失去了学术根基。

2. 多重属性的结合

医学哲学范畴是抽象性与具体性、普遍性与特殊性、稳定性与变易性的结合。[25]

医学哲学范畴是抽象性与具体性的统一。相对于医学感性具体的实践来说,医学哲学范畴作为理性认识的形式具有抽象性;这种抽象扬弃了感性具体的直观、生动和丰富,但却走近了认知对象的本质与规律,获得的是一种多重规定、多方面属性的综合的理性具体。

在各科的临床实践中,有着大量关于各种疾病预后的感性具体。这时的关于预后的认识从总体上而言,是个别的、单一的。通过医学哲学范畴的抽象,人们把握了制约预后的多种规定性:临床类型、病因病机、病原性质、病理分期、症状表现、病情程度、个体差异、遗传因子等等,其中最具有普遍意义的是医学发展成熟度、有效诊疗时间窗和内在制约因子集,从而从总体的、综合的层面上形成了对预后的理性认识。

因此,医学哲学范畴抽象性和具体性的互动转化的过程,是医学哲学走向临床、指导实践的过程。

医学哲学范畴是普遍性与特殊性的统一。医学哲学范畴是普遍性的概念,具有哲学形而上的特征;又是包含着医学内容的特殊性的概念,具有医学专业化的特征。因此,医学哲学范畴不是游离于医学之外,而是存在于医学之中,也就是说,医学哲学范畴的普遍性是存在于医学特殊性之中的普遍性;而其医学的特殊性也反映了哲学的普遍性。

"医学价值"范畴具有哲学价值范畴的普遍性,医学价值体现了客体满足主体需要的关系。但医学价值的普遍性正是通过医学特殊性表现出来的。医学价值是指医学特有的、不可替代的、体现医学基本任务和基本目的的价值——救护生命和关爱生命;而医学满足主体的生命健康需要,则反映了哲学的普遍意义。

医学哲学范畴是稳定性与变易性的统一。医学哲学范畴是对认知对象及其属性的概括,在特定的历史阶段,与所反映的认知对象之间的对应关系是稳定的;同时,医学哲学范畴的内涵总是随着人们认知水平的提高而不断改变着、丰富着、提升着。

"疾病"范畴内涵不断丰富的过程,正说明了这一点。自然科学的疾病范畴的发展史,是现代医学发展史的缩影。如16—17世纪医学物理学派和医学化学学派的"理化指标改变说"、18世纪莫尔干尼和比夏的"器官组织异常说"、19世纪魏尔啸的"细胞损伤说"、巴斯德和科赫的"特异性病因说"等等,成为人类对疾病认识的里程碑。但是,在自然科学疾病范畴的语境里显然缺乏系统整体的思想。人类特有的精神和社会因素,在自然科学疾病范畴中,也没有得到体现。20世纪以来,坎农的"内稳态"思想、塞里的"应激反应"理论、维纳的控制论、贝塔朗菲的系统论以及追溯疾病远因的进化代价说,特别是分子生物学、人类基因组学的进展,拓展了人们认识疾病本质的思路,提升了人们把握疾病范畴的能力。医学哲学的"疾病"范畴,在医学不断走向成熟的过程中不断丰富着自身的内涵。

3. 多重价值的体现

医学哲学范畴体现了学术价值、实践价值和文化价值等多重价值。

医学哲学范畴的研究影响着医学哲学发展的过去、现在和未来。自上个世纪80年代起,医学哲学的理论研究就是从对生理和心理、结构与功能、健康和疾病、可知与不可治等范畴开始的。医学哲学近30年发展的过程,就是医学哲学范畴确立、发展和深入研究的过程。因此,医学哲学范畴的研究水平,是医学哲学研究水平的标志,具有重要的学术价值。

医学哲学范畴的研究影响着医学科研和临床思维的水平和性质。医学哲学范畴是医学思维的理性认识形式,它从医学实践中概括抽象而来,又通过对医学实践问题的反思、追问指导着、启迪着医学工作者的思维。如"诊断假说"、"误诊和确诊"、"治疗决策"等等范畴的深入研究,提升了临床思维的质量,培养了临床工作者的思维能力,具有重要的实践价值。

医学哲学范畴研究的对象事关生命健康,在人类文化中占据特殊的地位。在医学哲学范畴的视野中,追问的是"医学目的",推崇的是"医学人文精神",伸张的是"医疗公正",阐扬的是"生物—心理—社会医学模式"。医学作为人类文化独特的形式,已经伸展到生活的各个方面,人们对生活质量多层次的要求,必将反映为医学价值的多元化。医学哲学范畴是一种抽象的理论形式,但其内容是关注百姓的疾苦、充实人们对生活的幸福感和谋划医学的未来。这一点,只要看看"医学模式"范畴的研究对医学发展产生的影响便不难认同。因此,在人类文化中,医学哲学及其范畴有它不可替代的特殊的文化价值。

(三) 创新、基础与应用

1. 推进创新研究

医学哲学范畴研究以创新为灵魂。要开创医学哲学范畴研究的新局面,必须借重思维创新。在医学哲学范畴研究的领域,存在着不少理论盲点和难点,很大程度上成为制约医学哲学甚至是医学发展的重要因素。

人们对克隆人问题争论不休,对安乐死问题犹豫不决,关于脑死亡的问题取舍难定,关于生殖技术和生育控制的不同声音纷争不已,其根源是我们对"生命"范畴研究肤浅。什么是人的生命?人的生命从什么时候开始?人的生命终结的标准是什么?人的生命过程可以干预吗?从古希腊睿智的哲学家开始到今日基因组学专家,不同学科的专家各有所据,各陈其词。刘虹、孙慕义 2003 年探讨了原创性的"准生命"范畴[26];贺达仁 2004 年曾就关于生命的研究范畴提出过很有建树的意见[27]。但是,关于生命范畴的研究亟待深入。对生命范畴在哲学或医学哲学层面上的把握尚未完成,至今为止无法提供一个被普遍认同的"生命"的概念。我们似乎已经认同并习惯了在自然科学成就的基础上再进行哲学概括的思维方式,我们似乎在等待科学家将生命问题研究透彻了,再作一个医学哲学范畴的抽象。关于生命问题的争论因而将绵延不止。类似这样的情况又何止是一个"生命"范畴。

突破的希望只有推进思维创新、理论创新。医学哲学范畴的研究要脚踏实地,更应激活意识的能动作用,弘扬范畴的前瞻性和预见性,在思辨的王国里获取生命真谛的灵感,即使是尝试失败也非常可贵。远思 2000 多年前古希腊哲学家德谟克利特关于物质原子和虚空的哲学预见,近观薛定锷在《生命是什么》中绽放的思想火花对生命科学发展的重大影响,我们应该醒悟:创新是医学哲学范畴研究的灵魂!

2. 深化基础研究

医学哲学的研究以基础为根本。目前对医学哲学范畴的研究尚处于起步阶段,已经研究的范畴有待深入,尚未研究的范畴有待补白。我们要建立一个严谨的医学哲学理论体系,就必须深化医学哲学范畴的基础研究,提升已有范畴的学术内涵,填补缺损范畴的理论空间。汲取人类文化中一切有利于我的精神元素,增厚医学哲学范畴的哲学底蕴,提高医学哲学范畴的人文品位,凝练医学哲学范畴的逻辑力量;突出医学哲学范畴的学科特征,展现医学哲学范畴的学术功能,为医学哲学的学科发展和人文医学的发展提供元概念、元理论、元方法和元精神;为医学迈向人文境界提供形而上的思考和精神动力。

在当今,学术界涌动着一股坐不下来静心读书做学问的浮躁之风,管理层弥漫着名为"重应用"、实为"轻基础"的功利之举。医学哲学范畴基础研究注定是要坐冷板凳的。因此,深化医学哲学基础研究的过程,首先是净化医学哲学工作者心灵的过程。

3. 加强应用研究

医学哲学范畴研究以应用为标的。医学哲学范畴理论研究的目标是有效地指导医学实践由浅表走向深入、由表象走向本质、由经验走向理性、由盲目走向自觉。医学哲学范畴的应用研究,要突出医学哲学反思批判特征;关注时代迫切要求医学哲学回答的关于生命的热点问题;医学哲学范畴要走进课堂、走进教材、走进学生的主观世界,为明天的医学培养科学思维方法、人文关怀能力、医学人文精神和专业知识技能协调发展的新型人才。医学哲学范畴要走进医学科研和临床,为解决临床实践问题传送医学哲学新的理念、新的方法、新的角度,增强医学哲学和医学的亲和力,充分发挥医学哲学的应用功能,使广大医学工作者深切感受到,医学哲学不是"多余的话"[28]。

典型与非典型的问题是临床实践中的基本问题、重点问题和难点问题。对这一问题的深入研究,对于减少误诊,提高医疗质量具有重要意义。[29]症状学和诊断学研究典型和非典型是为了建立诊断标准和鉴别诊断,表述的是某个特定的疾病、病人或特定症状。特定科室的医师对典型和非典型的认识往往局限在某个特定的疾病中,如糖尿病的典型和非典型问题,心绞痛的典型和非典型的问题等等;滞留在典型和非典型分散、个别、具体知识单元的此岸而无法达到对于典型和非典型一般性、规律性、全局性把握的彼岸。

类似这样的问题,在医学实践中大量存在。医学需要沟通此岸和彼岸、现象和本质、个别和一般之间的桥梁。这正是医学哲学范畴及其应用研究的使命,也唯这样的医学哲学范畴,才具有生命力,才会受到医学和社会的欢迎。医学哲学范畴的应用研究,任重而道远!

注释:

[1] 北京大学哲学系外国哲学史教研室编译:《西方哲学原著选读上卷》,商务印书馆,1983年,第20页

[2] 北京大学哲学系外国哲学史教研室编译:《西方哲学原著选读上卷》,商务印书馆,1983年,第41、44页

[3] 北京大学哲学系外国哲学史教研室编译:《西方哲学原著选读上卷》,商务印书

馆,1983年,第41、44页
[4] 北京大学哲学系外国哲学史教研室编译:《古希腊罗马哲学》,商务印书馆,1961年,第77页
[5] 北京大学哲学系外国哲学史教研室编译:《古希腊罗马哲学》,商务印书馆,1961年,第77页
[6] 希波克拉底著,赵洪钧、伍鹏译:《希波克拉底文集·自然人性论》,安徽科学技术出版社,1990年,第218页
[7] 罗伊·波特等著,张大庆等译:《剑桥医学史》,吉林人民出版社,2000年,第136页
[8] 全增嘏:《西方哲学史》,上海人民出版社,1983年,第504页
[9] 北京大学哲学系外国哲学史教研室编译:《十六—十八世纪西欧各国哲学》,商务印书馆,第180页
[10] F. D. 沃林斯基著,孙牧红等译:《健康社会学》,社会文献出版社,1999年,第6页
[11] 《马克思恩格斯全集》第2卷,人民出版社,1972年,第163页
[12] 拉·美特里著,顾寿观译:《人是机器》,商务印书馆,1959年,第66页
[13] 拉·美特里著,顾寿观译:《人是机器》,商务印书馆,1959年,第66页
[14] 爱因斯坦著,许良英等编译:《爱因斯坦文集》第1卷,商务印书馆,1976年,第102、523页
[15] 黑格尔著,梁志学、薛华等译:《自然哲学》,商务印书馆,1980年,第519页
[16] 恩格斯:《自然辩证法》,人民出版社,1984年,第151页
[17] 马斯洛著,李文恬译:《存在心理学探索》,云南人民出版社,1987年,第11页
[18] 此段话"科学已经走进了胡同……科学在绞死而不是创造事物"中的"科学",从马斯洛文章的上下文和他的一贯思想来看,是指"科学主义"——作者注
[19] 马斯洛著,李文恬译:《存在心理学探索》,云南人民出版社,1987年,第12页
[20] 马斯洛著,李文恬译:《存在心理学探索》,云南人民出版社,1987年,第6页
[21] 肖峰著:《论科学与人文的当代融通》,江苏人民出版社,2001年,第292页
[22] 亚里士多德著:《范畴篇 解释篇》,商务印书馆,2005年,第9-49页
[23] 丕之、汝信著:《黑格尔范畴批判》,上海人民出版社,1961年,第19-135页
[24] 杜治政:《健康定义的面面观》,《医学与哲学》,1990年第11卷第6期,第9页
[25] 彭漪涟著:《概念论》,学林出版社,1991年,第29-36页
[26] 刘虹、孙慕义:《论准生命》,《医学与哲学》,2003年第24卷第10期,第24页
[27] 贺达仁:《我们怎样做医学》,《医学与哲学》,2004年第25卷第12期,第14页
[28] 隋延:《医学哲学:一个不容忽视的课题》,《医学与哲学》,2004年第25卷第12期,第1页
[29] 刘虹、张宗明、林辉著:《医学哲学》,东南大学出版社,2004年,第214页

心灵博弈

——医者人性

人类思维的足迹,广及世间百态,深抵生物分子,更要涉入人性的疆土;人类叩问真理的答案,远至太空苍穹,近达社会人伦,更要造访人性的深宫。人性具有生生不已、渗入生命本质、执著坚韧的特征,正是在这个意义上,人性被称之为"本性"或"本能"。人性是人的生命永恒的内在动因,人性的满足和冲突是人之幸福和痛苦的根源。无论是人的思维方式、心理活动还是人的言行举止、行为态度,在很大程度上受到人性的制约;人世间的一切,无论是国家、民族之间还是家庭成员之间;无论是自然与人、社会与人的关系还是人与人的关系,其中一切问题都根源于人性;任何科学或学科存在的目的和意义,无论是自然科学、社会科学还是思维科学,说到底都是为了解决人的问题。诚如18世纪英国哲学家大卫·休谟说过的那样:"一切科学对于人性总是或多或少地有些联系,任何科学不论似乎与人类离得多远,它们总是会通过这样或那样的途径回到人性。"[1]

一、人性之本色

(一) 使人幸福使人狂

1. 人是具有生物特征的存在

人是自然的一分子,是生命的一种形式,是动物界的一个物种。现代人类在生物分类系统中的地位是:动物界、脊索动物门、脊椎动物亚门、哺乳动物纲、灵长目、类人猿亚目、狭鼻猴次目、人猿超科、人科、人属、智人种。

人的生物特征具有超越动物的"人"的标记。人拥有能够制造和使用工具的手;拥有精确的感觉器,能够把触觉、味觉、听觉尤其是色觉和立体视觉感受到的各种信息输入脑中,拥有可以产生智力的大脑。人的生物特征是人的生命的基本特征,人的生物状态是人的生命的基本状态,是医学的基本研究对象;人的生物特征具有其他动物无法比拟的综合和整体优势,这是人在生物分类系统中保持着巅峰地位、在地球生态系统中处于一个特殊位置的生物学基础。

2. 人是具有心理特征的存在

带来幸福和痛苦的物质基础在于肉体的快乐和痛苦,这并非人所特有。人与动物最本质的区别在于人是具有思维能力的生命形式,是具有情感生活的"万物之灵"。对于人类而言,肉体快乐这一基础对于幸福感的产生和保持的作用是必要的,但不是充分的,有的情况下还是有限的。

人,从其本质的意义上说,是唯一能使用概念的存在,是会反思的存在。人性是一种力量,推动着人终生追求某种满足,获得安宁富裕的生活、自由、价值和尊严、更高的人生目标等等。问题在于,人在追求满足的路途中消耗的却是人的幸福感,生活成为忙碌的过场,人成为忙碌生活的过客。从心理健康的角度而言,人是一种令人忧虑的存在,没有人是真正健康的人。

3. 人是以自我为中心的存在

以自我为中心,是人性最强烈的表征。即使有了文化的修饰,尽管人们冠冕堂皇、振振有词,但人的个体、群体和人类的一切行为还是掩盖不住最终指向自我中心的标的。人是彻头彻尾的以自我为中心的动物。人按照自己的意愿处置其他生命和自己的关系。在认为需要的时候,无比残暴地对待其他生命,对于人而言这已经是不需要证明的公理。即使是保护环境、爱护动物,其实质还是为了人自身的利益。

以自我为中心的欲望是一把双刃剑,让人生存,也能让人疯狂和毁灭。人与人之间,甚至亲人之间、民族与民族之间、国家与国家之间的一切冲突的根源,都在于人的极度自我。"我"的皇位、"我"的财产、"我"的事业、"我"的生活……这些,都可以使极度自我的人与骨肉至亲兵戎相见,与亲朋好友对簿公堂。古今中外,无论贵族高官还是平民百姓都难以避免。

(二) 佛罗伦萨的人性拷问

法国学者菲利普·亚当和克洛迪娜·赫尔兹里奇在《疾病与医学社会学》一书中,记载了当时佛罗伦萨人在黑死病袭来之时佛罗伦萨的人性故事:1348年3月,黑死病侵袭佛罗伦萨。"恐惧感充满每个男人和女人的心里,兄长抛弃了弟弟,叔叔抛弃了侄儿,姐姐抛弃了弟弟,妻子抛弃了丈夫。最严重和令人难以置信的是父母拒绝去看望和照顾孩子,似乎他们不是自己的亲生。恐慌四起,能逃走的富人们想办法逃走,整个社会都陷入混乱;有人怨天尤人,有人荒淫放荡及时行乐,有人怒气冲天,这样在所有流行病中,大家都在寻找替罪羊"。[2]

1. 复杂的人性结构

人永远面对的一个基本事实是:必须满足生命的生物性欲求;无法摆脱生老病死的控制。人性是人的生物特征的诉求,并投射于人的行为。美国哲学家威廉·詹姆斯依据大量人类行为,列举18种人类本能:如求食、性、获利、群居等等。[3]美国心理学家莫瑞把人的欲求分为20种:如避害、性等等。[4]对人性的界说,古今中外已有多学科、多向量的研究成果的积淀,但对复杂的人性结构缺乏深入的分析。

法兰克福学派的代表人物之一、当代著名的心理学家、社会哲学家埃里希·弗洛姆在人性结构研究方面做出了积极的贡献。弗洛姆认为人性的结构由两个方面构成,即受环境影响可以改变的"顺应性因素"和深植于生理组织之中,必须满足的"不可缺少的成分"。所谓人性的"顺应性因素",是指人的如下一些特征:"爱、破坏性、虐待狂、屈从倾向、贪求权力、超然性、自大狂、节俭欲……"等等,这些人性成分的养成和满足受到社会环境的制约,"实际上没有一项是固定的和不可改变的","比其他因素更具有灵活性和顺应性"。所谓人性的"不可缺少的成分",是指人的"饿、渴、睡等等,它们是人性中不可缺少的成分,是必须予以满足的",这些"植根于人性结构的需要",如果得不到最低限度的满足,人就无法承受,从而"具有一种力量无限的冲动性质"。埃里希·弗洛姆认为,人性的这些不可缺少的动因"是构成人类行为的基本动因"。[5]

埃里希·弗洛姆关于人性结构的理论揭示了人性构成中不同成分对人类行为产生的不同作用,与环境、社会、后天教化具有不同程度的关联,对人性研究的深入具有重要意义。但埃里希·弗洛姆的人性结构理论仍有值得商榷之处。如他的人性结构分类将人性的成分和个性特征混为一谈,将人性的表征与人性的基本结构混为一谈。"屈从倾向"、"超然性"、"节俭欲"等,是个性特征而非人性。人性更多的是反映人类的共同特征而不是个性特征。"饿"、"渴"、"睡"等人的基本需要,只是人性的表征而不是人性本身。将人性的表征混同于人性,是人性研究中的一个普遍问题,其后果是使人性定义因缺乏应有的理论概括力而失去深刻。

我们认为,人性是对欲望满足的追求。人性结构可以分为人性基质和人性表征两个部分。人性基质是人类共有的,不可缺失的、受文化影响相对较小的人性内核,是人的生命生存、延续的基本条件,是显现人的生命的特征和价值的基本形式。人性基质是人性内涵的哲学抽象,是思维把握的对象,具有概括、凝练的特征。

人性基质包括求生、趋利与心欲三个层次。求生是人性基质的基本层次,与文化因素呈弱关联状态,是人的生命生存和发展的最强大的驱动因素。趋利是人性基质的中间层次,与文化因素呈中等关联状态,是人的生命存在的重要行为特征。心欲是人性基质的特征层次,与文化因素呈强相关状态。心欲是一种有目的的精神活动,可以是一种理想、一种信念、一种理性目标等等。心欲是人性区别于其他生命体的重要特质,有条件地制约着人性基质中的其他两个层次,在某种情况下甚至可以抑制"求生"、"趋利"的人性基质。

　　人性表征是人性基质的外在化形态,人性表征与社会文化环境密切相关,其表达与否、怎样表达受个体生存状态、生活环境影响,与个体人格、素质等因素密切相关。

　　人性表征是人性外延的生活感知,是感官亲和的产物,具有生动、感性的特征。人性表征的表达十分丰富:饮食、性欲、关爱、亲情、同情、自私、竞争、嫉妒、凶残、恐惧等等,都是人性的表征。

　　人性基质本身并无善恶属性。断定人性为善或者为恶都是属于人性表征的范畴。人性丰富的表征内容有善有恶,或者说有优点有缺点,恰如癌基因和抑癌基因同时存在于正常人体之中一样,人性表征中的善的元素和恶的元素并存于人性之中,在相应的社会条件下选择性地予以表达。人们并不精细地区分人性基质和人性表征,只是笼统地说人性善或者恶。实际上,人性的基质:求生、趋利和心欲本身是没有善恶的,人性的善恶是在社会关系中人性表征的显现。

　　人性不是单纯的物质性欲求,更与人的精神因素融为一体;不是孤立的个体需要,更与家庭、社会其他成员的需要相关联;不仅受到主观意念、内在冲动的驱使,更受到客观条件、外在条件的制约;不仅是一己欲望的满足过程,更是与文化环境、社会结构调适的过程。我们要强调的是:人性的和谐与调控、人性的挣扎与冲突,是人的幸福和灾难、健康和疾患、生理与心理状态的根源。人性的问题,是医学、医学哲学无法回避的问题。

　　2. 复杂的人性表征

　　历史文化名城佛罗伦萨,是欧洲文化的发源地。13世纪末文艺复兴运动在这里勃兴并席卷欧洲,改写人类文明史。当时,达·芬奇、但丁、伽利略、米开朗基罗、马基亚维利等文艺复兴运动的旗手集聚在这里,创造了大量的闪耀着文艺复兴时代光芒的建筑、雕塑和绘画作品,张扬自由的人性,传播人文精神。这里的人们沐浴着人道主义的阳光,佛罗伦萨成为世界艺术文化之都、人文主义思想之都。不过,这里的人们在生与死的拷问下,人性的基本颜色毕现无疑。

　　人性的表征是非线性的。人性善于伪装和矫饰,人性的各种因素也时常显现聚合、抵触、冲突等复杂状态，从人性的各种因素的表象分析和认识人性，往往使人们误入人性的迷宫之中。人性的不同因素在不同的主体、不同的对象、不同的时间、不同的空间、不同的背景之下，显现的面目和占据的地位可以是完全不同的。但是，复杂的人性之演绎，其内在逻辑是清楚的：人性基因无论如何表达，何时表达，都离不开求生恶死、趋利避害与精神愉悦等人性的基本颜色。

不必惊异人性的冷漠，也不必责难邻居、家人和医务人员的歧视。因为这就是人性的本色。这也不妨碍人性在某些时刻可以展现其美好和温暖的一面；也不排斥可以依照某种社会价值标准重组人性基因、扬弃人性，甚至出现"完人"或圣人。但如果没有人类文化的再造，人性的本来面目并不是人们想象的那样。

哲学家叔本华说过：事实上，每个人，在本性上，也都有某种绝对邪恶的一面。即使是最高尚的性格，有时候，也会因其堕落、腐败的特性使我们感到吃惊，好像它和人类是密切相关似的。……从本质上讲，人是野蛮的，是一个残忍恐怖的野兽。……就我们本性中漫无节制的利己主义而言，在每个人心中或多或少地总是积淀着一些愤怒、嫉妒、憎恨和恶毒的因素。[6]

（三）医学根植于人性之中

求生的本性可能为文化所修饰，但这种强大的力量不会因为社会文明的进步有根本改变。20世纪80年代后，面对医学暂时束手无策的艾滋病，"佛罗伦萨的人性故事"有了新的版本。

据报道，2003年中国某省有一位国家模范女教师，因为手术输血导致感染艾滋病，她的亲人拒绝了她，单位也抛弃了她，最终无奈地结束了自己的生命。2003年4月21日，河南艾滋病患者李志星因为忍受不了邻居及家人的冷淡和歧视，挥刀向邻里进行报复，杀死8人，重伤1人。对艾滋病病人来说，最可怕的歧视之一来自医生和医疗机构。一些医院和医生，在病人检查出艾滋病后，往往既不告知本人，也不给予治疗，而是找出各种理由将病人拒之门外，或让患者到指定的传染病医院就医。而传染病医院的专科治疗是相对薄弱的，往往会延误病情。一个从东北来的艾滋病病毒携带者，患上了肠结核，本来在东北就可以开展治疗手术，但是没有一家医院愿意为他提供方便,结果一拖再拖,直到病危,病人家属才下决心到北京来,还是落到了佑安医院,事实上耽搁了治疗。[7]有学者揭露:一名五岁艾滋男童食道堵塞,一口水都无法喝下。他现在急需一次食道扩张手术,这个手术并不难,但多家医院拒绝手术。据报道,这个孩子不是唯一的被拒绝者,仅2007年上半年,华南地区就有10起以艾滋病人要求手术被拒的事例。[8]

总是面对生死和病痛的医学,更加贴近人性的本来面目,洞悉人性的机会和角度也就有些与众不同。透过医学的三棱镜,我们可以看到在医学场景中显现的人性本色——虽然他们生活在不同时代、来自于不同国度、民族和家庭;虽然他们扮演着不同的社会角色:亲人、朋友、同事、邻居、医生、护士。

人性是影响和制约人的健康和疾病状态的基本因素,是影响和制约医务人员认知、行为、医德和工作的基本因素,是卫生事业管理、医院管理中深层次问题的根源所在。医学美好的属性如同情、怜悯、仁爱等等都发端于人性,同样,医学丑恶的表征如冷漠、趋利性等,也都根植于人性。现代医学是成为传播仁爱、造福生命事业还是成为向权力和金钱开放的职业?这种选择正是人性的博弈。人性,是医学哲学研究的元问题之一。

(四) 推动历史和掌控人生

人性的价值可分为人性的社会价值和人性的人生价值。

1. 推动历史的动力

一部世界的历史,是人性推动下发展的历史。关于人性的善恶性质,中外哲学家的论述颇丰。中外哲学家关于"性本善"、"性本恶"和"性不善不恶"的争论千年不息。德国哲学家黑格尔对人性善恶的观点具有独特的历史穿透力。黑格尔认为人性"性善论"和"性恶论"各执一端,都具有片面性。人性的构成元素是复杂的,既有善的成分,又有恶的元素。人性善与恶在一定条件下是相互转化的。黑格尔对于人性善与恶之地位有着深刻的见解。

> 恩格斯说:"黑格尔指出:'有人以为,当他说人本性是善的这句话时,是说出了一种很伟大的思想;但是他忘记了,当人们说人本性是恶的这句话时,是说出了一种更伟大得多的思想。'在黑格尔那里,恶是历史发展的动力的表现形式。"[9]

黑格尔的人性观独树一帜地把恶的人性看作为人类历史发展的动力,

令人深思。

2. 掌控人生的巨手

一部人的历史,是人性支配人生、人生调适人性、人性与法律伦理等文化规制冲撞的历史。人性的人生价值犹如基因之于人的健康状态:不是绝对的不可改变,但始终发挥着支配作用。舞台大剧跌宕起伏,气象万千的剧情背后,总是剧本的演绎和支配,人生亦如此。不过,这个剧本就是人性。支配和决定人的思想观念、心理活动、行为方式的底蕴正是人性。从这个意义上说,人是受人性支配的存在;还可以进一步推演:人是自私的存在、人是受性爱支配的存在、人是残忍的存在、人是有爱心的存在、人是能反思的存在……。下面以"人是受性爱支配的存在"为例,分析人性的人生价值。

英国人类学家莫里斯说,性爱具有十大功能:生殖功能、结偶功能、固偶功能、满足生理需求功能、探索功能、娱情功能、消烦功能、镇定功能、商业功能和显位功能。叔本华认为,性爱是生存意志的核心、根本、精髓。人们只有理解性爱的本质,才能知悉生命之真谛。[10]性爱之于人类、之于人的意义在于,性爱是人性王国中真正的世袭君主,性欲是生存意志的核心,是一切欲望的焦点,是"欲望中的欲望"。[11]

性爱是两人之间最隐私的事件,更是社会和人类最稳固的链接;性爱不仅在梦境中肆无忌惮地展现本来面目,在人类生活中更是到处施展着自己的影响:性爱的故事,是引发战争的导火索,也是追求和平的驱动力;性爱是两性和家庭幸福的发祥地,更是滋生人生烦恼的大本营。

法国哲学家和心理学家福柯说:"性逐渐成为被重点怀疑的对象,具有渗透在我们的行为与生活的普遍的和令人不安的意义,它成了罪恶的威胁向我们袭来的必经的脆弱之处,成为我们每个人都带在自己身上的恶的断片"。[12]

性爱是一种仅次于生命之爱的强大力量,在人类生命的时间和空间中,它至少有一半以上的时段和阶段会展示其存在的力量;在向荣誉、责任、忠诚、道德甚至法律挑战的过程中,性爱往往屡战屡胜;即使在危及生命安全的场景中,也经常可见在性爱支配下奋不顾身的身影。

二、人性的塑造

(一)奥斯卡·斯托尔与杰克·于夫的故事

美国学者理查德·谢弗介绍了这样一个案例[13]：

奥斯卡·斯托尔与杰克·于夫是一对双胞胎。他们出生不久后就被分开，各自在不同的文化环境中接受抚养。奥斯卡被居住捷克斯洛伐克的外祖母抚养，并接受严厉的天主教教育。身为德国纳粹希特勒青年运动的成员之一，他学会痛恨犹太人。相反的，奥斯卡的兄弟杰克被他们居住在千里达的犹太父亲抚养。成年之后的杰克服役于以色列军队。当他们俩人中年相遇的时候，他们之间仍旧存在着一些令人惊讶的相似点。但是，这对双胞胎也有很多不同点：杰克是个工作狂，奥斯卡则喜爱休闲生活；奥斯卡拥有传统思想，对女性采取跋扈态度，杰克则是一个政治自由派，较能接受政治自由主义；最后，杰克以犹太人为荣，然而，奥斯卡却从未提起他的犹太血统。

查德·谢弗的案例说明了这样一个道理：人和人性无法独立存在，因为人是具有社会特征的存在。人的社会特征源自于社会化。人的自我发展是一个终生社会化的过程，社会化的过程中，人学习一定社会文化的生活态度、价值观念和适当行为，从而从自然人向社会人转化。人的社会特征往往是在家庭、学校、社区、朋友、职场、传媒、政府这些社会化的不同场所被塑造的，人的生物特征中不符合一定社会文化的元素在这一过程中被压抑、被再造。除了一般人都必须经历的"预先社会化"，还有一些人需要放弃先前的行为模式并在"再社会化"场所中接受新的模式。

(二)社会身份塑造人

人是一定社会结构中的人。人性受到社会结构的重塑或再造；人的不同需要在一定的社会结构中满足、升华或压抑；人的心理在一定社会结构中形成、张扬或扭曲；人的健康在一定的社会结构中维护、丧失或毁灭。作为现实的人，在社会结构中是携带着身份、社会角色、群体、社会网络和社会制度五个方面印迹出现在医学视野中的。

不同人的身份可以是不同的，如政府雇员、银行职员、通俗歌手、学龄青年、城市市民、社区住户、残疾人等。同一人同时可以拥有不同的身份,如教师、丈夫、汉族、男性、同事、游泳教练等。身份有先赋的成份如家庭背景、性别、年龄等,这些一般情况下无法改变的先赋地位在不同的社会条件下意义不尽相同。身份有自致的成份,是需要个人努力取得的社会地位,如医学家、检察长、总经理等。在某些情况下,人的某种身份会由于某种力量的作用被凸现出来,成为某一时段甚至终生的主要身份,从而对其生活甚至生命产生重大影响。例如,"艾滋病病毒携带者"这一身份的生物学意义和社会学内涵,将对这个人的生活和人生产生重要影响。

人的一生,要扮演不同的社会角色,这是社会对拥有某种社会位置或身份的人所持有的期望。人总是同时兼有着不同的身份,同时具有两个以上的社会位置,当这些角色预期互不兼容成为必然状态的时候,角色冲突就难以避免了。例如,当满足医生角色的要求,却影响了称职母亲的角色;当面对过去的同事、现在的下属出现医疗差错必须处置的时候,这位医生就不得不面对角色冲突的挑战。角色冲突往往成为人的工作和生活中的应激源。人在角色冲突中受到的压力,是心血管、脑血管、高血压和肿瘤等慢性疾病的社会学背景。

团体、社会网络和社会制度是社会结构中非常重要的因素。团体是一群拥有类似的规范、价值观以及期望并彼此互动的一些人。如医师协会、病友之家、同性恋群体等,发生人与人之间互动的群体都可以称之团体。人往往同时属于不同的社会团体,人的大多数的社会互动都是在团体中形成和表达的,并且凭借这些社会团体得以与更多的人建立直接的或间接的社会关系,成为社会网络中的分子。政府、经济体制以及医疗保健体系等单元构成了社会制度的体系,对人的社会生活有着显著而重要的影响。实际上,人的社会特征、人性的再造,正是团体、社会网络和社会制度"赋型"的产物。

现代医学模式中所谓的社会人,是一定身份的人、扮演一定社会角色的人、属于并受制于一定社会团体的人、生活在一定社会网络和社会制度中的人。

三、医者人性的升华

(一) 同情病患之心

史怀哲的《敬畏生命》开篇第一句话是:"在小的时候,我就感到有同情动物的必要。"史怀哲记述了他七八岁的时候和同学一起用弹弓射鸟的事件。

> 我们走到一棵缺枝少叶的树附近,树上的鸟儿正在晨曦中动听地歌唱,毫不畏惧我们。我的同学像狩猎的印第安人一样弯弓着腰,给弹弓装上小石块并拉紧了它。顺从着他命令式的目光,我也照着他的样子做了;但由于受到极度的良心的谴责,我发誓把小石头射向旁边。
> 正在这一瞬间,教堂的钟响了,并回荡在朝霞和鸟儿的歌唱中。这是教堂大钟召唤信徒的"主鸣"之前半小时的"初鸣"。
> 对我来说,这是来自天国的声音。我扔下弹弓,惊走了鸟儿。鸟儿们因此免受我同学的弹弓之击,飞回了自己的窝巢。

医者的人性本色与常人无异。但医者的身份和社会角色需要他们扬善去恶,张扬人性的优点,抑制人性的缺点,走向人性升华之路。在医者的人性表征中,最重要的是将司空见惯导致的冷漠之心替换和升华为医者应有的同情病患之心和敬畏生命之心。

医者的同情心是基于对患者的负性情绪状态或情境的理解而产生的一种情绪反应,[14]其实质是对患者痛苦的感同身受,对患者的不幸遭遇产生共鸣,能设身处地理解他人此时的思想、感情和需求,并给予及时的关心、安慰、支持等情感援助。

孟子认为同情心的发生是根植于人性的,是一种人皆有之的普世情感:人皆有怵惕恻隐之心(《孟子·公孙丑上》)。亚当·斯密研究了同情心发生的制约条件,认为人们自私的本性是与同情心相伴随的,然而,人在本能上又是自私的,从而妨碍同情心的充分发挥。[15]同情心是一种复杂的人性表征,因人、因时、因地而异。对家人、族人、同志仁爱温情,对外人、外邦、异己冷漠、冷酷甚至冷血者有之;极度自爱,对他人包括亲人一概冷漠、冷酷甚至冷血者也有之。同情心是一种脆弱的人性表征。在遭遇宗教信仰的控制、政治立场的对立、军事冲突的场合甚至经济利益争端的时候,同情心往往土崩瓦解。

医者同情心是医者之爱的基础,是医者敬畏生命之心的前提。医学同情心的天敌不仅有贪欲,还有技术主义的思维方式和司空见惯的冷漠的职业态度。在患者感受中,医者更多的是冷峻的科学家而不是心怀同情的善者。人们忧虑:医者的同情心是否还能不能"保鲜"？在某些特殊的情况下,医者的同情心也会因政治、军事、意识形态或宗教的力量而泯灭。希特勒的纳粹医生和日本731部队的医者丧尽天良的行径使人们思考:具有深沉的同情心是身为良医、敬畏生命的必要前提,甚至是天使和恶魔的试金石。

希波克拉底认为"许多人被称做医生,却很少人名副其实"。[16]名副其实的医生应该具有超越世俗的爱人之心。目睹诊治病人之前"先讨论报酬",甚至"向病人暗示,若达不成协议将怠慢病人,或不予开处方做应急处理"的现象,希波克拉底对"人之将死,尚遭勒索"的事情深恶痛绝:"医生切不可斤斤计较报酬","如果一个经济拮据的陌生人需要诊治,要毫不犹豫地帮助他们。爱人之心正是爱艺术之心。"[17]

(二) 敬畏生命之心

《黄帝内经》阐述了医者应该具有的敬畏生命之心。《内经》庄严宣告:"天覆地载,万物悉备,莫贵于人"(《内经·素问》),病人的生命高于一切,医家当以病人的生命为本。因此,在为病人诊治的时候,如同面临万丈深渊,极其谨慎;同时要像手擒猛虎一般坚定有力,全神贯注,决无分心:"如临深渊,手如握虎,神无营于众物"(《内经·素问》)。

《内经》认为,医学的目的不仅是疗病救伤,更重要的是对人的关爱:"使百姓无病,上下和亲,德泽下流,子孙无忧,传于后世,无有终时"(《内经·灵枢》)。《内经》认为,医者应关爱病人的生命,对病人满怀同情和仁爱之心,以尊重和珍爱病人的生命为出发点考虑问题。"人之情,莫不恶死而乐生。告之以其败,语之以其善,导之以其所便,开之以其所苦。虽有无道之人,恶有不听者乎？"(《内经·灵枢》)

医者人性的升华不是形而上的构想。在我们身边,在医者的队伍里不乏闪烁着医学人文精神光辉的事迹。史怀哲放弃优越的物质生活,在非洲丛林兰巴瑞传递医学人文关怀的温度,彰显敬畏生命的医学人文信念;大疫大灾当前,中国的医务工作者用自己生命谱写着人性升华的乐章。医者人性的升华不仅是个人精神的涅槃,也是社会良知的甦醒、医学灵魂的净化和患者的极大福音。

注释：

[1] [英]休谟著:《人性论》(上),商务印书馆,1980年,第6页

[2] 菲利普·亚当、克洛迪娜·赫尔兹里奇著,王吉会译:《疾病与医学社会学》,天津人民出版社,2005年,第3-4页

[3] 高玉祥著:《个性心理学》,北京师范大学出版社,2002年,第154页

[4] 高玉祥著:《个性心理学》,北京师范大学出版社,2002年,第169页

[5] [德]埃里希·弗洛姆著,陈学明译:《逃避自由》,工人出版社,1987年,第30-31页

[6] 叔本华著,刘烨编译:《叔本华的人生哲学》,中国戏剧出版社,2008年,第16页

[7] 《社会歧视比艾滋病毒更可怕》,《京华时报》(2004年4月14日第A02版)

[8] 李六合:《比艾滋病更可怕的是无知和冷漠》[EB/OL].(2007-07-02)[2009-10-8] http://guancha.gmw.cn

[9] 马克思,恩格斯:《马克思恩格斯选集》(第4卷),人民出版社,1995年,第237页

[10] 叔本华著,刘烨编译:《叔本华的人生哲学》,中国戏剧出版社,2008年,第202页

[11] 叔本华著,刘烨编译:《叔本华的人生哲学》,中国戏剧出版社,2008年,第171页

[12] 邱鸿钟著:《性心理学》,暨南大学出版社,2008年,第1页

[13] 理查德·谢弗著:《社会学与生活》,世界图书出版公司,2006年,第98页

[14] 骆艳萍:《试论同情心教育的价值与途径》,《湖南师范大学教育科学学报》,2009第4期,第41页

[15] 亚当·斯密:《道德情操论》,商务印书馆,1998年,译者序言

[16] 希波克拉底:赵洪均、武鹏译:《希波克拉底文集·法则论》,安徽科学技术出版社,1990年,第138页

[17] 希波克拉底:赵洪均、武鹏译:《希波克拉底文集·箴言论》,安徽科学技术出版社,1990年,第74页

生命琴键
——健康、疾病变奏曲

　　在古希腊的神话传说中,许葵厄亚是统管着健康和疾病事务的女神。在许葵厄亚的健康王国中包含着躯体和精神两个部分,这显然是超越时代的先知先觉。女神许葵厄亚似乎在向人们昭示着,健康、亚健康、疾病正如人生的黑白琴键,跌宕起伏地演奏着生命之曲。

一、解读健康：超越生物医学的视野

健康,是生命生存的正常状态,也是医学哲学的逻辑起点。健康和疾病的关系,是医学哲学的基本关系之一。

(一) 健康不仅是医学定义

1. 健康不仅是个生理学定义

健康一词(health)在古代英语中有强壮(heal)、结实(sound)和完整(whole)之意。《现代汉语词典》这样界定"健康"："人体生理机能正常,没有缺陷和疾病"。这实际上是个生理学的定义。而健康不仅仅是没有疾病。

美国著名医学家杜波斯指出,健康与没有感染不是同义语,因为尽管宿主外表健康,但常常感染潜在的病原体。同样,一个人身体强壮,能够抵抗感染,应付物理环境的变化,但如果他有精神症状或有严重的心理障碍,就不能说他是健康的。

2. 健康不仅是个医学定义

世界卫生组织1948年在其宪章序言中指出："健康不仅是没有疾病和病痛,而是个体在身体上、精神上、社会上完全安好的状态。"1978年9月又在《阿拉木图宣言》中重申,"健康不仅是疾病与体弱的匿迹,而是身心健康、社会幸福的完好状态。"1990年WHO在有关文件中论述健康时又提出："健康包括躯体健康、心理健康、社会适应良好、道德健康。"

WHO的健康定义不仅是一个医学定义,而且是一个社会学定义。这一健康概念的内涵大大超过了生物医学的范围,把人体的健康与生物的、心理的、社会的关系紧密地联系了起来,体现了医学模式转换的基本精神,成为社会进步的一个重要标志和潜在动力。

(二) 大健康观念的拓展

健康是医学中最重要的基本范畴之一,从医学哲学角度而言,健康概念的内涵必然由个体向群体、社会、人类拓展。

1. 个体的躯体健康、心理健康和社会适应良好

个体躯体健康的基本标志是躯体形态结构正常,功能活动正常,机体的

各个脏器、各个系统能正常发挥其功能作用,保持机体的稳态,具有进行日常生活和社会活动的能力和充沛的精力。

20世纪五六十年代,美国人本主义心理学家们对心理健康的问题进行了很有见地的研究。哈佛大学心理学家奥尔波特的"成熟者"理论、人本主义心理学家马斯洛的"自我实现者"理论、人本主义心理学家罗杰斯的"功能充分发挥者"理论、人本主义心理学家弗洛姆的"创发者"理论、铂尔斯的"此时此地者"理论等等,从不同角度论述了人本主义心理学派对心理健康的基本观点。尽管他们的心理健康观各有独特之处,但以下几个方面的认识是基本一致的:生活目标积极向上、自我意识正确、情绪健全稳定、具有社会责任心、人际关系良好。

心理健康就其要义而言,是个体的心理活动在社会实践的推动下,不断向社会所要求的精神文明渐次发展的过程。心理健康的内容具有社会历史性,心理健康在不同的社会条件下,在不同的历史时期,具有不同的要求。心理健康的标准具有相对差异性,心理健康是以同一年龄阶段的人们心理发展水平为参照系的。况且,个体的差异、地区差异、民族差异、文化差异、国别差异等等,都提示我们,心理健康的标准是相对的,是允许有差异的。考虑到心理健康内容和标准的特点,心理健康的基本表现可归纳如下:世界观科学,人生观积极向上;思维不走极端,认知功能正常;情绪稳定,反应适度,具有精神创伤康复能力;个性无畸形发展,意志品质健全;自我评价适当,自我意识正确。

每个人都在一定的社会环境中生存,对社会环境的适应能力是人的健康的主要内容之一。社会适应良好表现在:人际关系协调、有社会责任心、社会角色扮演尽职、行为合乎社会道德规范。社会适应良好并不意味着在任何情况下对社会环境的简单顺应。社会环境的内容不全是都有利于人的健康。对社会环境中丑恶、陋俗、愚蠢和缺陷,非但不能适应,而且要抵制、超越。正是在这个意义上,马斯洛说:健康——超越环境!

躯体、心理和社会并不是健康彼此孤立的三个量度,而是相互作用的一个整体。一般而言,躯体健康是心理、社会健康的物质基础,心理健康有利于躯体健康和社会角色的成功扮演,而社会适应良好是个体身心健康的重要条件。

2. 群体、社会、人类的"大健康"

个体的社会适应状况不仅受到个体躯体、心理状况的制约,还受到社会化过程中多种因素制约,诸如:家庭教育、群体关系、社区环境、社会文化、社会风气、婚姻和家庭状况、个人事业的成功、处理人际关系的技术、对社会变迁的适应能力、处理角色冲突和角色脱离的能力等等。因此,个体社会适应是通过个体与群体、社会之间的关系表现出来的复杂问题。

健康本质地具有人类的整体意义,绝对意义上的个体健康是没有的;离开群体、社会和人类健康来谈论个体健康,是不彻底的。"大健康"的概念,正是将人的健康问题放在个体与群体的关联之中,在人类和地球村的语境中来透视人的健康问题。

大健康观念追求的目标,是人类的健康。正如优生优育、环境保护一样,免疫不再是个体性的、家庭性的,而是群体性的、社会性的、全球性的,全球免疫率达到90%以上,才能控制传染病的流行和蔓延。

大健康的观念,极大地拓展了医学的时空;医学对人的生命关爱由此可以触及不同的层面和不同的角落,使医学的人文品格获得全面提升。归根到底,维系人类生命的健康是医学最根本目的之所在。医学的理论体系(包括医学哲学)从人类生命健康这个逻辑起点出发,最终回归至人类生命健康这个逻辑终点,实现群体、社会、人类的大健康,才能真正完成医学的历史责任。

二、面对疾病:摆脱敌视的心态

(一) 疾病与文明同在

将疾病作为生物学、心理学事件,其实是晚近才有的观念。医学只是发展到现代,才在生理、病理和心理层次去认识和理解疾病。疾病是人类文明卷宗中的无法去除的黑白插页,疾病一直作为社会事件伴随着人类生活;疾病与农业生产、经济发展、科学水平、宗教哲学、文学艺术等文明元素密切相关;人类的用火、饮食、营养、工作条件、生活方式、居住环境、生活污染等等这些社会行为直接或间接地影响和制约着疾病的发生率和传播方式。

倘若补充已消耗能量所需的最少食物都无法获得的话,人对疾病的抵抗能力就会减弱,长时间的饥饿最终会导致死亡。饥荒史是人类历史上悲哀的一章。更悲哀的是,这一章至今尚未结束。这个世界能够生产的粮食,远远多于其居民所需要的,再加上最先进的农业方法和交通手段,饥荒因此毫无道理,也不可原谅。无论何时,只要发生这样的事情,那就表明:文明在某个地方崩溃了。[1]

人类走向文明的历史、医学进步的历史,从某种意义上说,就是人类认识疾病、处理和疾病关系的历史。

有些疾病,有可能是改变历史的全球性事件;有可能是改变人类文明进程的事件。疾病,越来越成为需要全人类整体应对的事件。如艾滋病迅速成了一个全球事件。[2]曾经爆发、已经爆发或尚未爆发的烈性传染病已经或将有可能改变人类文明进程。

疾病,相对健康状态而言,是生命存在的异常状态,可能是改变人生的关节点;相对于人的生命过程而言,它与健康、亚健康相伴相生,是人的生命过程中的无法避免的环节,从这个意义而言,疾病也是一个常态事件。看待疾病,要摆脱敌视的目光,健康和疾病,是生命进行曲中独具风格的二重奏。

(二) 疾病与医学同在

1. 实体要素疾病观

人们对疾病的最初解释,往往用超自然的方式,从多角度予以说明[3]。很多情况下他们把疾病看成是一种独立于人体而存在的实体。这种疾病观有两种主要形式。

异己实体侵入说。这种从外部获得病原实体的概念是实体要素疾病观的主要形式之一。引起疾病的实体可分为自然的和超自然的两大类。

澳大利亚的一些部落认为,疾病是由于魔术的作用使木片、骨片或石头等异物进入病人体内,巫医的任务就是用魔法将之取出,使病人痊愈。古代希腊人认为,瘟疫是盛怒的阿波罗用标枪向人们投来而散布的。异物通过发怒的神或通过巧妙的魔术引入,可用来解释突然发作的急性疾病。另一种则是超自然的实体,如恶魔、鬼神占有了病人,通过病人的身体来说话和行动,如说胡话,在床上跳起来等等,用来解释高烧、谵语或其他精神错乱。

生命要素缺失说。实体要素疾病观的另一种主要观点是认为疾病是由于病人缺少了生命所不可缺少的要素,如灵魂、本质等等。

澳大利亚的某些部落认为,这种不可缺少的生命要素存在于肾的脂肪中。《圣经》中的约伯曾诉说他的肾遭到了腐蚀。这种缺失是由魔术或巫术造成的。

实体要素疾病观把疾病看作是一种异己的存在、是加害于人的或是对人的惩罚的、可以和病人分开的实体要素。在以这种疾病观为基础的原始医学中,经验的、魔术的、宗教的因素奇妙地结合在一起。后来,经验的因素发展起来,它力图排除神秘主义,以观察和经验为基础。但它也认为疾病是由外来的实体造成的。不过,它不是超自然的力量,而是动物和寄生虫。非洲有些班图族人的部落,还有古埃及的某些部落的人都是这样认为的。在那些地方,蠕虫病十分普遍,人们注意到虫离开病人的身体,病人就恢复了健康,他们认为这是由于虫夺走了营养而造成了疾病的产生。医学再发展一步,它必须找到一种在理论上足够强有力的思想武器和巫术的思想体系相抗衡,而古代的自然哲学便提供了这样一种思想武器。

2. 自然哲学疾病观

医学从哲学中独立出来之后的相当长的一个阶段,在理论上仍然依附于哲学。自然哲学疾病观是借助哲学范畴或哲学理论来解释疾病的发生、发展和转归的学说,例如以下学说:

体液失调说。希波克拉底四体液学说认为疾病是四种体液之间比例失调的结果。如感冒、胸膜炎、肺炎、咳嗽是由于粘液过多引起的,黑胆汁的积聚是形成肿瘤的原因等等。

血液败坏说。罗马名医盖仑认为,疾病的原因在于体液的败坏(主要是血液的败坏),体液发生改变则是由于神灵的作用。盖仑认为物质和神灵的双重因素是导致疾病的原因。

精气失常说。中医学认为精气失常是疾病的根源。由于气是抽象的哲学观念,对如何准确把握健康与疾病的标准,只能以个体的疾病症状来推断气的虚实或气的运动是否失调。

微孔堵塞说。古希腊哲学家德谟克利特提出了著名的原子论,认为世界的万事万物都是由微小的、看不见的微粒组成。这些叫做原子的微粒不断地在虚空中运动,并以其排列组合的不同方式构成不同事物。当时的医学家阿斯克列庇阿德斯根据哲学家德谟克利特的原子论提出:人体也是由原子构成的,即由微粒和微孔组成,并由不可见的管道连接。原子和微孔的恰当关系构成健康的平衡状态。微孔堵塞、扰乱平衡,就会引起疾病。

自然哲学的疾病观借用自然哲学范畴和学说来解释疾病,虽然具有直观性和思辩性的特点,但却是人类对疾病认识的重要进步。

3. 自然科学的疾病观

随着医学从中世纪的神学枷锁中得到解放以及解剖学、生理学、化学、生物学等学科的发展,逐渐形成了自然科学的疾病观。自然哲学的疾病观和自然科学的疾病观的主要区别在于:前者尽可能用推测和类比制定一个体系,解释和说明一切,尽可能不留下任何空白,在不知道事实联系的地方,代之以幻想的联系。后者的解释尽可能用观察和实验来加以证实,得不到这种支持就留下大篇空白,运用假说来建立一座推测的桥梁,以获得新的观察和经验。例如以下几种学说:

理化指标改变说。16~17世纪的医学物理学派的医学家们,认为人体与机械相似,以机械力学的观点来论述健康与疾病,把疾病的本质归结为机体各个组成部分机械性联接的改变,物理指标是健康与疾病区分的客观界线。医学化学学派的医学家们认为疾病是由于机体体液化学成份改变造成的。体内化学成份改变的程度,是健康与疾病的界线。

器官组织异常说。18世纪的意大利病理学家莫尔干尼认为疾病有明确的位置,这个位置是器官。疾病是由器官中的病理变化引起的形态学上的异常改变。法国病理学家比夏进一步研究认为疾病的位置不是整个器官,而是疾病所侵袭的某些组织,症状是由组织中的变化引起的。

细胞损伤说。19世纪中叶,施莱登、施旺提出了细胞学说。细胞理论被迅速运用到医学领域。德国病理学家魏尔啸观察了细胞在疾病条件下形态改变的大量事实材料,创立了细胞病理学,指出疾病的本质在于特定的细胞损伤,疾病是细胞对于异常刺激的反应,疾病过程在于细胞内部活动的障碍。

特异性病因说。19世纪后半期,医学进入"细菌医学时代"。法国生物学家巴斯德和德国医学家科赫证实了传染病是由病原微生物引起的。他们的发现被赋予普遍意义,形成单一病因观念并成为当时健康与疾病观念的基础。这种观念认为,特异性病因引起特殊疾病,疾病是特定病菌入侵人体的结果。

自然科学的这些疾病观是人类与疾病斗争的重要里程碑,在医学发展中具有重要地位和意义;但同时具有机械性、片面性的特点。

4. 现代医学的疾病观

20世纪的医学正在超越分别地、孤立地认识人体和疾病的阶段。在方法学上呈现出在分析的基础上走向辩证综合的特点。如以下几种学说：

稳态失衡说。20世纪20年代，美国生理学家坎农在"内环境"概念的基础上进一步提出了"内稳态"概念。他认为机体是一个特别不稳定的物质构成的开放系统，在进化过程中获得了对内外环境的自然调节控制的能力。一旦这种能力受到破坏，就导致机体相对稳定性的破坏。稳态的保持就是健康，稳态不同程度的破坏就是疾病，甚至是死亡。

应激反应说。20世纪30年代，加拿大科学家塞里提出了应激学说，指出为了适应各种环境的刺激，垂体—肾上腺皮质系统的机能会发生变化，产生应激反应。过强过久过重的应激反应，会导致内稳态的破坏，造成疾病。

自控紊乱说。20世纪40年代，维纳等人提出了生物控制论，认为人体是个完整的自控系统，人体内环境的稳定靠各种反馈作用来实现，特别强调负反馈在内稳态调节中的关键作用。疾病是机体自我调控的紊乱。这个理论把坎农的"内稳态"概念深化了，数学模型化了，并从生命科学中提取了"反馈"、特别是"负反馈"的概念，使内稳态的调节得到了科学的解释。

耦合—适应错失说。贝塔朗菲于20世纪30年代创立了系统论，按照系统论的观点，人体可分为系统、器官、组织、细胞、大分子等层次。人体的健康是人体系统各层次结构和功能耦合的结果；疾病则是局部损伤导致的整体功能耦合错失。

分子病理学说。认为疾病发生机制都可以也应当在分子水平上进行研究并找到解释。例如，在分子水平上对内分泌疾病的病因和发病机制的揭示。内分泌疾病是以激素的过剩或不足或功能异常为特点的临床症候群。凡各种原因引起的激素合成、分泌的异常、激素的灭活、排出障碍以及激素作用异常、反应异常均可引起内分泌疾病。分子病理学研究认为，基因表达的异常和基因突变可引起激素合成和激素性状的异常。因此，控制激素及其受体生物合成的染色体基因点位的阐明，对于某些内分泌疾病发病机理的揭示，有着明显的意义。

进化代价说。以上关于疾病的学说，都是现代医学思维方式的产物：从追溯疾病近因的角度考虑疾病问题。如果从追溯疾病远因的角度考虑，我们可以看到，疾病不仅根源于患病时内外因的相互作用，同时，疾病还是人类进化过程的产物。

为了获得存在、生殖的最大利益，人类不断适应环境，在进化过程中使自身的结构和功能，包括修复、免疫、自愈等能力发展得十分精致、合理；但同时,人类的结构和功能方面又存在着许多不足甚至是严重的缺憾。这是自然选择的结果,往往也是人类患病的深层次的原因。诚然,自然选择是向着所谓最佳化的方向发展的,在生理学中可以找到上百个体质性状特征被塑造成接近最佳值的论证:骨的大小和形状、血压的高低、血糖水平、脉率、青春发育年龄、胃的酸度等等。如同工程师的设计,进化过程中也经常需要采用折中方案,这种折中方案不可能是尽善尽美的,在必须付出一定代价的同时,精确地被定位于获益的最大值上。例如,引起焦虑和恐惧的基因的保留,当然会导致机体的不适和疾病;但如果人类没有焦虑和恐惧,恐怕并非幸事——就像不知道害怕的兔子难逃厄运一样。美国学者 R. M. 尼斯和 C. C. 威廉斯在《我们为什么会生病》一书中指出,疾病是人类在进化过程中获取某种利益的一种代价。

人类对疾病的认识是一个由浅入深、不断发展的过程。综观疾病观的历史发展,大致可分为三大类:本体论疾病观、生理学疾病观和进化论疾病观。古代中西方,本体论疾病观和生理学疾病观几乎同时萌发。进入近代,呈现出本体论疾病观—生理学疾病观—本体论疾病观的发展轨迹。进化论疾病观从达尔文的进化论中萌发,最近又有新的发展。

本体论疾病观着眼于结构的破坏,认为疾病的本质在于外在实体(病原体)、内在结构(细胞、组织、器官)的损伤;生理学疾病观着眼于功能的紊乱,认为疾病的本质在于正常生理功能的紊乱。前一种观点为器官病理学、细胞病理学和生物病原学的疾病观点所支持,并得到了发展。后一种观点为体液病理学的疾病观所推崇,并为以后的自稳态学说、应激学说的疾病观所发展。进化论疾病观从进化史的角度,从疾病发生的远因的角度来说明疾病的发病机制。对于习惯于从近因来分析疾病的当代人,这种分析方法有着特殊的意义。

疾病的概念可以综述如下:疾病是机体在某种病因作用下所导致的新陈代谢、功能活动、形态结构发生改变,或机体内部不同部分、不同方面协同关系的失衡以及机体与环境之间的协调发生障碍。这一概念具有整体性和开放性的特点。

(三) 疾病与人类同在

1. 健康和疾病之间的对立和斗争,将永远存在

一般认为,健康是生命活动的常态,表现为机体机能、结构的完好,机体与环境关系的协调。疾病是一种特殊的生命过程,此时机体机能、结构出现

障碍,机体与环境的关系不协调。健康与疾病之间的相互对立还表现在,疾病不是神灵对人类的惩罚,而是健康状态的机体和病原微生物之间的一种竞争。

病原微生物为了躲避宿主的防御,往往在进入人体后想方设法潜入细胞内,如衣原体常常躲进白细胞就像躲进掩体而逃脱被消灭的结局;或者它们改变自己的表层蛋白,以躲过免疫系统的监视;还有的细菌的表面化学物质与人类细胞相似,这种伪装使免疫系统难以识别它们。实际上,人类正在与病原微生物进行一场不屈不挠的、全力以赴的战争,彼此从来没有达成双方同意的协调和停战协议。人类发明了抗生素,它能扫荡结核、肺炎和其他许多传染病的细菌,然而,病原微生物很快演化出抵抗抗生素的本领。事实上,像引起结核、淋病的细菌,现在比20年前要难控制得多。在人类进化的同时,病原菌也在进化,对抗生素耐受力增强,就是病原体进化的结果。在人类和病原菌的对垒中,人类不可能永远是赢家。病毒和细菌进化比人类更快。人类固然可以生产更为精巧、敏感的药物,但这反而会加速病原体进化出更为干练世故的方法来逃避人体的防御。

人类可以消灭某一种病种如天花,但疾病是永远不会消灭的。健康和疾病之间的对立和斗争,将永远存在。

2. 健康与疾病之间没有绝对的界线,它们之间相互转化

健康与疾病虽有本质的区别,但又不可分割地联系在一起。在健康与疾病之间,实际上并没有一个"非此即彼"的绝对界线。健康与疾病的区别是确定的,但它们之间又存在一个"中间状态地带",目前有的学者称之为"亚健康"。疾病和健康相互联系的另一种形式是,两者在一定条件下相互转化。两者转化的条件包括机体内部状态、机体与外部环境之间的关系,也包括人们的价值观念。对于健康和疾病转化的条件应予辩证的分析。在文明发展和工业化社会的条件下,人们生活水平提高,体质增强,对疾病发生发展的认识不断深入,预防疾病和治疗疾病的手段不断进步,促使疾病向健康的转化。同时由于生活水平的提高,饮食习惯的改变,又给人们造成了一些新的高发疾病如糖尿病等。从医学的社会职能看,就是要创造和运用一切条件,阻止健康向疾病的转化和促进疾病向健康的转化。医学的认识和实践,无非是通过一定的手段,认识和把握健康与疾病之间相互转化的规

律,再运用这些规律性的认识转化为物质的、精神的、社会的手段,促进有利于人类健康的转化。

三、遭遇亚健康:学会与之共存

(一) 连接健康与疾病

900多年前,"阿拉伯医学王子"阿维森纳在其名著《医典》中记载:古罗马名医盖仑已经明确把人体状态分为三种:健康、疾病和第三种状态。阿维森纳不仅解释所谓"第三种状态"是既非健康又非疾病的状态,而且还对"第三种状态"的类型进行了分析。[4]

前苏联学者H.布赫曼,将"既不是健康,也不是患病的中间状态称为'第三状态'或亚健康状态"[5],形成了第一状态——健康、第二状态——疾病、第三状态——亚健康的"三状态说"。自上个世纪80年代至今的20多年间,"国内外的一些社会学、伦理学、医学界学者,纷纷发表有关'第三状态'问题的著述,已逐渐为医学界和其他有关学科所接受"[6],"第三状态——亚健康"的概念在各种场合中和不同载体上广泛被使用。

生命"三状态说"反映了医学的进展,揭示了健康、亚健康和疾病等概念的内涵及其相互关联,拓宽了医学的视野,有利于社会进步,具有重要的科学意义。

亚健康和亚临床疾病既有区别又有联系。亚健康的趋向可以指向疾病,也可以指向健康;即使是指向疾病,可能会有一个进展过程才可检出结构和功能的异常,才会出现症状和体征。亚临床疾病属于疾病范畴,其趋向指疾病;亚临床疾病体检往往缺乏阳性发现,也缺乏病人的主观陈述的支持,但辅助检查却可获得重要线索。目前,国际疾病分类已经承认这种亚临床疾病,如"无症状缺血性心脏病",这种疾病没有症状,但根据心电图可做出诊断。但亚临床阶段和亚健康一样,是疾病与健康相互联系的一种表现形式。

(二) 亚健康状态分析

依据生理—心理—社会医学模式,亚健康包括生理方面、心理方面、行为方面和道德方面的内容。

生理方面的亚健康状态是指其躯体健康态与疾病态界线很不清楚,在一个相当长的时期内,各种仪器和生化检查很难发现阳性结果,仅仅感到躯体上的不适,如困倦乏力、睡眠障碍、肌体酸痛、机能下降、功能紊乱等。

心理方面的亚健康状态是指人们在心理上、精神上和情感上受到纷扰和陷入困顿的状态。如焦虑、忧郁、烦躁、恐惧、冷漠、无望、情绪失控等等。

行为方面的亚健康状态是指人们在行为上经常性的失范的表现,如不符合社会规范,失当无序,有损文明的种种行为。

道德方面的亚健康状态是指人们在思想道德方面存在与主流文化相背、不利于社会和自身发展的取向,如价值观上的偏差、思维方式上的混乱、道德观上的颓废等等。

亚健康还包括衰老尤其是过早衰老所致的机体及心理上的退行性改变而引起的种种不适感。各种亚健康可以发展为某种疾病,但也可以仅有种种不适而不发病。这种状态,既不属于健康,又难于发现疾病,而处于健康和疾病的临界状态,亚健康状态是健康与疾病相联系的中介环节。

(三) 生命存在的重要状态

在生存环境中各种因素的综合作用下,人的生命存在在多数情况下是处于中介状态——亚健康,而不是健康—疾病的两极对峙。

据世界卫生组织一项全球性的调查报告显示,全世界真正健康者仅为5%,经医学检查、确定为患者的为20%,75%的人处于亚健康状态。因此,亚健康状态是人的生命存在的重要的中介状态。中老年人是呈现亚健康状态的主要人群,中年早衰和社会年龄结构老龄化等因素直接影响人的生命存在状态。40岁上下的中青年承受的社会压力最大,他们是亚健康的高危人群;步入老年的人群原本就处于生理性衰老阶段,心身失调日趋严重,他们是亚健康的高发人群。

随着社会进步和医学的发展,对亚健康的研究将是医学研究的重点之一。亚健康观念将对临床医学、预防医学和全球卫生保健的发展起重要的促进作用,比如有利于对疾病发展过程的深入理解,有利于提高早期诊断水平,有利于促进Ⅱ级预防的落实,有利于医学模式转换在医学实践中的实现等等。更重要的是,亚健康观念的出现,说明医学关爱的目光已经由病人身上而触及亚健康人群和健康人群,这是贴近医学终极目的的重要标志。

注释:

[1] 亨利·西格里斯特著,秦传安译:《疾病的文化史》,中央编译出版社,2009年,第7页

[2] 苏珊·桑塔格著,程巍译:《疾病的隐喻》,上海译文出版社,2003年,第152页

[3] 对于疾病超自然的解释有多种多样,但都有一些中心观点。Hudson总结了5种最初的观点:疾病是魔法引起的。人们普遍相信某些人是死于所谓的"黑色魔法",它可以直接置人于死地或具有超自然的力量;疾病因某些社会禁忌而产生。着可以从圣诗诗人的笔下找到佐证:"傻人由于冒犯了神灵和它们自身的邪恶,而遭受了痛苦";疾病因某些事物的侵犯而引起。通过魔法,诸如骨头、毛发、衣物碎片或鹅卵石,都可以侵犯人体造成疾病;疾病来源于超自然的力量。发疯是因为魔鬼附着在人的体内,癫痫是因为精灵抓住了人的灵魂;疾病是由于迷失了灵魂。使用魔药或咒语可以使一个人迷失灵魂。(Phillip L. Rice 著,胡佩诚等译:《健康心理学》,中国轻工业出版社,2000年,第23页

[4] 阿维森纳著,朱明主译:《医典》,人民卫生出版社,2010年,第53页

[5] 童孟明:《"第三状态"概念及原因》,《医学与哲学》,1986年7卷第10期,第55页

[6] 高广德:《"第三状态"人的医学伦理学问题初探》,《医学与哲学》,1989年10卷第13期,第28页

性命之托

——医生、病人、医患关系

  在太阳底下有两种关系是神圣而圣洁的：师生关系和医患关系。教师哺送知识、智慧和思想；医生接受生命安全的重托。一个事关灵魂铸造，一个事关躯体健康，从人性的基本性质看，医学可以托付给信仰，但实在不宜托付给唯利是图的商业。

一、负载千年人文期盼的医生形象

(一) 文化期许和尘世浸染

1. 文化的铸就

在古希腊神话中,掌管医学的是太阳神阿波罗之子医神阿斯克雷皮斯。遍布全球的现代化医院的摇篮正是希腊各地的阿斯克雷皮斯神殿。耶稣的神迹经常通过传递对病人的关爱显现。西方医学从童年起,就传承着宗教大爱的精神。中国古代"悬壶济世"的故事说,"市中有老翁卖药,悬一壶于肆头,及市罢,辄跳入壶中,市人莫之见"。老人正是以自己生命的全部奉献,用来拯救生灵!三国时的董奉治病不取分文,只要求病家种杏树以示报答,并以卖杏所得之谷赈济贫穷,而后得道成仙而去。后人以"杏林春暖"称颂良医美德。

医生拥有人类千年文化铸就而成的职业品质。在人类文化的千年期许中,医生超越世俗,是人神同形的大爱化身。

2. 人文素质在先

一教授在讲座时强调医务人员的医学人文素质的重要性,说医学人文素质是医生素质结构中的灵魂和太阳。心外科吴主任不以为然,问教授说:做医生最重要的素质还是业务素质,懂得医学人文这些虚的东西,是能开刀啊还是能看病呢?教授回答:吴主任,你的科里几十名医生护士,业务技术好的医生是否等于好医生?护理技术好的护士是否等于好护士?吴主任说,那倒不等于。教授说:他们差的是什么?正是医学人文素质。教授说,在你科里出现的医疗差错、医患纠纷中,属于技术原因造成的多还是医学人文素质因素缺陷导致的多?中华医学会的权威统计,只有不到30%的医疗差错、医患纠纷的原因是技术原因导致的,其余都是与人文素质、管理有关的因素导致的。吴主任沉默不语。

医生的素质结构由文化素质、心理素质、业务素质和人文素质构成,这些素质单元具有与众不同的内涵。医生的文化素质是执业的必要条件。医生培养周期是所有专业中最长的,学习任务最重的。没有规范的高等医学教育的经历,在主流医学的范围内是无法从事医学活动的。各种职业的员工都需要一定心理素质,但医生的心理素质的重要性并非其他可比。一位营业员的心理素质不佳,至多影响营业收入;而一位医生的心理素质有问题,怎能期待他为病人提供心理治疗和心理疏导?业务素质是医生关爱病人的基本手段,不可能存在这样的情况:一位自称素质很好的医生,但他总是出医疗差错甚至医疗事故。医学人文素质是医生素质结构中的灵魂和太阳。医学人文素质的缺失是根本性的缺陷;强调医生的业务素质而无视医学人文素质是危险而又不明智之举。

3. 医生责任大如天

医生是一份需要有使命感的职业。有使命感的医生能更好承担医者的责任。选择了医生这个职业,就是选择了天大的责任。

责任是分内应做的事情。也就是履行应当履行的社会义务,完成应当完成的使命,做好应当做好的工作。父母的责任是养儿育女,儿女的责任是孝敬父母,教师的责任是教书育人,司机的责任是安全驾驶,军人的责任是保家卫国……那么,医生的责任是什么?

医者的责任是:保卫生命安全、提供人文关怀、做好诊疗工作。

在民族和人类安全受到威胁的危急时刻,蒋彦永、钟南山挺身而出,顶住压力,杰出地履行了医者保卫生命安全的神圣的社会义务。

2002年12月15日,广东河源市人民医院收治了一位叫黄杏初的患者。这是中国第一例报告的SARS病例。一周之内,河源人民医院四名诊疗过黄杏初的医护人员相继发病。与此同时,SARS病毒以惊人的速度四处蔓延。2月上旬,广东进入SARS发病高峰期;2003年3月7日,首都北京发现第一例输入性SARS病例;随后山西、内蒙古、河北等省区陆续发现SARS病例;4月,SARS疫情进一步扩散,全国各地共有26个省市爆发SARS病例。至此,中华民族面临着一场重大的灾难,中国政府面临一次严峻考验。

2003年3月至4月,正当国内新闻媒体的报道聚焦中国"两会"的召开和伊拉克战争的时候,关于北京流行非典的消息在流传,国外的媒体和有关国际组织公开发出警告:不要去中国。3月26日,北京市卫生局发言人宣布,北京市输入性肺炎得到有效控制。4月2日和4日,卫生部主要领导先后接受中央电视台和新华社记者采访,称截止到3月31日,北京共有12例SARS患者,北京是安全的。

在这危急的关头,解放军总医院(301 医院)外科主任蒋彦永教授挺身而出。4 月 4 日写了一封署名信。信中称,仅他知道 309 一家医院,就收治了 60 例 SARS 病人,到 4 月 3 日已有 6 人死亡。该信以电子邮件的形式分别于 4 月 4 日和 5 日发送几家媒体。

钟南山院士作为国内呼吸疾病的首席专家此刻面临着极大的压力。4 月 6 日,钟南山院士面对媒体,说了一下意味深长的话:从医学角度考虑,出现新的病毒和重大疫情是个科学问题。疫情……不仅仅是一个国家或地区的事,而是关系到全人类共同的安全和利益。可以考虑在不影响国家安全的前提下,通过相关合法渠道,寻求国际援助。4 月 10 日,钟南山在记者招待会上,针对卫生部官员继续宣称北京的 SARS 已经得到控制的说法,断然否定"有效控制说"。

中国人民和世界人民会永远记住在人类生命安全受到严重威胁,挺身而出的蒋彦永和钟南山,也会记住为了救治患者甘冒生命危险的姜素椿教授。

2003 年 3 月,在抢救一位 SARS 患者时,解放军 302 医院姜素椿教授不幸感染 SARS,他作出了一个惊人的决定:在自己身上注射 SARS 康复者的血清以对付 SARS 病毒。他的决定基于这样一条医学原理:病毒感染者在恢复期会有抗体形成。无论如何,这是一个极为大胆的尝试。考虑到姜素椿的年事已高,上呼吸道又曾做过放疗,医院领导十分犹豫,但姜素椿却一再坚持。经过了 3 次专家讨论后,这次备受关注的实验开始实施。结果,奇迹出现了:注入 SARS 康复者的血清再配以其他药物治疗,23 天后,姜素椿带着 9 篇、共 5 万多字的关于预防和治疗 SARS 型肺炎的论文,走出了病房。

强烈的责任感使姜素椿一次又一次地站在保卫生命安全前沿:1981 年姜素椿发现了北京市第一例霍乱,从而避免了一次可怕疫情的暴发。事隔 13 年后,1994 年 7 月的一个周末,正在公园散步的姜素椿被紧急叫到 302 医院,参与抢救一位被诊断为肠炎的重症患者。细心的姜素椿通过仔细诊断,确定这是北京的又一例霍乱。由于处置果断,措施得力,从而再次避免了一起重大疫情的发生。

提供人文关怀,是医学最重要的责任,其社会意义远远大于诊疗和护理。

美国纽约东北部的撒拉纳克湖畔,镌刻着西方一位医生特鲁多的铭言:Sometimes cure; Usually help; Always comfort. 特鲁多颠覆了医生的职责仅仅是医疗的信念,揭示了给病人以援助,是医学的经常性行为,也是医学的繁重任务,其社会意义大大超过了"治愈"。技术之外,医务人员常常要用温情去帮助病人,揭示了医学的职责≠医疗、医疗服务≠医疗技术服务。

医者,陪伴人类走过生老病死,扮演的是天使神祇的角色,承担的是一份性命攸关的责任。因为这份责任——医生就是夜半三更病孩母亲理直气壮地将你从睡梦中唤醒的人;就是一个简单的午餐中三次放下食物走进急救室的人;就是多少次辜负家中亲人的等候而陪伴在病人床前的人;就是拖着疲惫压抑烦躁而和颜悦色安慰情绪不安的患者的人;就是工作中出现了问题难被理解、投入多、风险大、压力重而收入不高的人……

做好诊疗工作,是医生的基本责任,是保卫生命安全、提供人文关怀的具体展现。医生的责任心,有着明显的专业内涵:意味着专心、细心、贴心、关心、耐心、诚心。

和医生的医术相比,医生的责任心更重要。2005年,安徽阜阳市人民医院刘晓琳医生,在诊疗时警觉到喂养患儿的奶粉可能存在问题,自己掏钱让患儿父母去化验奶粉,终于找到导致"大头娃娃"的罪魁祸首——伪劣奶粉。2009年3月28日下午5时,刘晓琳医生像往常一样走进病房值夜班。

重症监护室里的两个患儿病情相似,呼吸困难、吐粉红色痰,有肺炎症状,也表现出急性肺水肿症状,但是在另外一些症状上,却又与肺炎不一致。强烈的责任心让刘晓琳警觉起来:这是否是某种传染病?因为她了解到3月27日也有一名症状相似的孩子死亡。她立刻把情况向院领导和市疾控中心领导汇报。29日上午8点多,市疾控中心专业人员来医院采集了标本。安徽省卫生厅和卫生部旋即派出专家,不久,经卫生部、省、市专家认定,该病为手足口病(EV71病毒感染)。

也许,我们不能成为钟南山那样的专家,也许,我们不能具有姜素椿那样的业绩,也许,我们不能获得刘晓琳那样的声誉,但是,为医者不能没有责任感。某些医生永远只能收到医疗费,有使命感和责任感的医者收到的更多——收到患者的感念。他们会念你们的名字:在幽静的乡村庭院中,在低矮的建筑工棚下,在亲朋好友的聚会上,在庆幸康复的泪花里,在生命安详走向终点前……

4. 现实中医生的异化

威廉·科克汉姆指出:美国公众对美国医学界及其所提供的卫生保健服务的意见主要是来自经济和社会原因。最常见涉及的问题有两个:一是卫生保健服务的成本增加,二是自称拥有优越技术和成就的医学界并不能够做到向美国公民提供高质量的卫生保健服务。这两个问题的根源,都是由于美国是围绕自由化市场的经济利益来组织医疗服务的。[1]

根源于医学商业化熏染的医学异化正在改变医生的职业品质,物质利益逐渐成为一些医生医学活动的真正动力,并使医生的人文声誉受到致命的伤害。医生成为行业既得利益体系的维护者。他们将利益而不是人文使命作为提高工作效率、研究和开发的驱动机制。有部分医生完全丢弃了人文使者的职责,越来越异化为商业的信徒。这种情况在德国也同样如此。德国学者耶尔格·布勒希揭露了被药商锁定的医生。

医生行医助人,也受别人关照。药品公司每年为每位医生支出 8000~13000 欧元,这笔营销支出促使医生开出特定公司的药物或医疗产品。

合法营销和非法牟利之间的界限很模糊。在"加油上路"计划里,医生和业务员在加油站碰面,医生听业务员介绍产品,业务员帮医生加油买单。2003 年 3 月,慕尼黑检察署对史克必成药厂总部调查发现,曾有医生接受旅游招待,前往观赏 1998 年在巴黎进行的世界杯足球决赛和 F1 方程式赛车。该药厂还涉嫌替医生支付书籍和电脑费用。德国的法定医生进修,现在大部分公开由制药公司安排,只有极少数是医学界独立办理。他们调查了 51 场所谓独立进行的活动,其中 32 场很有可能有罗氏、拜耳、辉瑞、赫斯特等厂商参加。[2]

中国医学界出现的"看病贵"、"红包"、"回扣"、"过度医疗"等现象传递着一个共同的信息:尘世浸染中医生的职业品质人文含量退减,医疗救助不是爱的奉献而是趋利的商业行为；从医更多的是为了获得令人羡慕的职业回报而不是选择一项伟大的人道事业；医生很难摆脱生活的压力、物欲的引力和管理体制的阻力而抵达文化期许的大爱境界。

(二) 神圣的职业属性

1. 本体属性

生命健康，是人的世界之本，没有健康的生命，一切都没有意义。医学与生命健康具有直接同一性，医学的性质和状况，直接关系到人之生命存在的内在依据。世界上众多学科和行业中，唯有医学以护卫人的生命健康为己任；其他学科和行业归根到底都是为人的生命服务的，其价值在某种意义上说，都是属于"工具之学"，无论是数学、物理、化学等理论学科，还是计算机、航天航空、工程机械等应用行业，都是人的生命的"御用工具"，只能改变人之生命生存的外在条件，和人之生命的存在不是本质的直接同一关系。因此，执业于医学之医生，具有与其他职业不同神圣的职业属性。

2. 人文属性

人文属性是医生品格属性中的核心，它支撑着医生以人文的价值观念引领着自己面对这一份厚重的工作。在千千万万种职业中，只有医生是生命健康的护卫者。每一例成功的医学救治，每一次真诚的人文关怀，医生把医学人文的温度传导给每一个病人，温暖了千千万万家庭，代表文明社会、国家和政府为患者兑现一项基本人权——生命健康权。生命的健康存在是文明存在的基础，是人类价值的集中体现。医生职业的人文属性价值无量。

3. 风险属性

当战火纷飞的时候，百姓可以逃离战场，远离硝烟，而医务人员穿越枪林弹雨，出生入死救护伤员；当瘟疫袭来的时候，百姓可以奔走他乡，躲避死神，医务人员用自己生命护卫患者的安危；当自然灾害降临的时候，在最危险地方的总是少不了医务人员的身影。即使是太平时期，职业暴露而带来的伤害是每一个医生每天都可能遭遇的风险。在2003年抗击"非典"期间，医务人员罹患"非典"是全社会所有行业中最高的。

4. 重压属性

在千千万万种研究对象中，没有比活体的生命和充满非线性联系的疾病更为复杂的了。因而《黄帝内经》要求，在为病人诊治的时候，如同面临万丈深渊，极其谨慎；同时要像手擒猛虎一般坚定有力，全神贯注，决无分心："如临深渊，手如握虎，神无营于众物"（《素问》）。医生不总是有机会享受妙手回春的喜悦,却经常感受救治无果的无奈。年复一年、日复一日地面对复杂的疾病、痛苦的病人和情绪低落的家属,医生需要做大量的技术和人文的工作,付出巨大的体力和精神的支出。不仅如此,救治疾病状态下的生命与修补故障状态下的设备最大的区别就在于,医学失败的后果可能是无法挽回的生命的丧失。医生不总是有机会演绎妙手回春的故事,却经常感受生离死别的悲情。此时,随之而来的不仅是袭上心头的失败感,还有可能发生令人烦恼无比的医患纠纷。

据2008年5月13日联合早报报道,中国95%的医务人员不愿子女学医。在一位父母都是医生的大学生的眼里,医生是一个工作压力大、职业风险高而经济收入偏低的职业。他介绍说:自己的父母都在佛山一所大型医院上班,父亲是在消化内科,母亲是妇产科。从小和父母生活在一起的他,亲眼目睹做医生的艰辛。医护人员需要24小时待命,随时准备应对患者病情的突然恶化,节假日值夜班更是家常便饭,很少陪家人安安心心的休息放松;此外,他们的工作很辛苦,病人多的时候更像打仗一样,水都顾不上喝,遇到大型手术,对体力就是极大的考验,他妈妈就曾疲劳过度,晕倒在手术台上。遇到例如"非典"等传染病肆虐的时期,医生们还要坚守岗位,尽管自己的健康都岌岌可危,可还是要冒危险拯救病患的生命。

5. 中立属性

医生面对的人,没有贫富之分,没有阶级之别,没有地位悬殊,没有政治分野。医生面对的只是病人——需要他诊治和帮助的病人。19世纪中叶,瑞士人亨利·杜南目睹索尔弗里诺战场上数不清的伤员呼救呻吟,无人过问,深感医学中立性质的重要,奔走各国呼吁成立了红十字会,他将"中立性"确立为红十字会的基本原则。法西斯纳粹和日本731部队医生的种种恶行之所以令人不耻,正在于其背叛医学的中立性质,成为政治和暴力的恶奴。

二、需要同情和关爱的病人角色

(一) 病人是需要医学帮助和人文关怀的人

一般而言,病人是求助于医学,需要医学给予帮助和人文关怀的人,其外延所涉及的对象有四种最基本的类型:患有躯体疾患的人、患有心理疾患的患者或精神障碍的人、患有躯体疾患和心理疾患的人和其他需要医学帮助的人。第四种类型的病人不一定患有生理疾病,也无明显的心理疾患,但出于某种生理方面的或心理方面的原因而不得不寻求医学的帮助而成为病人,如正常分娩的产妇。美国耶鲁大学教授列依博士和莱塞尔博士在《病人》一书中写道:"过去,'病人'(patient)一词指一个人患有病痛,其语源和语意与'忍耐'(patient)有关。现在'病人'一词指一个求医的人或正在被施与治疗的人"。[3]患有疾病或不适、有求医行为、接受医学帮助,是"病人"这一概念的关键词。病人是求助于医学,需要医学给予人文关怀的人。

Mcwhinney在《超越诊断》一书中列举了病人就诊、进入病人角色的七个主要原因:第一是躯体方面的原因不适超过了忍受的程度;第二是心理方面的焦虑达到了极限;第三是出现了疾病的信号;第四是出于医疗管理方面的原因,如需要获得医学证明等;第五是机会就医,由于接近医生或了解了医学知识后的就医行为;第六是周期性的检查;第七是医生对慢性病人的随访。

美国医学社会学家威廉·科克汉姆强调了病人概念中,不仅仅包含着生物医学的内容,还包含着医学心理学、医学社会学的内容。他区分了"疾病"、"患病"和"病态"三种状态:"'疾病'(disease)是一种负面的躯体状态,是存在于个体的生理学功能异常。'患病'(illness)是一种主观状态,个体在心理上感觉自己有病,并因此修正自己的行为。'病态'(sickness)则是一种社会状态,主要表现为由于疾病削弱了患病者的社会角色。"[4]

(二) 病人是具有特殊精神活动的人

病人特殊的精神活动,是社会生活通过病人角色的独特反映,是一种特殊的社会意识活动。依据病人精神活动的层次区别,可以分为病人的认知、病人的体验、病人的心理和病人(家属)的心态。

1. 病人的认知

病人的认知相对于病人心理而言,是病人意识中较高的层次,是具有一定程度的理性成分思维过程,在病人的求医行为、遵医行为中发挥重要作用。病人认知活动的性质有两种:一是有利于疾病痊愈的积极作用,二是不利于疾病痊愈的消极作用。病人对心理和生理的关系、对疾病的发展过程、对医患关系有了正确的认识,有利于其机体的抗病能力的提高,有利于医患关系的改善,有利于其遵医行为自觉性的唤醒。

由于病人的年龄、社会经历、文化水平等差异,使得病人在进入诊疗过程的时候,可能会产生不符合实际情况的认识。这些认识偏差实际上是一种对疾病过程相关因素的曲解或认知错位,而现实中的结果往往与患者主观认识相差甚远,进而引起一系列的情绪反应、行为反应及自我防御反应。

第一,对疾病过程复杂性的认识局限。由于缺乏相应的知识背景,在治疗效果不理想的情况下,患者及其家人很难认同其客观的原因在于疾病过程的复杂性。一般对于如个体差异、症状不典型、疾病假象、疾病无症状等表象层次的复杂性难以理解,而对于疾病的内在的复杂性如病因、病理,对于疾病的过程变化发展的复杂性等等知识更为缺乏。

第二,对医学水平渐进性的认识局限。医学的发展是一个渐进的过程,在不同的分支和不同的病种方面,其成熟度不均衡。对相当一部分疾病,医学干预力度有限;甚至对一些疾病束手无策,即使作了对症处理,最终无济于事的情况不是没有。而患者及其家人对此缺乏认识。

第三,对误诊误治难免性的认识局限。从医学目前所处的水平而言,诊疗效果具有或然性;从一个医生的成长过程来说,误诊误治具有必然性。临床医生的成长过程,某种意义上是从误诊较多到误诊较少的过程。但是,患者无法认同这一点,尤其是当误诊误治成为现实发生在自己身上时。

第四,对维护自身权利的认识局限。病人懂得维护自身的权利,如知情权、选择权,无论对患者个人还是对医学,都是一种进步。但是,由于患者医学专业知识的阙如,在维护患者权利的时候出现认识误差,往往与其根本利益相左。在临床上如遇到气管异物的患孩需要立即施行气管切开造瘘术,而患孩的母亲因不了解手术的必要性而不同意手术,其结果恰恰是病人最根本的权利——生命权的丧失。

第五,对医患关系的认识局限。医患关系是医学实践中最基本的人际关系,是特定时间空间条件下,特定的情景中形成的人与人之间的关系。医患关系具有多方面的内涵:医患关系的平等互动、医患关系的人文属性、医患关系的经济制约、医患关系的道德境界、医患关系的法律底线、医患关系的文化背景等等,这些内容之间相互联系,相互作用。任何割裂其联系的认识,强调一方而否认另一方的观点是片面的。患者站在一己的立场上往往不能全面地把握,易出现的认识偏差往往是片面强调对患者有益的方面而割裂医患共同体之间的联系。这种认识的局限有时受到伤害的正是患者自己。如片面强调知情同意权而不认同在必要时病人权利的让渡,在危急状态下,有时会贻误病情。

2. 病人的心理体验

一般认为,病人和医生有着很多共同的语境:讨论病人的症状和体征;面对获得的客观、精确的临床数据;共同的目的是治愈疾病等。但人们往往忽视了病人和医生之间对疾病的体验存在着的差异。病人是疾病过程的体验者,有些体验是医生无法在教科书上获得的。

女哲学家图姆斯患病躺在床上,感觉好像地震,房子要倒下来一样。她把这种感觉告诉她的医生。医生未加思考就说:"怎么可能呢?你得的是眩晕症,是你有毛病了"。女哲学家很愤怒地说:"医生,你只是观察,而我是在体验"!

哲学家胡塞尔指出:一个客体成为意识的对象的方式是与意识明确关注和将其本身导向该客体的途径紧密相连的。面对共同的认识对象,医生和病人所关注的对象不同、认知结构不同、认知途径不同、处境不同,对疾病的体验完全不同。

医生是按照病理学、诊断学等科学的视角来透视和解释病人的疾病的,医生对疾病是一种充满理性的、研究性质的、外在的、置于自身之外的体察;而病人却是从正常生活受到了破坏的视角来看待自己的疾病状态,对疾病是一种切入身心的、受难性质的、内在的、身陷其中的体验。与其说疾病是医生和病人之间的一个共有的现实,不如说他们实际代表了两个截然不同的"实在"。医生和病人是从他们各自世界的语境来解读疾病的,要使医生和病人对疾病的体验有一个双方共享的平台,不是一件很容易的事情。

哲学家舒尔茨曾经强调,一个人所关心的东西取决于他所从事的工作以及在他的生活中起作用的相关系统。医生的知识结构使他关注的事实是给予各种躯体症状的集合以本质上的限定,为此,他关注的主要是疾病过程本身、临床数据而不是病人的处境。通过对疾病信息的分析和综合,医生依循诊断标准将之归类于某种特定的病种,按常规予以治疗。有一定文化知识的病人也关注客观的临床数据,但更关注的是另外一种现实:他关注疾病可能带来的一切,并将这种体验与他自己未来生活的质量联系在一起:疾病会对他日常生活产生怎样的影响?在怎样的程度上改变了他的生活方式、限制了他的生命自由?对他的家庭将造成怎样的困难,使他的工作受到怎样的损失?使他的个人发展计划受到怎样的挫折?

疾病损伤了病人的机体结构和功能,更重要的是损害了病人的尊严,使病人觉得自己不再是原来那样活生生的"正常人",疾病破坏了病人在现实生活中的整体感、确定感、控制感和行动的自由。在疾病状态下病人失去了原本熟悉的世界,程度不同地丧失了行动自由,不得不依赖他人,不得不改变自由状态下成为生命一部分的生活习惯和生活方式,不得不重新适应一个令人不快甚至是十分痛苦的环境。对于慢性病人而言,疾病甚至改变了病人生命的轨迹。

疾病改变了病人的感知方式甚至改变病人的性格。在病人的意识世界中,疾病成了病人心理感受最敏感、最强烈的焦点,疾病及其所包含的一切吸引了病人的全部意识与注意力。在病情体验中,病人感到个人隐私失去保护的尴尬,感受到个人的脆弱性,感到生命的不堪一击,感到自己熟悉的世界的不可捉摸和人生的不可预测。对于患完全恢复很困难的慢性病病人来说,疾病成为他们生存方式的内在要素,成为他们生命的一个永久特征,他们将伴随着疾病体验一直生活。而医生,往往会抱歉地说:"对不起,这种病在医学上还没有治愈的方法"。医生和病人的这种不同体验,不是一个不同知识水平或掌握的医学信息不对等所造成的简单事件,而是深刻内在的分歧,是医患冲突深层次的根源。

有的时候,面对疾病,医生和患者身心所承载的是完全不同的两个性质不同的存在。在医生的视野中,这可能只不过是他司空见惯的某一类疾病中的又一例,诊断对医生来说只是进行疾病的分类(例如,是胃癌而不是胃炎);而对于病人而言,这个独特的个人事件将改变他和他的家庭的正常生活,将使他们陷入痛苦之中。恶性的诊断结果,很可能就是一个幸福家庭走到尽头的宣判。重度伤残的病人最需要人文医学的阳光,因为病残并不是一个生理事件,对于病人而言,它是严肃的"本体论"问题,是生命怎样再以为继的问题。

3. 病人的心理活动

病人心理是病人在疾病过程的特定境遇中形成的,具有病人角色特征的病人意识活动。其表现多种多样,如依赖性增强,被动性加重,行为幼稚化,要求别人关心自己;主观感觉异常,对脏器活动的信息特别关注,常有不适之感;易激惹,情绪波动大,易发怒,易伤感,遇事易发火,事后又懊悔不已;焦虑、恐惧反应及抑郁情绪相当常见,经常处于痛苦的"思考"状态;病人惧怕病痛、惧怕疾病过程、惧怕诊疗失误、担忧失去健康、担忧失去正常生活的能力、担忧家人在各方面受牵累、惧怕伤残、惧怕死亡;害怕孤独,患病后特别思念亲人,希望有人陪伴身边;猜疑心加重,重病人常察言观色,捕捉只言片语推断自己的病情是否被隐瞒;自卑感加重,特别是慢性病人、伤残病人。

病人心理活动往往通过病人心理应激、病人心理期盼、病人的心理问题表现出来。

病人心理应激。病人心理应激是指病人在应激源的作用下出现的心理紧张状态及由此引起的生理方面、病理方面的改变。病人心理应激的应激源主要是疾病带来的躯体症状、生活方式的变化和与此相关的各种生活事件。病人对疾病及其预后的认知和评估,在病人心理应激形成过程中具有重要作用。面对病痛中的亲人,病人家属也有一个心理应激的产生到适应的过程。家属的心理应激的制约因素是与病人的亲密程度、病人所患疾病的性质及预后、家属本人的文化素质、人性取向、病人在家庭中的地位和家庭社会背景、经济条件等。

病人心理期盼。病人的心理期盼是一种特殊的心理需要,是在疾病条件下人的社会的客观需要在人脑中的反映,是病人对某种目标的渴求和欲望。它是病人意识倾向性的基础。病人的最基本的需要首先是击退病魔对生命安全的威胁;其次是解除疾病日常生活的侵扰,恢复机体健康。这种在正常人需要的基础上、患病的条件下的本能的需要,可以分解为8个方面的心理期盼:期盼接诊医生像自己友善的朋友,是有责任心、同情心、可以信赖的人,最重要的是能够有从病人的处境去考虑问题的心态而不是一个冷冰冰的机器人医生;期盼医生具有精湛的医学技能,和蔼耐心周全地诊察,尽早明确诊断;期盼较好的医疗条件;期盼检查和治疗时保证生命安全、避免痛苦;期盼能够获得疾病的性质、疾病的进程、疾病的预后等相关信息;期盼能够得到医护人员周到的关怀和照顾,获得医护人员重视;期盼早日康复;

期盼自己的医疗支出公正明了。

病人的心理问题。病人的心理问题是病人适应疾病环境时所产生的心理现象。临床上病人复杂多变的心理问题,可归为六类。第一,躯体疾病所致的精神障碍,例如高热时的意识模糊、定向不全、思维不连贯、情绪恐惧等;甲状腺机能亢进时的易激惹、失眠、情绪的兴奋和抑郁等;伤寒时的多疑、淡漠、听幻觉和被害妄想等。第二,治疗所致的心理表现,例如利血平可导致忧郁状态,肾上腺皮质激素类可导致欣快状态,心脏手术后经常发生谵妄状态等。第三,导致机体病变的心理问题,例如损失感、威胁感和不安全感很容易使人致病,A 型性格者患冠心病的比例特别高。第四,对疾病的心理反应,例如焦虑、忧郁、绝望等,并形成形形色色的心因性症状。第五,对治疗或治疗环境的心理反应,例如高大的建筑,复杂的仪器,静谧的病房,既可以使病人产生安全感,也能让病人感到陌生、恐怖或孤独。第六,精神疾患的心理失常,例如癔病患者的"病理性说谎",精神分裂症患者的幻觉和妄想等等。

不同的病人有不同的心理问题。患躯体疾病的病人一般多为被动依赖,敏感自卑,主观猜疑,忧郁自怜,焦虑恐惧,灰心绝望,感知异常,易激惹,常有孤独感、惯性心理等等;患心理疾病病人的心理问题一般多为知觉障碍,情感障碍,思维障碍,语言障碍,意识障碍,记忆障碍,智能障碍,人格障碍等等。

4. 病人(家属)的心态

这里的病人(家属)心态,特指与人性相关的心理活动。病人(家属)的良性心态具有以下特征:认同这样一个伦理前提:每一个有良知的医生都希望治好他的病人,但医生不是万能的。在遇到麻烦的时候,病人(家属)能控制负性情绪,不将其投射到医院和医生身上。他们认同这样的事实:在目前的社会条件下,医学无法远离世俗生活,医生无法不食人间烟火,从医作为一种职业无法抹除谋生手段的烙印。他们懂得医患双方是一个共同体:医学的每一个成功都是患者的福音,病魔的每一次得手都是医学的憾事;如果病人(家属)用戒心筑起壁垒,使医生心怀疑虑,被隔断的会是医生向顽症的冲击。他们明白偏激舆论给医生施加压力,使医生瞻前顾后,失去的将是患者的生命和健康。

在现实社会中,呈恶性心态的病人(家属)并不鲜见。他们将患病的痛苦一股脑投射到医生和医院身上，甚至将医生和医院作为释放他们对现实种种不满的渠道。医院管理中的失误、医务人员医德的失范、媒体炒作的失当、某些律师良知的失节，给他们的恶性心态火上浇油。实际上，他们中的一些人，从求医行为的一开始，就将医生和医院看作对手，抱定了"病看好是应该的，因为我花了钱；出了问题唯你是问"的恶性心态。恶性心态驱使的恶意扰医行为包括对医生施以恶意的心理压力、人格侮辱、伤害医生的身体、损坏医院财物、发表有悖于事实和科学的信息、利用法律和媒体敲诈医院甚至大出打手酿成血案。

病人（家属）的恶性心态的形成是复杂的社会、复杂的人性的折射，与病人（家属）的人性趋向、文化内涵、社会风气、舆论导向、法治法律的等多种因素的复杂交集相关。它是杀伤医患关系，损害医疗质量，妨碍医院运作，毁损病人健康的凶顽。医学对之不能等闲视之。当前应该做到的是，不可片面地理解"病人弱势群体"的提法，加强正面教育和正面引导，建立和健全相关的法律法规，同时打击三种恶行：医务人员中严重的医德失范、病人（家属）恶意扰医行为和变相敲诈行为。全社会要强调这样一个信念，为医务人员创设一个良好的工作环境，获益最大的是病人！

（三）病人是有特定行为特征的人

1. 病人的行为

人的行为受到三个因素及其相互关系的制约。制约人的行为的第一个因素是人的内在需要。人类的各种行为受到本能活动的驱使，在相当大的程度上受到人的心理生理的驱策，没有满足的内在需要，就是行为的内驱力。行为可以看成人寻求生理心理满足的努力，是反应内在心理和生理需要的外部表现。制约人的行为的第二个因素是外在环境。每一个个体都生活在一定的自然条件和社会文化背景环境中，必须对来自环境的各种刺激作出适当的应答。任何行为都是个体作出的针对环境变化的适应性的反应。这种反应不是一种机械消极的，而是积极主动的过程。制约人的行为的第三个因素是人的大脑。人的行为是脑的重要功能之一。人的一些本能的行为例如摄食、饮水、排泄、性行为等，往往受到脑的某些特定区域的支配和调节，与某些神经递质、神经内分泌激素水平有密切关系。而人的有目的有计划的行为的启动、实施和调节，都是以前额叶的正常结构和功能为物质基础的。以上三个因素相互作用，构成人的行为的制约系统。因此，人的行为是脑的功能,是内在心理生理需要的外部表现,是对外在刺激的应答。[5]

一般而言,病人行为是个体在疾病条件下的特殊行为,是病人的生理需要、心理需要的外部表现,是对疾病环境的适应性表现。

病人行为可分为就医行为、偏差行为、行为障碍等几种类型。其中偏差行为包括不就医行为、反复就医行为、拒医行为、贿医行为、扰医行为等等。[6]病人的行为是复杂的,既有作为疾病反应的行为,又有反应疾病的行为。前者所指的病人行为不包括病人行为障碍,后者所指的病人行为就是病人的行为障碍。因此,病人行为的概念,以是否包括病人行为障碍分为广义的和狭义的两种。但无论怎样定义病人的行为,病人行为障碍、求医行为和遵医行为是其中最重要的。

2. 病人行为障碍

导致病人行为障碍的因素有病患损伤脑的结构影响脑功能和病人心理因素。病人行为障碍一般分为三类。一是本能行为障碍如摄食行为障碍、性行为障碍、睡眠障碍等。二是社会行为障碍如人际交往障碍、社会适应不良等。三是与精神或躯体疾病相关的行为障碍如精神发育迟滞所至的行为障碍、人格障碍等等。[7]

3. 求医行为

求医行为是病人进入病人角色后作出应对的行为。病人求医行为的动因主要是医治生理或/和心理疾患。一般情况下病人采取自动求医的方式。由于病人年龄或病情严重等原因,被动就医在病人家属的帮助下实现。在某些情况下如精神病人或传染病人可能出现强制就医的情况。制约病人求医行为的因素有:心理因素,是指病人由于心理压力如害怕失去自尊、害怕暴露隐私等;经济因素,虽然健康是无价的,但病人决定是否采取就医行为时,一般不得不考虑经济因素。全球程度不同地都有一部分经济条件不好的病人被迫放弃就医行为。不发达国家经济困难的病人这种情况尤为严重。其他如病人个体特征等因素也制约着病人的求医行为。有研究表明,接受教育的程度、性别、对生命健康的信念、症状的特点以及病人的医学知识等对就医行为均有影响。

4. 遵医行为

遵医行为是指病人对医嘱的遵从行为如按时按量服药、接受必要的检查、改变某些生活方式等等。遵医行为不等于依从行为。依从行为是消极被动的,遵医行为是病人以合作的态度,主动自愿的行为。

病人遵医行为问题严重主要表现在遵医率低下。WHO 1993 年的研究报告指出:病人总遵医率平均仅为 50%。20%~50%的病人并不定期复诊;19%~74%的病人不听从医师的医疗计划;25%~60%的病人不按时按量服药;35%的病人有不遵医嘱错服药的行为;30%~40%不遵从预防性治疗措施。长期服药者 6 个月~3 年内,50%不遵从医嘱。影响遵医率高低的相关因素比较复杂。遵医率较高的是针对症状的治疗和疾病急性期的治疗;慢性疾病病人的遵医率和儿童家长的遵医率比较低,医务人员的遵医率最低(0~88%)。[8]

遵医率低下的原因常见的有:医生的意见不能为病人所接受,病人坚持对自己的疾病的看法;医嘱要求的难度较大(如改变生活习惯),病人难以做到;医嘱要求比较复杂(如同时用多种药物有不同的服法);医嘱的专业术语病人不理解;病人的遗忘、忽略、性格问题、文化水平和经济条件;医生的工作质量和病人对医生的看法等。针对以上原因,可以采取加强医患交流改善医患关系、排除降低遵医率的障碍、增强必要的教育和社会干预、提高病人遵医自觉性和主动性等方法来提高病人的遵医率。

三、公益性和趋利性博弈下的医患关系

医患关系是医务人员与患者及其家属在特定过程和特定场所发生的特殊的人际关系。医患关系具有多层面的复杂结构。有医疗技术层面的内容,有患者心理需求层面的内容,也有经济利益层面的内容。

医患关系对医疗效果有着无形的制约作用,直接影响医疗活动的展开与良性运转,医患关系的话题是全社会关注的民生问题,和谐的医患关系是和谐社会的重要组成部分。诸如严重的医疗纠纷不仅仅是一个单纯的医疗问题,已经演变为一个必须重视的社会问题。

(一) 令人担忧的现状
1. 令人担忧令人愁

中国新闻周刊报道:2009 年 6 月 21 日,肾病患者杨某在福建省南平市

第一医院泌尿外科接受手术后死亡。死者家属扣住两名医生,逼其向死者遗体下跪。随后,逾百民众冲入医院声援死者家属,并与医护人员发生激烈冲突。多名医护人员被打伤,受伤最重的医生身中六刀。次日凌晨,在当地政府授意下,医院与死者家属签订书面协议,医院补助患方人民币21万元,其中医院支付5万元,医院协调所在地太平镇政府支付16万元,并同意退还患方所缴纳的全部医疗费用6000元及减免所欠医疗费用。双方同意责任自行承担,不予追究刑事责任。

事件并未就此平息,息事宁人的处理方式却引发了更多医护人员强烈的愤怒。6月23日上午,南平市多家医院的数百名医护人员聚集在南平市政府门口,强烈抗议"医闹"行为,要求有关部门严惩伤人者。[9]

这只是近年来严重医患纠纷中的一例。

2004年6～7月份中华医院管理协会对全国270家各级医院进行了相关的调查,据调查统计的数据:全国三级甲等医院每年发生医疗纠纷中要求赔偿有100例左右,到法院诉讼的有20～30例左右,在北京一年可能达到40多例左右。二级医院每年发生20例左右,到法院诉讼的有3例左右。而赔偿的数额三级甲等医院一年一般在100万左右,而且赔偿额度有越来越高的趋势。全国有73.33%的医院出现过病人及其家属用暴力殴打、威胁、辱骂医务人员;有59.63%的医院发生过因病人对治疗结果不满意,纠集多人在医院内围攻,威胁院长人身安全的现象;76.67%的医院发生过患者及其家属在诊疗结束后拒绝出院且不缴纳住院费用的事情;有61.48%的医院发生过病人去世后,病人家属在院内摆设花圈、烧纸、设置灵堂等事件。

2. 医患关系评估的新视角

中国的医患关系评估,要投放在一个科学的参照系之中。

以医院承担的巨大的工作量为背景看医患关系的现状,总体上是比较好的。国内三甲医院一般日门诊诊疗人数已经达到几千甚至万人以上,病房拥有几千张床位,日手术量几十甚至百余台次以上,其中发生医患纠纷的是极少数,医患纠纷发生的相对数和发生率并不高。

以建国以来医患关系的发展历程为背景看医患关系现状,处于历史"冰河时期",医患纠纷发生的绝对数不低。特别是严重的医患纠纷频频发生,是建国以来医患关系最困难的阶段。

以国内不同地区不同级别医疗机构为背景看我国医患关系的现状,呈现出复杂的差异分布。分别与这些不同地区不同级别的医疗机构所承担的医疗任务、所在地区的经济水平、不同地区卫生改革实施的力度以及具体的医院管理、处置医患纠纷的能力相关联。

以世界各国医患关系发展状况为背景看我国医患关系的现状,我国医患关系处于特殊状态。我国医疗体制弊端、医疗风险转移渠道壅塞,医患纠纷处置机制缺陷,使得我国医患关系状况与其他国家相比,呈现复杂状态。

(二) 复杂的成因

导致现阶段医患关系紧张、医患纠纷相对频发的成因是医疗卫生服务市场化背景下凸现的多种复杂矛盾的产物,主要表现有六大矛盾。

1. 卫生投入与医疗需求的矛盾

我国卫生投入和医疗需求的总体状况有三个方面的情况需要看到:

第一,人均医疗卫生支出不高。我国有13亿人口,占世界总人口的22%,而卫生总费用仅占世界卫生总费用的2%。其中80%投入在城市,20%在农村。

第二,卫生总费用占GDP的比重超过世界平均水平。相对自身的经济发展水平,中国卫生总费用占GDP的比重已不算太低。从卫生总费用占GDP的比重来看,1980年为3.28%,1990年为3.87%,1995年为3.88%。90年代后半期,这个比重开始上升,1999年第一次达到了世界卫生组织规定的最低标准(5%),2002年超过世界平均水平(5.3%),达到5.42%。

第三,我国由政府负担的医疗卫生费用比重与经济水平比我国发达或某些相近的国家相比偏低。在欧美发达国家,医疗卫生费用平均约占GDP的10%,其中的80%~90%由政府负担。即使是美国那样市场经济高度发达、医疗卫生服务高度市场化的国家,政府卫生支出也占到整个社会医疗卫生支出的45.6%(2003年)。与我国经济发展水平相近国家相比,泰国政府卫生投入占全部卫生费用的56.3%(2000年),墨西哥占33%(2002年),都大大高于我国的水平。众多发展中国家如印度、古巴、朝鲜、苏丹、缅甸等实行全民免费医疗。

2. 医疗费用与期望疗效的矛盾

医疗费用问题是一个全球性的问题。

美国医疗费用的狂涨,迫使联邦政府不得不寻找各种方法来降低政府的投入。美国各种医疗费用的支出已经从20年前的1726亿美元增加到2006年的9000亿美元。其中政府的医疗计划承担的部分为1/3。包括美国在内的众多发达国家,绝大部分的医疗费用由保险公司和国家政府来承担,不需个人支付高额的医疗费。近年来我国门诊和住院费用均增一倍多。卫生部官员指出,近年来,我国门诊就医费用增长了1.3倍,住院费用增长了1.5倍,平均每年门诊费用增长13%,住院费用增长11%,这些都超过了居民收入增长的幅度。

我国的城镇职工基本医疗保险制度与农村新型合作医疗制度取得了重大进展,但目前大部分患者以较高自费比例的方式来获得医疗保健服务的状况没有得到根本改变。据研究,医疗服务付费方式与患者对医疗服务的预期效果期望较高之间有着直接关联。相当一部分医患纠纷都是由于医疗费用与患者的期望疗效不相符合所引起的。高额医疗费用与治疗效果不满意相碰撞的火花,往往导致医患纠纷的"火灾"。

3. 医疗风险与分担机制的矛盾

医疗服务是一个高风险的行业,先进的医疗技术的应用,并没有降低这种风险。临床诊疗很多情况下是一个复杂的认识过程,由认识偏差导致的医疗差错可能降低但无法消灭。因此,为医疗行为提供风险分担机制尤为必要。美国的医患纠纷发生后,患者及其家属不会直接找医院、找医生个人,一般不会出现围攻医院、殴打医务人员的事件,而是请律师同法院和保险公司交涉即可,因为医患双方有共同投保的医疗责任保险。医疗差错的赔偿金、律师费,由保险公司支付。同时,因为医疗事故导致保险公司赔付额增高,当事医生将面对下一个缴费周期所缴纳的保费额度上扬,或者是保险公司不再给其承保,以致这位医生失业。显然,这样的分担关系也构成了对医生医疗质量的一种有力监督。

4. 医患纠纷与处置方式的矛盾

相当一部分公众不满意医患纠纷处置方式的公信度。公众对于目前医学专家鉴定环节由医学会出面组织的处置方式一直心存疑虑,认为这是"既当裁判员,又当运动员",是"老子给儿子把脉,爷爷给孙子看病"。同时,专家指出,我国解决医患纠纷的相关法律、法规不配套。2002年9月1日施行的《医疗事故处理条例》与之前《医疗事故处理办法》相比,有一定进步,但是,对医疗纠纷处理的相关法律规定在实践中暴露出许多问题,例如过于原则,不便于操作,甚至"医疗事故"、"医疗差错"这样的基本概念,医疗部门和司法部门在理解上都存在明显分歧。此外,最高人民法院《关于民事诉讼证据的若干规定》司法解释中提出的"举证倒置",被认为对医疗机构赋予的责任过重,使得医疗机构的赔偿责任负荷增大。这些问题的存在,直接或间接影响了和谐医患关系的建立。

5. 医院的公益性和趋利性的矛盾

药品和医疗器械制造商和营销商是在商言商,每日都在用浓郁的商业气息侵袭医院,通过医院从患者身上谋取合法的和非法的利润。医院在经济利益的诱惑下,趋利的商业本性替代了医疗卫生的公益性质,这是导致医患关系紧张不可忽视的重要因素。药品和医用器材生产流通秩序混乱,价格虚高;一些药商违规操作,虚报成本造成政府定价虚高;生产销售等流通环节多,层层加价,一些不法药商通过给医生回扣、提成等,增加药品和医用器材的销售量。现行医院的药品收入加成机制,诱导医院买卖贵重药品,医生开大处方、过度检查和治疗。目前,从医疗行业整体来看,医疗设备越来越精,医疗技术越来越高,但是,医学人文精神失落,医学人文关怀的温度下降,严重危害医患关系。

据2010年5月16日央视《每周质量报告》报道,出厂价只有15.5元的癌症辅助药物芦笋片,在湖南某医院销售价格竟高达213元,利润达1300%。该医院药品采购负责人告诉记者,213元的价格是由国家定的。芦笋片招标价每瓶185.22元,"我们顺加是15个点嘛,213元"。记者查询了湖南省2010年度集中采购药品投标报价指导价格,发现芦笋片的指导价是136元。该医院实际上的加价率达56%,远超国家规定的15%。

四川川大华西药业股份有限公司湖南办事处经理告诉记者,100元利润,大医院给医生(提成)80块钱,小医院不到80元。据其透露,该医院每个月销售芦笋片七八件左右,每件160瓶,总数在1100瓶以上。以医药代表卖1瓶芦笋片有100元利润计算,总的药品利润超过10万元。这些钱的分配涉及整个利益链条,包括医药公司、医药代表和医生,其中获利最多的是开药的医生。

与此同时,相当一部分医生对当前的执业环境表示不满意。一项调查显示,只有27%的医生对当前的执业环境基本满意。在中高级职称医生中,近七成医生对当前执业环境评价不高,48.6%的医生没有职业自豪感和成就感,很多医生不想让自己的孩子从医。压力大、工作负担重带来的医务人员工作倦怠是一个不容忽视的问题。长期以来医务人员队伍建设缺乏人文素质培养,行风建设措施未落实,造成一些医护人员在服务过程中态度生硬,医患之间潜在的危机随着沟通不良升级,演变成医疗纠纷,医患关系不断恶化。

6. 患者医学知识相对缺乏和维权意识增强的矛盾

科学意义上的医学是一门年轻的学科,疾病防治过程的复杂性使得医疗领域中充满着未知数和变数,患者的个体差异和医务人员的医疗技术的差异放大了医学认识活动的难度,国内外一致承认医疗确诊率也只有70%左右,各种急重症抢救成功率在70%~80%左右,相当一部分疾病原因不明、诊断困难,甚至有较高的误诊率、治疗无望。在很多情况下,疾病的治疗过程和结果存在成功与失败两种可能,相当一部分患者及其家属对此缺乏基本的认同,对医疗效果期望过高,从一开始就埋下了医患纠纷的伏笔。

与此同时,患者的维权意识明显增强。据连续4年在北京、上海、天津、重庆、武汉、广州等地对近6000名居民的调查表明,在遇到权益受损时,有94%的受调查人表示会主动采取各种行动以维护自己的合法权益。网络时代的患者与以往的患者有着显著的区别,他们更方便地了解到与疾病相关的信息,要求更多地了解自己的治疗方案、用药及预后;出现了医患纠纷,采用多种途径进行维权,包括要求"第三方"介入,利用网民的力量给医院甚至政府施加压力等等。

(三) 基本对策

医患关系问题是一个复杂问题。其中既有长期以来国家发展过程中政治的、经济的、社会的、文化的因素,又有医院、医护人员的因素,还有患者自身的因素。既然构成医患关系不和谐的因素是复杂多样的,那么,构建和谐医患关系也必须从多个方面来架构。

1. 观念认同:地位平等、目标一致

医患双方在法律和人格的意义上是平等的,并无强弱群体之分。医患双方的权利和尊严都应受到尊重。患者不再被视为医疗活动中被动的工作对象,而是掌握自我命运的自主、自律的独立个体。医生从事医学工作,承担着重大的责任和巨大的压力,医学的风险性、复杂性和未知因素众多是其他职业难以相比的,医生的尊严和人格必须有社会的保障。

医患冲突和医疗纠纷与医学同在,并非当前所特有。现代对医患矛盾的处理往往是在法律的平台之上和在公众舆论的监督之下,医患矛盾因而成为关注热点。理智地讲,以诉诸法律和舆论介入的形式解决医患矛盾,是患者自我保护意识的一种觉醒。但是,患者审视诊疗过程防备心理有余,信任态度不足,媒体关注"弱势群体"人为炒作有余、理智分析不足的现状,只能加剧医患双方的戒备和对峙。当医患矛盾的解决必须以惊堂木的厉声替代生命关爱的天籁之音的时候,我们离医学人文精神远矣。

尽最大可能对患者的疾病进行有效的诊疗,在这个问题上,绝大多数的医生和病人、病人家属基本态度是相同的,医患双方的根本目标是一致的。建构和谐的医患关系需要政府、医务人员和患者三方共建、理解和信任。对于医务人员而言,要赢得患者的尊重和认同,需要用人文的眼界体察病人,关怀患者。包括:

体验病人角色。实践中有一个方法使医生深切理解他的病人:当医生自己生病的时候,他们便立刻意识到他们自己亲身所体验到的疾病与理论上对疾病的解释存在着的差距。一位医学专家说,在成为病人之前,我行医已有50年。"直到那时我才弄清楚医生和患者所想象的,并非同一件事。站在床边和躺在床上的看法是完全不同的。"[10]

洞悉病人的处境。病人的处境是疾病给病人造成的困难。对于某个特定的患者而言,他的处境取决于各种困难的集合体——这个集合体必然也是他的独特人生境遇的一种体现。某种意义上说,了解这种个体化的处境比了解病人某种病理或生理上差异难得多。

走进病人的语境。病人的语境依赖于处境。某个信息对一个人可能具有极其重要的意义,对另一个人可能不引起任何兴趣。对科学家来说意义重大的科学进展对其他人而言不过是一条消息。也就是说,共同的语境与具体处境有着密切关系。不能走进病人的语境,医患之间就没有对话的基础。

重视病人体验。现代医学的危机表明,病人方面的主观体验常常被当成不可靠的"软性数据"而在本质上遭到轻视,医生们有意无意地对实验室检查、X线报告之类的硬性的指标情有独钟。重视病人的体验是人文的和人性的视角,它能够为了解病人的特殊情形提供可贵的见解;而忽视病人对疾病体验的描述就是忽视疾病本身。

审视治疗目标。对于慢性病人和目前无法治愈的病人的治疗目标,应以提高病人生活质量为中心,帮助病人恢复个体整体性,帮助病人恢复自信心和建立对新环境的适应能力。治疗有的时候病不意味着治愈某种疾病,而意味着照料病人,或者意味着病患和死亡痛苦的减轻等。

对于医患关系,患者的觉悟体现在:医学的每一个成功都是患者的福音,病魔的每一次得手都是医学的憾事。患者用戒心筑起壁垒,使医生心怀疑虑,被隔断的会是医生向顽症的冲击;舆论用关注构成压力,使医生瞻前顾后,失去将是患者的生命和健康。

介入医患关系的人文基点应该是:医生眼里的患者是一个完整的人,是有尊严、自由、情感和需要的人,而不是被分割的机体组织、送检物、病原体、数据和物品。患者不仅需要客观检查和技术操作,更需要倾诉内心感受和获得精神抚慰。医生当以患者为本,以生命为本,呵护生命,远离利欲,尊重患者权利,尊重患者人格。患者眼里的医生是一个友善的朋友,是有责任心、同情心、可以信赖的人,而不是无法接近或别有意图的人。医生的工作不仅需要专业知识和技术条件的支撑,更需要患者认同和鼓舞的目光。患者当配合医生,理解医生,放弃成见,善意度人;要支持医生,信任医生,尊重医学规律,尊重医生人格。

医患双方是天生的共同体,从戒备、对峙走向理解、合作,走向和谐通融、主客合一,是医患关系由觉醒达至觉悟境界的必由之路。

2. 体制革命:医学去商业化与市场化

当前卫生工作中存在的基本矛盾是群众越来越高的卫生健康需求与医疗服务供应严重不足之间的矛盾,集中的表现就是群众看病难、看病贵。医患关系不和谐,医患矛盾、医患纠纷甚至医患冲突,是这一矛盾的表现形态。而卫生工作的基本矛盾的根源是医学的商业化和市场化。因此,确立公立医院的公益性质是建构和谐医患关系的思想先导。政府承担公共卫生和维护群众健康权益的责任是构建和谐医患关系的物质基础。加快卫生事业发展,努力解决好群众"看病难、看病贵"问题,是构建和谐医患关系的根本措施。公立医院靠向患者收费维持医院的发展的机制必须得到改变。

据中国社会科学院发布的《经济社会和谐发展指标体系综合评价》报告表明,我国 2005 年教育、卫生、社会保障三项合计仅占 GDP 的 10% 左右,而美国为 16%,法国为 30%,巴西、波兰、伊朗、俄罗斯等国为 20%。低投入使政府在医疗卫生事业发展中难以很好地发挥主导作用。据有关资料显示,在医院经费中,政府投入所占比例不到10%,其余均由医院自筹。这种政策导向客观上迫使医院追求效益,因为只有这样才能保证医院的生存和正常运转,才能留住并不断引进人才。医院自筹资金从医疗服务和药费两方面来,其中药费大约占经费来源的一半左右。按照国家有关规定,医院药品可以定价为出厂价格的115%,实际上还要程度不同地高于这个比例,由此造成医药费高,看病贵。医院对经济效益的追求,不仅使医药费上涨幅度过快,也使自身公益性质逐渐降低。据统计,1990~2005年15年间,全国公立综合医院的门诊费用平均上涨了大约12倍,住院费大约上涨了10倍,超过城乡居民平均收入上涨幅度。

据中国社会科学院《2006年中国社会心态报告》调查数据表明,"医疗支出大,难以承受"成为城乡居民生活中第二大压力源,城乡居民对医院收费标准普遍不满,因医疗费用而放弃就医的现象时有发生。医疗体制改革之后,相应的医疗保障体制没有跟上,即使是后来实施的保障制度,但其覆盖面有限,也没有能够发挥社会统筹的作用。

据《2006年中国居民生活质量调查报告》数据表明,基本医疗保险在城市、小城镇、农村地区的覆盖率分别为48.8%,24.3%和6.5%,社会统筹性大病医疗保险的覆盖率分别为39.8%,7.2%和3.3%。医疗保障没有覆盖全体社会成员,医疗公平就无法真正落实和体现。在2000年世界卫生组织发布的世界各国医疗卫生体系绩效排名中,我国医疗筹资公平性指标名列199个会员国中的倒数第4位。

3. 管理革命

加强医院内部管理是构建和谐医患关系的保障。要建立和谐的医患关系医护人员是关键和主导。具备医学人文素质和医学人文关怀能力是医务人员执业资格的必备条件。具有良好的医患沟通能力是医务人员能力结构中最重要的内容。

建构合理科学的医患纠纷处置机制是建构和谐医患关系的重要条件。合理,主要是能为广大公众所认同,所接受;科学,主要是符合医学发展的规律。慎重采用"第三方"干预的机制,积极主动建设符合医学规律的医患纠纷专家处置系统,开展异地医疗专家处置模式的研究,提高医患纠纷处置的公信度。

加强与媒体的沟通,正确引导舆论是构建和谐医患关系的平台。医疗卫生工作是社会关注的民生问题，是新闻宣传的热点问题。用科学的态度和方法进行信息管理，有效地防范和控制医院危机。英国危机公关专家里杰斯特曾提出著名的危机沟通"三 T 原则"：第一，以我为主提供情况（tell your own tale），第二，提供全部情况（tell it all），第三，尽快提供情况（Tell it fast）。及时向媒体提供准确、全面的信息，让媒体及时了解真实的情况，发挥正确的舆论引导作用。正确对待和处置媒体揭露医疗卫生工作中存在的问题，不护短、不遮丑，举一反三，积极主动地采取改进措施。

注释：

［1］［美］威廉·科克汉姆著，杨辉等译：《医学社会学》，华夏出版社，2000 年，第 197 页
［2］［德］耶尔格·布勒希著，张志成译：《疾病发明者》，南海出版公司，2006 年，第 26-27 页
［3］转引自孙慕义等编著：《医院伦理学》，黑龙江教育出版社，1998 年，第 18 页
［4］威廉·科克汉姆著，杨辉、张拓红等译：《医学社会学》，华夏出版社，2000 年，第 143 页
［5］杨德森：《行为医学》，湖南科学技术出版社，1999 年，第 3 页
［6］姜学林、李晓波、郁申华：《患者学》，第二军医大学出版社，2007 年，第 104 页
［7］杨德森：《行为医学》，湖南科学技术出版社，1999 年，第 6 页
［8］杨德森：《行为医学》，湖南科学技术出版社，1999 年，第 6 页
［9］http://www.sina.com.cn,2009 年 07 月 01 日 11:34,中国新闻周刊
［10］图姆斯著，邱鸿钟译：《病患的意义》，青岛出版社，2000 年，第 20 页

爱的双峰

——医学关怀与宗教关怀

著名医史学家亨利·西格里斯特曾经这样解说医学和宗教的关联:"自阿斯克勒庇俄斯时代以来,科学医学已经取得了巨大的进步,但它依然有着严重的局限性。依然有很多疾病现象科学并不能解释,有很多疾病科学既不能预防也不能治疗。大多数人依然死于疾病,而不是寿终正寝。只要医学尚没有达到它彻底消灭疾病的目标,就始终会有患者希望出现奇迹,向宗教、甚或向巫术寻求帮助。任何时候,医生只要是低估了病源中的以及治疗方法中的社会因素和心理因素,他就会在重视这些因素的牧师那里发现一位强有力的竞争对手。"[1] 其实,医学与宗教在本质上并不是在医疗技术方面的竞争对手,而是传递大爱的同盟。

人的健康存在,不仅是躯体的状态,也是精神的状态;不仅与自然环境、社会环境、人的入世生活不可分离,还与意识世界、宗教信仰、人的出世精神息息相关。人的生命是医学和宗教关注和关爱的交集。医学和宗教对人的关爱同道相益,托起是人世间气势恢弘的爱的高峰——拯救肉体和拯救灵魂。

一、生命文化的汇通

(一) 关爱生命的共同本质

1. 爱的黄金律

在这个无物为真、万物皆变的世界上,惟有爱可以永恒地穿透一切。医学的行为和宗教的行为迥然有别,惟有爱可以将其永恒地联结在一起:医学对生命的关爱是通过对疾病侵害之下的人的肉体病痛的诊治来体现的;宗教对生命的关爱是通过对生活重压之下的人的灵魂堕落的拯救而彰显的。医学对生命的关爱注重人躯体和精神此生有限的健康,宗教对生命的关爱注重人的灵魂无限的永恒。个体的生命存在只有一个一元化的肉身——人的生理意义上的机体,但却有一个二元化的生活——入世的生活和出世的生活。肉身的病痛和灵魂的痛苦、入世的诱惑和出世的艰难,需要医学和宗教联袂,共同完成拯救人的使命。而医学发展的历史也正是医学和宗教携手救人的记录。

孙慕义教授说:"宗教……与科学共同管理这个世界。科学给出这个世界以表象,哲学给出这个世界以语言,宗教给出这个世界以灵性和精神。"[2]

宗教早与医学、与生命问题联在一起,不可分割,爱的黄金律将医学与宗教紧密联系在一起。生命使我们的思考有了痛苦:生命来自于物理定律的偶然现象还是来自于一种有神秘原因的东西。用《约翰福音》解读人的生命的存在,成为生命神学的基本思想。人的生命存在的价值、生命的死亡等生命文化重大问题,是宗教和医学共同的话语。关爱人的生命是宗教和医学共同的特质特征。爱是基督教和所有宗教的最高境界和追求;关爱、宽容是一种文化和艺术。由于人的罪性和神的救恩以及十字架救赎的神性,耶稣成了救苦救难者的迷失方向的信仰中心;爱的黄金律是基督教和其他宗教最根本的法则,爱又是医学的本质与大道;医学、生命科学、伦理学与基督宗教神学由爱来沟通和化合。博爱与神爱,是超出母爱、性爱、自爱的大爱。西蒙娜·薇伊认为,爱是一种放弃;这就给医生以极大的道德空间,如何通过自己的劳动和创造性为病人治疗,同时放弃个人的利益;耶稣的爱与医生的爱、医学的爱与基督教的爱是同一种爱。

2. 基督教伦理学的洗礼

医学和宗教的精神交融自医学诞生之日起。宗教对于人生意义、生命的终极问题、人的信仰以及利他主义的神学论断,几乎作用和育成了人、医学和秩序。我们的世界和人类本身,无论精神和肉体,苦难与欢乐,价值与行为无一不打上宗教的烙印。基督教的《约翰启示》作为接受上帝审判,进入神的永生王国的最高理想,是近代西方医学的最重要的精神基础。西医文化的舍己、对病人的尊重,生命神圣、平等、公正、公益、有利与不伤害主要来自于基督教伦理学。在西方,在医学人文领域,认真开拓的第一批人士几乎都是基督教学者,如费雷彻、史怀泽、拉姆塞、恩格尔哈特等。另一方面,世界许多著名的基督教改革家也越来越关注医学伦理学和后医学文化语境中生命技术所引发的道德、法律问题和其他文化问题,如汉斯昆、德日进等人。基督教文化的生命技术伦理学内涵深湛博大,西方神学家学术触角遍及生命问题的各个领域:人类的生物学命运和生态保护问题、基因工程、生殖技术、同性恋、生殖控制、安乐死等等,掀起了世界范围的生命文化运动。

(二) 医学与宗教的关联

马克思说:"宗教是世界的总的理论。"[3]医学作为发展最早、体系和内容最庞杂的文化现象,与各宗教无不有着密切的渊源关系。以基督教、佛教和中国的道教为例。

1. 基督教与医学

医院的产生和西医文化的位格定型和基督教有育成关系。公元4世纪在欧洲罗马建立的第一所医院就是修道院格局的教会医院;中国的所谓西方医学就是基督教会医学,中国的第一所西医院也是美国传教医生伯驾(parker)于1835年在广州设立的博济教会医院。但医学与基督教联系绝非仅仅如此,这与宗教和医学的目的一致有关。作为一名犹太教徒,神子耶稣有两大使命:传教和治病。他认为:疾病乃人的罪性或精神因素所致,这要看对上帝的信仰,信仰可以产生力量和奇迹,可以医治百病与起死回生,他坚信,"在信之人凡事皆能"。他告诫人们:"信"不仅是解除疾病的手段,也是实现天国的手段。耶稣在迦百农等地"治疗"了许多精神病、麻风、瘫痪、盲人、血漏等病人,用圣者的威严和医生的爱,善待每一个生命,这种形象早已成为圣经文化与西医文化的位格。其神圣的启悟和道德的自觉曾为中国医生树立了"体现天道"的格、致、诚、通、修、齐、治、平的榜样,构成了中国近代特殊的基督教化医生的伦理人格,即中国近代医学的基督精神。

晚清以后来自英美诸差会的部分传教士,肩负"救身"、"救人"双重使命来华行医,办医院、办教育;"传教医师"成了近代中国医学界特殊文化现象。在西医移入中国早期,借医传道曾在中国近代文化史上起过举足轻重的作用。据1887年统计,总共有150名传教医师来华,其中许多兼有神学和医学学位。1838年2月21日,传教士在广州宣布成立"中国医务传道会",西方史学家认为这是第一个将医学与传道结合为一体的社团。从此,他们把传教和医疗合二为一,教会医院和教会医学院为中国培养了一大批德高望重的医学巨子,他们所接受的基督教文化影响传习给中国近代医务界,其对于汉语文化圈的西方医学体系的构筑价值不可低估。中国近代科学与宗教的结合,是从医学开始。利玛窦创立的传教与行医并重的医学文化传统具有鲜明的基督教医学色彩。孙中山先生曾以基督徒身份由美国纲纪慎会喜嘉理牧师荐举学医,后师从传教医生康得黎,中山先生1882年由喜嘉理施洗正式成为基督徒起,就走上了医人救国之路,认为"医亦救人之术也",并在1897年满怀救世之情,在伦敦蒙难后,翻译了美国医生柯士宾所著《红十字会救伤第一法》,还在《序》中强调义务道德的重要性。从情感世界到心路历程,中山先生秉持厚重丰富的平等、博爱、济世的十字架精神,这一精神就融会了基督教和医学人本主义的双重信仰。

2. 佛教与医学

佛教经典中有关医疗方面的记载更是不胜枚举,如:《佛医经》、《医喻经》、《疗病痔经》、《治禅病秘要经》、《齿经》、《除一切疾病陀罗尼经》、《咒时气病经》、《金光明最胜王经》、《四分律》、《五分律》、《十诵律》、《摩诃僧只律》等,都有谈及医药的问题。《佛医经》中说,成为医王应该具备的条件有四:"一、先识病;二、次知病因;三、应病与药;四、令病痊愈,永不复发"。作为一位良医,不仅需要精良纯熟的医术,更应具有悲天悯人的医德。佛教医学认为,致病的原因不外乎下列二种:四大不调(指的是地、水、火、风)是外在因素,贪、瞋、痴三毒更是引发各种疾病的主要原因。

佛教宗派纷呈,它们在修持上各有特点,但其佛教的基本教义是一致的。佛教认为,人生"无常"、"苦海无边",而"苦"的根本原因不在生存环境,而在于人们不了解原来物质世界的形形色色并不恒久可靠,因而过于贪恋现世的生活。要想真正摆脱"无常"之苦,惟有彻底认识到"四大(地、水、火、风)皆空",即现世界的万事万物皆为因缘所生,空无实性,从对一切世俗欲念的执著中解脱出来;还必须"自净其意",进行修炼。修炼的主要方法是禅定,指心绪宁静专注、排除各类物欲和杂念,依照佛理进行思虑观想,直至心空念寂、彻悟空性。由于佛教修习与气功养炼在做法上有相重合之处,因此,虽然其目的在于脱离尘世的"无常"之苦,但是客观上他们的心与身却发生了修炼气功的养生功效,心理和生理的健康水平都随之有所提高。

3. 道教与医学

道教医学的中心部分,如本草、针灸、汤液等与现代中医学大致相同。而其导引、调息、内丹、辟谷、内视、房中术等是道教医学中最具特色的部分。而道教医学中的符、占卜、咒语、法水、斋醮、祭祀、祈祷等与道教文化分不开,具有心理疗法的功能。由于道教以长生和治病为教旨,历代兼通医术的道教名士层出不穷,同时在道教史和中国医学史这两个领域中都享有盛誉的道教医家也不乏其人。其中董奉、葛洪、陶弘景、杨上善、王冰、孙思邈、王怀隐、马志、崔嘉彦、刘完素、赵宜真等人就是其中杰出的代表。

道教经典《太平经》阐述了顺应天道,遵从阴阳五行以及济困救难,消灾却祸等内容;同时还有关于修身治政、疗疾养生、长寿成仙、占验灾异等思想。在道教发生发展的过程中,尽管其教义和修炼方法在不同的历史时期和不同的教派之间,有着这样那样的差别,但健身长生,治病消灾,劝善修德是共同的内容。道教医学的理论基础包括天人合一、天人相通、天人相应的思想,认为人体系统与自然宇宙系统是一个统一整体,在构成系统上是相似的;对人体性命的修炼养护应根据宇宙运行的规律来进行。并认为元气是万物之本始,性命之根源,治病在于扶持正气,排除病气,使人生理机能趋于协调与平衡;在形神统一观指导下,形神双修,性命双修。

隋唐时代的著名大医药学家孙思邈,同时又是杰出的道教学者,善谈老庄,兼好释典,精于道术,为中国少有的寿星,后尊称"药王",宋徽宗时追封为"妙应真人"。他的著述颇丰,主要有《备急千金要方》、《千金翼方》、《摄生论》、《存神炼气铭》、《保生铭》、《摄养枕中方》、《福寿论》等多种。他在研究医家养生学术的同时,吸取了道教、佛教修炼心性的一些思想和方法,主张养生以养性为主。养性即培养高尚的道德情操。道教医学是一种宗教医学,是宗教与科学互动的产物。它是道教徒围绕其宗教信仰、教义和目的,为了解决生与死这类宗教基本问题,在与传统医学相互交融过程中逐步发展起来的一种特殊医学体系,也是一门带有鲜明道教色彩的中华传统医学流派。中医有许多脍炙人口的典故如"杏林春暖"、"悬壶济世"等,都与道教医家有关。

二、当代生命科学与宗教

宗教作为最古老的人类文化体系,和人类的思想进程一起,经历了悠久、曲折的漫长历史。虽然其间有过神人相隔、宗教和科学的对峙历史划痕,但爱的大纛使宗教成为最有活力的文化圣殿。

(一) 关注生命伦理问题

当代生命科学的发展所带来的生命伦理问题,引起了基督教神学家和其他宗教界学者的关注,包括生与死、疾病、肉身的状态、生命技术、精神生命和人的理性生命的当代危机。作为20世纪的文化原子弹的梵蒂冈第二次大公会议,破例专门讨论了生物学命运和生态保护问题,会后在神学界开展了一系列重要的学术活动,神学家们参与、主持、组织各种生命伦理学和医学文化机构的研究工作,他们对生态、基因工程、生殖技术、性与同性恋、安乐死、精神控制等的激烈争论,引发了世界范围的生命伦理文化运动。许多神学家认为,类似基因还原论、基因决定论、新达尔文主义进化论、新优生学、克隆人和干细胞技术等问题几乎就是神学问题。此间,很多基督教神学家的工作是卓有成果的,作为虔诚的基督教徒,他们卓尔不群和超凡脱俗的研究应始发于他们深厚的哲学和神学功力与对医学文化的深刻理解,他们的宗教信仰和对道德的追求使他们有别于眼下世界上任何一个生命伦理学研究者;他们以尖锐的洞察力和无情的穿透力以行动涤荡了西方乃至世界生命伦理文化界与人文医学政界的虚荣、宦化、聒噪、肤浅、腐败与无聊,为建设健康、精致、质朴、透悟真理的学风做了真诚的努力。

(二) 当代生命科学家可以成为上帝之手

面对全球关于克隆人、安乐死等生命伦理问题的激烈争论,从宗教界中升腾出一种清新的声音。有些基督教学者的观点是,世界与人被选之后,还每时每刻都要更新;人类并不是理想的模式,只是半成品,尚需改造与完善,人应该更加完美,这个任务在"创世"之后就由"上帝"交付给人类自己控制,自己做决定。生命科学家可以成为"上帝之手"[4]。

怀特海说:"人由于参与创造过程,就有份于上帝的事业,这一有份就是他的不灭。在宇宙中作为与神同工的创造者,这是人的尊严和华美。"[5]因此,一些生命神学家认为,人的尊严是不断创造、变化与运动,不是静态消极的等待,而是人类自我革新和自省的行动,人为什么不能行使改造自我命运的使命?他们指出:生命伦理学的任务不是为生命科学技术设置障碍,而是为高新科学技术呐喊助威、鸣锣开道,并在理论上为其寻找合理的辩护;我们的任务是为科学家修路架桥,制定交通规则,为畅通无阻的目的,为造福人类,为科学的自由,设置红绿灯信号。他们疾声高呼:在反对克隆技术商业化的前提下,应该宽容科学家,宽容克隆技术,宽容克隆人。[6]

(三) 注意一个倾向

科学与宗教都肇始于人类探索宇宙及自身的冲动。但随着医学取得越来越大的进展,随着人们对生命的日益关注,在一部分公众、甚至是医务人员心中,医学也成为了一种以技术主义、远离人文为特征的新的宗教。科学精神的实质是怀疑精神,它本身反对任何形式的崇拜。医学技术主义是一个值得警惕的危险倾向。

三、反对伪科学与伪宗教

(一) 伪科学的特征

伪科学在科学史上是一个复杂的问题,是常常与科学现象混杂出现的撒旦,有时需要经过相当长的历史阶段才被揭露和唾弃。

伪科学现象有三大特征:(1)打着科学的招牌;(2)欺骗和作伪并生;(3)存有功利的目的或险恶的居心。

因为科学也会出错,科学家也会有各种失误,划分科学和伪科学就一直比较困难。这种划分也一直是科学哲学家的神圣任务。

科学界具有代表性的伪科学划分标准,公推阿根廷籍的美国物理学家、科学哲学家马里奥·邦格标准,邦格主张伪科学具有6条特征:(1)其认识论是主观主义的;(2)其形式、背景是粗鄙且很少包含数学和逻辑;(3)其知识经不起检验,甚至完全是虚假的假设;(4)它与临近的研究领域没有什么相关和重叠;(5)其不具备与已证实理论的增量知识;(6)总有一个不变的信仰和难以捉摸的无形实体。

马惠娣教授在总结拉特纳《科学与谬误》时，认为伪科学的基本标准是：拾科学牙慧；故弄玄虚；求助于神话；收罗不真实的证据；不能驳倒的假设；从虚假的相似中得出结论；用情景描述来说明；靠寻章摘句进行研究；拒绝批评；从事伪科学的人缺乏或没有系统地接受专业教育和学习。拉特纳指出："伪科学具有巨大的娱乐价值，它可以满足一些人的猎奇心理，给绝望者和空虚者以慰藉。它还具有极大的商业利润价值，这是任何一个出版商都可以证明的。"[7]邱仁宗教授指出，通过中国的"超心理学"支持者作出特设性解释和拒绝检验两大伎俩，都可辨别伪科学的庐山真面目。

伪医学是伪科学的一种，"有三个共同的特点，一是它们的研究对象是主观臆造不是客观存在；二是其研究手段和方法是反科学的，是别人无法重复和验证的；三是他们所做的这一切都是打着科学的旗号进行的"。[8]

柯云路的"生命科学"就是这样的伪科学。他的伪科学作品中，满纸荒唐言："潜意识制造疾病；妇科病是社会学原因所致，是女人在掩盖自己的罪恶和过失；不生育者得子宫病，不养育者得乳房病；消化疾病系思想上的消化不良引起；所有的肩背疼痛都源于不堪重负；腰痛，更典型的是性生活不堪重负的象征；癌症大多都有较强烈的自杀欲望和倾向；鼻炎、鼻窦炎与争先抢先、好出风头有关；老花眼是由于心理上不愿太精确地正视眼前的事物；咬舌头是说了不该说的话；切手是做了不该做的事……"他的"宇宙有正负"、"多维复数空间"、"时间是多维的"谎话早已被批判得体无完肤。更可笑的是他坚持："气功能治病，能救火，能算命，能见鬼，能告你发财，能解决科学解决不了的问题；能决定生男生女；能攻克疑难杂症；能使聋子复聪、瞎子复明；能使傻子变得聪明；能救大兴安岭大火；能预测火箭升空是否爆炸；能超越时空；能超越爱因斯坦；能在负时间中运动；能说宇宙语……"[9]。

（二）伪宗教的特征

宗教有教会、仪式、信仰、特殊的情感体验和系统的道德规范与观念，宗教是根据现实生活中人的需要而历史地、必然地产生出来。人在现实中失去的尊严、价值和爱可以在宗教那里获得补偿；宗教不是以赢利为目的而对大众的欺骗，它是使人在精神超越中进入自由的领域。宗教不是欺骗的产物，宗教崇拜与迷信永远有重要差别。宗教不是封建迷信，封建迷信是粗陋的编造，它始终是腐朽落后或反动的东西，而宗教对历史文化有过一定积极的作用。

伪宗教的特征是：(1)恶意曲解和践踏宗教教义,用被肢解的宗教语言作为进行欺骗活动的幌子；(2)彻底背离宗教爱的黄金律,对人们实行精神控制,使人失去尊严和价值；(3)以封建迷信为手段,以赢利为目的,谋财害命。

(三) 见不得真理的狼与狈

伪宗教假借宗教之名是由于宗教具有不可替代的文化渗透力和历史影响力；伪科学假借科学之名是由于科学具有不可战胜的逻辑力量和现实力量。伪宗教和伪科学本质的血缘关联,注定了它们之间的狼狈为奸不可避免。伪科学由于自身内在的先天愚障,不得不与伪宗教联姻。

以气功、人体科学名义出现的伪医学,虽然几乎无一例外地宣称能够使人强身健体、延年益寿,并且可以治愈从近视眼到恶性肿瘤等一切疾病。但是,伪医学实际上并不自信,因此不得不经常利用伪宗教为自己壮胆。搞伪医学的人总是自称某某大师或是人体科学家或气功科学家,往往为自己编织传奇的经历及非凡的功力以增加神秘性；通常搬弄宗教语言愚弄听众；偶尔也运用语言暗示的手段；更多的是玩弄障眼法之类骗术；他们不放过任何自吹自擂的机会,也会通过出版书籍、音像制品、开报告会自我炒作。伪科学的说教如卫星预测、呼风唤雨、外气改变物质结构等,虽然荒诞不经,但却被很多人轻信,甚至受骗上当为伪宗教组织所收服,造成严重的身心创伤。

伪科学和伪宗教联姻的产物只能是反科学、反人类、反文明的渣滓,是人类文化和文明的天敌。首先要识别真伪科学和真伪宗教。其次对伪科学和伪宗教向真正的生命科学示威的现象要引起人们重视和警惕。对伪科学和伪宗教的研究和回击却是"一个真正属于科学研究的课题"(于光远语),任何有良知的生命科学工作者都不可袖手旁观,这是我们神圣的责任。伪科学和伪宗教在真理面前就像一个颤抖的灵魂支撑着一个瘫痪的躯体,终究会被历史所唾弃。

注释：

[1] 亨利·西格里斯特著,秦传安译:《疾病的文化史》,中央编译出版社,2009年,第137页

[2] 孙慕义著:《后现代生命神学》,文峰文化事业有限公司,2007年,第16页

[3] 《马克思恩格斯全集》第1卷,人民出版社,1972年,第1页

[4] 孙慕义:《上帝之手——高道德风险的生命技术何以从伦理学与神学获得辩护》,《医学与哲学》,2002年第9期,第20页

[5] 丁光训:《丁光训文集》,译林出版社,1998年

[6] 亨利·西格里斯特著,秦传安译:《疾病的文化史》,中央编译出版社,2009年,第137页

[7] 何祚庥:《伪科学曝光》,中国社会科学出版社,1996年,第340页

[8] 杜治政:《如何理解作为一门科学的医学》,《医学与哲学》,2000年第7期,第1页

[9] 柯云路:《新疾病学》,新世界出版社,1998年,第3页

大鹏之翼

——科学引领下的医学

  文艺复兴的春雷,开启了科学振兴的新时代。天文学和物理学的进步引起的思想革命极大地改变了世界。当"哥白尼把地球从宇宙中心的高傲的地位上推了下来,牛顿把天体现象置于日常习见的机械定律管制之下"[1]的时候,医学已在科学引领之下走进生机盎然的春天……

一、和科学一路走来

(一) 前牛顿时期

自希波克拉底以来,以"体液论"假说为理论支撑的西方医学,在长达2000年的历史时期中,其水平在临床经验的积累和自然哲学的思辨中缓缓抬升。医学这种2000年没有飞跃的状态,主要是由于当时科学技术总体水平无法对医学形成强劲推动的原因。

16世纪人体解剖学的建立标志着西方医学开始走出准科学时代,走出希波克拉底医学权威的束缚。17世纪的哲学家笛卡儿认为,人体的躯体受物质运动的普遍定律支配,精神则是由上帝管辖。人体开始被视为物理法则统辖之下的与机器类似的结构。在物理学家伽利略的身边形成的医学物理学派,将科学实验、量度的方法带入医学。

帕多瓦的医生圣托里奥最早使用量度手段研究代谢和隐性出汗现象,体温计和脉搏计都出于他手。他制造的像小屋似的大秤,可在其中生活、睡眠、运动、进食,是最早的新陈代谢研究设备。血液循环的发现,是医学走向科学的开端。哈维最先在科学研究中,应用活体解剖的实验方法,直接观察动物机体的活动。心脏被描绘是一个泵,流体力学管理着血液在血管中的流动。随着实验的兴起,出现了许多科学仪器,显微镜把医学带到一个新的认识水平。荷兰的莱文胡克也作过许多显微镜观察,最先看到精子、血细胞。

医学化学派则以化学原理解释生理和病理现象,荷兰人F.西尔维乌斯可为其代表。他曾致力于盐类的研究,认为疾病的发生是酸性和碱性的平衡失调所致。另一位英国的化学派代表是牛津大学的威利斯,他第一个知道糖尿病的尿是甜的,所以糖尿病也曾称威利斯氏病。

医学活力派的代表人物斯塔尔认为生命现象不能受物理或化学的支配,而是由特有的生命力来维持的。疾病的原因在于生命力的减少,而其消失就是死亡。

(二) 牛顿之力

医学推开科学之门,得益于牛顿之力。1687年,牛顿的《自然哲学的数学原理》出版,书中蕴含的价值观极大地改变了世界。在"牛顿之力"的推动下,自然科学各学科相继得到迅猛发展,逐步达到能够在一定程度上阐明人的生命现象的高度,因而成为医学发展的杠杆。以牛顿为代表的机械力学的发展,推动医学研究人的生命活动中的声、光、热、电、磁等现象,建立了生物物理学;化学的发展,推动医学研究人的生命活动中的化学过程,建立了生物化学;这些,大大深化了人体生理、病理的研究。

显微镜的进一步改良如复式接物镜、无色镜片、油浸装置等,使医学将机体体液和固体部分的组织结构及有形成分、正常和异常排泄物的结构成分纳入视野。科赫卓越的实验室研究,发现霍乱弧菌、结核杆菌及炭疽杆菌等;巴斯德研究了鸡的霍乱、牛羊炭疽病及狂犬病等,并用减弱微生物毒力的方法首先进行疫苗的研究。在临床医学和生理学的基础上,医学以动物实验为手段,产生了实验药理学。许多临床诊断辅助手段如血压测量、体温测量、体腔镜检查都开始应用。利用新的照明装置和光学器具,一系列医学光学器械相继发明和使用。德国人 H. 赫尔姆霍茨的检眼镜率先问世,继之喉镜、膀胱镜、食管镜、胃镜、支气管镜等先后发明,丰富了临床内科诊断手段,并使其后体腔内进行治疗成为可能。外科学在科学的支撑下发生了革命性的质变。一氧化二氮、乙醚、氯仿相继被用作全身麻醉药,外科手术能够在无痛情况下施行。19 世纪末又发明了局部麻醉的方法,克服了全麻手续繁杂、副作用大的不足。1886 年 E. 贝格曼采用热压消毒器进行消毒,外科才真正进入了无菌手术的时代。

近代医学经历了 16～17 世纪的奠基,18 世纪的系统分类,在 19 世纪借助科学之力,开始腾飞。

(三) 走进技术化时代

在 20 世纪之前,面对肆虐的疾病,医学基本处于束手无策的尴尬之中。科学技术给了医学威慑疾患的利剑——20 世纪化学疗法和抗生素的发明,改变了这种局面。

德国医学家 P. 埃尔利希的 606 开创了化学疗法的先声。多马克研制成磺胺药,弗莱明的青霉素、瓦克斯曼发现的链霉素,这些特效疗法是治疗史上划时代的进步。20 世纪初 X 射线诊断成为临床医学的重要手段。最初用于观察骨骼状态,1906 年借助铋糊检查胃肠运动,以后又改用钡餐、碘油等进行X射线造影。40年代以来,现代科学技术更直接进入医学领域,在科学技术的帮助下,诊断技术的发现接踵而至:心电图、梅毒血清反应、脑血管造影、心脏导管术和脑电图、超声波、光导纤维胃镜等等。70年代后,电子计算机X射线断层成像(CT)以及磁共振成像技术应用于临床。医学与生物学、化学、电子学、数学、力学、高分子化学、工程学等融为一体,出现了生物医学工程学,各种人造器官是其成就之一。

20世纪后半期发展起来的分子生物学、免疫学、遗传工程学等学科正方兴未艾。同时20世纪发展起来的现代物理学、现代化学等已为生命科学的发展提供了更好的条件。"20世纪上半叶,基因论的创立和DNA功能的确定,特别是20世纪中叶,DNA双螺旋结构及遗传信息存储、复制、转录和翻译机制的阐明,蛋白质、核酸人工合成的成功等一系列突破,导致70年代和80年代以基因工程、单克隆抗体、聚合酶链反应(PCR)为代表的技术上的突飞猛进,又在向着阐明基因奥秘、人脑奥秘、重大疾病病因发病机制及防治方法的方向进军"。[2] 20世纪90年代以来,随着以人类基因组工程、蛋白质组工程、酶工程和细胞工程技术为标志的生命科学技术的发展,以及以纳米材料的研发为主要标志的新材料科学技术、以人工智能为标志的光电机一体化科学技术、以计算机网络为标志的信息科学技术的发展,极大地促进了医学的发展,科学技术已成为医学进步的第一推动力。

二、腾飞的双翅

(一)层层深入还原法

科学给予医学的影响,不仅是科学技术层面的,更重要的是还原论及其思维方法。

1. 用物理和化学的语言解释生命

还原论是指用物理和化学语言最终解释生物学现象的理论。还原论承认生物是一个整体,但这是可以依靠它的组成成分的属性来解释的整体。还原方法是把生物有机体的整体分解为器官、组织、细胞直到分子,用其组成成分的属性来解释整体、用结构来解释功能的方法。现代生物学研究证明,地球上的生命现象从简单的细菌到复杂的人类,它们的基本代谢途径相同,遗传密码一致,遗传信息传递方式相近,而其中起主要作用的是核酸和蛋白质这两类大分子。目前已知的最简单的生命也都是由这两类分子组成的多分子系统。根据还原论的观点,生物体不是别的,而是由分子、原子组成的组织,因此,生物学完全可以利用原子核、分子的物理、化学规律来说明。还原方法立足于用生物化学和生物物理学来解释人体的健康和疾病现象,是西方医学特别是近代西方医学研究的疾病基本方法。它符合生物医学模式下医学发展的需要。将生命现象归结为理化现象的还原论是不正确的,但用还原方法研究生命现象不仅是可以的,而且是必须的。医学史的发展已经说明并将继续说明,还原方法过去是医学有效的研究方法,今后,医学的发展仍然需要还原方法。还原方法的基本倾向是分析。科学的发展需要分析,但毫无疑问,还原方法只是科学研究的方法之一。

2. 具有生命力的科学方法

基于物质世界的统一性以及客观事物的普遍联系和因果关系,科学家们把自然归结为六个还原层次:基本粒子;原子;分子;细胞;多细胞生物;社会集团。还原不仅能够反映、描述和阐明大量事实,可以用物理、化学规律推导、解释生物的代谢、生殖遗传等基本特性,甚至可以预测许多未知的事物,探索生命意识等人类特有的生命特征。

爱因斯坦主张将还原论扩展到生命领域。他认为生命现象可以归结为物理过程,物理学的定律也适用于生命领域:"作为理论物理学结构基础的普遍定律,应当对任何自然现象都有效。有了它们,就有可能借助于单纯的演绎得出一切自然过程(包括生命)的描述……"。他甚至说:"相信心理现象以及它们之间的关系,最终也可以归结为神经系统中进行的物理过程和化学过程。"[3] 美籍奥地利生物学家冯·贝塔朗菲断言:不采用这种方法就不可能有科学知识。

在某种意义上说,没有还原论,就没有今日的医学科学。在医学研究中引入还原方法,证明健康和疾病同其他事物一样是经得起科学检验、可以通过科学方法得以了解的。虽然生物医学不能完全还原为物理、化学、数学的规律和术语,但从物理、化学、数学的途径来研究生物医学是十分重要的。其作用如下:

① 解释和说明了健康和疾病中的大量现象,为临床医学和预防医学提供了大量的数据和资料,使医学活动精确化、定量化。如在肌肉收缩、视细胞的工作原理、肿瘤生长动力学及自由基机理等方面,物理方法具有决定性

意义。数学、物理、化学的规律和方法的一大优点是可重复性、可检验性,应用于医学,能精确定量,简明而客观地解释生命现象;另一大优点是可用于医学领域的某些理想试验,尤其适用于某些由于结构和机能限制不便于或不允许直接观察的人体现象,以便从具体现象中抽取出一般带有普遍性的方法。

② 使医学的面貌发生了深刻的变化,促进了大部分基础医学学科的建立和发展,它帮助人们揭示了代谢异常、免疫缺陷、病毒感染、放射损伤、肿瘤发生、遗传疾病等疾病现象的微观依据。例如,轻度缺氧时,血中红细胞变成镰刀状而大量破坏的镰刀型贫血症,即是因为血红蛋白某一谷氨酸被颉氨酸所代替。总之,正是还原方法,促使现代医学对疾病的认识,从细胞水平深入到细胞及体液中各种成分的变化。与此同时,在临床治疗上也带来了深刻的变化。例如,激素类药物中,有关核酸的药物等等不断出现。近年来,已能用基因工程的方法,人工合成一段基因,引入大肠杆菌,从而使大肠杆菌产生原由胰岛素和下丘脑释放的生长抑制因子,这又为制造新的生化药物开创了途径。

③ 为现代医学提供了新的方法、新的技术和手段,使医学研究逐渐走向纵深。20世纪50年代,由于X线衍射的应用,使得沃森和克里克能共同提出DNA有互补的双螺旋结构,首次把生物学原则还原为普遍的化学结构,用物理化学模型来解释有机体生殖和生物合成的遗传机制,从更深层次认识生命物质运动的规律。显微镜、核磁共振、电子计算机、遥测遥感微电极等的应用是观察从宏观深入到微观,从表面形态深入到细胞、分子机理,为临床提供了诊断和快速的分析方法。

3. 还原论的哲学反思

还原论用简单运动形式的规律完全解释复杂的运动形式,把人体生命活动归结为机械运动、物理运动和化学运动,用物理化学语言诠释生命活动,这一直受到质疑。物理化学运动是生命运动的重要基础。为了揭示生命运动的机理,必须应用物理化学的方法。但是,物理、化学过程能够说明人体的一部分规律还是包括生命的全部规律? 特别是能不能包括生命运动所特有的那部分规律?

还原论用物理、化学的概念和方法研究生物科学发挥了巨大的促进作用。这种方法改变了生物科学长期以来以直观和描述为主要指标的特征,进而进入到以定量测定为特征的试验阶段,使人类对生物科学的研究深入到微观世界。但是,用理化方法研究活的生物体也有局限性。它会使生物体正常功能或多或少受到损坏。在试验过程中,或将动物处死,或将动物麻醉,或采用离体器官进行操作,离开了生命整体的过程联系去孤立地进行研究。在这样条件下获得的规律性,还可能是正常条件下的规律性吗?

量子力学的奠基人海森伯对还原论的局限性阐述得很精辟:从一个物理学家的角度来看,完整地描述一个生命体系是不可能的,因为需要进行的试验本身又强烈地干预生物的正常功能。

许多问题仅仅依靠还原方法无法解释,因为有些现象和过程是不可以拆零而去进行分割研究的。即使勉强拆零,也不再是原来的面目了。还原方法推动了现代医学向微观层次深入发展,但在认识深化的同时,不可避免地涉及更普遍的、更具有共性和整体性、全局性的问题。诸如,在人体整体联系中有着重要意义的脑激素、免疫、受体等等。要准确解释它们之间的关系及其在整体中的作用,还原论很难避免其研究死角。

(二) 纵横一览系统论

1. 人体是一个具有特定结构和功能的系统

人体是一个包含着不同层次子系统的整体,是一个结构和功能及其精密、灵巧,自组织、自调控的自动控制系统。机体各个子系统和器官的功能活动是通过神经和体液传递反馈信息进行自控和调节的,神经系统的网络将全身各个器官和组织连接成为一个统一的整体;内分泌系统的各种激素通过血液、淋巴液的转运,遍及全身,调节各种器官的功能活动。神经系统和内分泌系统通过下丘脑贯通起来,在精神因素的参与下,由大脑皮层统一指挥,接受、处理、反馈信息,调控全身的代谢以保持机体的生理恒常性,形成有序、协调的内稳态。不同层次子系统的功能都有相应的自动控制调节机制,以保持该层次内环境的相对稳定。整个机体就是由各个层次和众多小内稳态系统结合而成的大内稳态系统。

2. 系统论对现代医学发展的意义

系统方法立足于事物的整体,立足于事物内部不同层次之间的关系,立足于事物与事物之间的关系来解释人体的健康和疾病现象,它是当代医学研究的基本手段之一。它体现了生物—心理—社会医学模式的基本精神。系统方法本身就是人们对事物本质认识的规律性的概括，同时又是引导人们深入认识事物本质的有效方法。系统方法的基本倾向是综合，今天的医学更需要综合。

系统方法要求把研究对象作为一个系统考查，作为一个有机整体看待。系统方法的整体性特点从本质上区别于机械论关于整体是部分或要素简单相加的错误观点，而是把整体看作是部分或要素相互联系、相互作用的整体。人的整体性决不能看作是各系统、器官、细胞分子的功能和属性的简单相加，孤立的食道、胃、肠不会具有消化系统的功能，因为事物的整体性，是存在于事物（即系统）的各要素的有机联系中，事物的整体性只有在组成事物这个系统的各要素的相互联系和作用中才能得到说明。

系统方法有助于医学模式转换。16世纪下半叶以来，医学主要运用分析还原方法对人的疾病和健康问题进行研究，经过400多年的发展，形成了一个立足于生物医学基础上的生物医学体系。分析还原方法在生物医学模式下起过重大作用，但它不能很好地解释人的生命现象的非加和性、多值义性、因果关系的不确定性、多变参数等等。人的活的机体不能直接分解为部分。要更好地说明生命的本质、健康和疾病，必须转换医学模式，把人作为完整意义上的人来认识，必须把人放在自然环境、社会环境构成的系统中，放在生物因素、心理因素和社会因素构成的系统中来考察。系统方法的运用促使医学模式的转换成为必然。

系统方法有助于现代医学系统的研究。生物—心理—社会医学模式是一个更加复杂的大系统，它的组成、结构、功能和活动方式呈现出纵横交错、立体网络式的复杂联系。垂直方向有从分子到生态系统等多层次的纵向联系，水平方向有生物、心理、社会等多因素的横向联系。还有医学科学和医疗卫生事业各个子系统与整个医学大系统之间，子系统与子系统之间，存在着社会心理、政治经济、科学技术等多方面的复杂关系，这就要求人们必须从整体出发，进行综合考察。而医学系统处于动态过程中，既要研究现状，还要预测即将要发生的事件及其影响，需要即时处理大量的信息，实现控制最佳化，而新的医学模式的发展也需要寻求大系统、多目标的最佳化决策。

系统方法有助于临床思维水平的提高。系统方法是研究生命现象、健康和疾病问题的有效手段，是适应现代医学发展水平的科学思维方式。还原分析的思维方式，生物医学的思维方式，虽然使人们对生命现象、健康与疾病的认识达到一定的水平,但始终没有超过个体生物学特性的水平,难以把握有机体内部各个子系统之间关系失衡引起的健康问题,难以把握心理、社会等因素对健康和疾病的影响,以至影响临床思维水平的提高。这就要求人们必须在统一性上去解释生命现象,揭示健康和疾病质的多样性,实现从总体上把握系统的质的规律性。因此,从方法论上讲,要从整体出发,以系统的思维方式去思考。

系统方法有助于医学科研的进步。现代医学和整个科学体系是相互联系、相互作用的;现代医学体系内部各个部分、各个子系统之间也是相互联系、相互作用的。一枝独秀、单科独进的方法,已是明日黄花。当代医学科学的重大课题的解决没有其他学科的配合,没有其他科技进展的支持,没有对其他科学方法如控制论、信息论的综合运用,没有系统方法的综合解决,是难以成功的。

三、科学之剑

(一)医学利剑的双锋

还原论和系统论是医学利剑的双锋。还原论是科学认识的基础。要认识事物的本质,必须进行必要的分析,必须明了事物各个部分各自的特征和细节,这往往是认识事物的第一步。从这个意义上说,没有还原方法就没有系统方法。系统论是全面、深刻认识事物本质的工具。要真正把握事物的存在及其本质,必须明了事物内部外部的各种关系,必须对事物进行系统分析。从这个意义上说,没有系统论就没有科学和医学的发展。

还原论和系统论互不排斥。实际上,还原是基础是手段,是为系统地、全面地、科学地认识事物服务的。还原方法的深入运用正是系统方法进一步发挥作用的条件。例如,只有应用还原方法对生物高分子进行深入细致的结构分析,才能更好地说明高分子结构和它们生物功能之间的关系,从而在分子水平上概括出生长、发育、遗传等各种生命现象的规律。同时,一定水平层次上系统综合,正是为进一步分析提供了可能和方向。还原方法—系统方法—还原方法—系统方法,并行不悖,相互交替,医学的发展既需要还原分析,更需要系统综合。

(二)伤人又可伤己的双刃剑

科学、医学是人类用来为自己服务的工具。科学和医学从来就不一定是正义、善良的化身,而是一把伤人又可伤己的双刃剑。投向广岛和长崎的原子弹蘑菇云、纳粹医生的人体冷冻试验和731部队医学恶行,正式宣告了科学和医学无辜时代已经结束。爱因斯坦说过:我们切莫忘记,单凭科学和技巧并不能给人类的生活带来幸福和尊严。

海德格尔在晚年表示了他近乎绝望的忧虑:科学技术的迅猛发展,使人类不仅面临着肉体上被毁灭的危险,更为甚者,科学技术的发展改变了人的言说方式,当技术的语言篡位占据统治地位的时候,人面临的世界就已经不再是一个充满诗意和灵性的世界,而是一个僵化、毫无生机的生存场所。在这个场所里,一切都被机械地决定着,唯独没有了人的行走,在这个场所里,所有的人都为了生存而奔波,但是他们都遗忘了生活[4]。

从19世纪开始,医学技术的冷峻和客观渐渐替代了原本与医学溶为一体的亲情和仁爱。这种倾向一开始就引起了警觉。19世纪的欧洲,兴起过"视病人为人"的运动。维也纳医学教授诺瑟格尔说:我再次重申,医学治疗的是有病的人而不是病。美国霍普金斯大学医学教授鲁宾森在其著作 The Patient as a Person 中告诫医学界不能以"科学的满足"取代"人类的满足",要求医生"把病人作一个整体来治疗"。乔治亚医学教授休斯顿认为是否尊重患者心理感受,是"医生区别于兽医之所在"。20世纪,医学技术在医学中的作用继续强化,忽视医学人文精神的倾向有增无减。学术界批评蜂起,但收效甚微。医学呼唤人文,医学需要回归人文!

注释:
[1]　[英]W.C.丹皮尔著,李珩译:《科学史》,广西师范大学出版社,2001年,第217页
[2]　巴德年:《当今医学科技的发展趋势及我国的发展战略》,《医学与哲学》,2000年第2期,第1页
[3]　爱因斯坦著,许良英等编译:《爱因斯坦文集》(第1卷),商务印书馆,1976年,第102、523页
[4]　缘中源编著:《哲学经典名言的智慧》,新世界出版社,2008年,第111页

终极关怀
——医学目的

医学目的是医学进步的原动力,推动着医学从传统走向现代;医学目的对医学发展方向具有导向作用,引导着医学从科学走向人文;医学目的是医学实践的出发点和终结点,将医学的视野从生物医学的边缘聚焦至终极关怀的核心;医学目的是考量医学性质的标准,折射出医学走向医学人文境界的足迹。

一、从传统走向现代

(一) 需求、理想和期盼

1. 多元性的内涵

医学目的是一个多层次、多侧面的概念,是指特定的人类群体或个体在一定历史条件下对医学的需求、理想和期盼,是人类希望通过医学所要达到的目的。医学目的包含多方面内容,医学科研、医疗活动、医学教育等方面的每一实践活动、每一过程、每一方面,无不具有目的性,同时又都是医学目的的体现;攻克癌症、艾滋病研究、抗衰老、器官移植等都有具体的目的,但同时又是医学目的的扩展。

2. 双重性的属性

医学的目的具有客观性和主观性的两重性特点。一方面,作为人类对医学需求的反映,医学目的应当真实地反映医学发展的具体水平和社会、经济、文化不同发展阶段的性质和特点,具有客观性;另一方面,作为人类对医学的一种追求和愿望,医学目的应当具有超越现实的前瞻性,从而存在主观与客观之间的差异性。科学的医学目的应当是主观和客观的统一,是真善美的统一。它既要是对人类医学需求的真实反映,更要具有激励人们对医学科学真理追求的奋进精神,引导医学健康发展,合理界定医学实践活动的领域和范畴,合理利用各种资源,推动医学不断发展。

3. 历史性的界定

医学的目的是一个动态的、发展的范畴。医学目的的提出与设定取决于人类对医学本身的认识程度和利用程度,医学目的的具体化必然受到生产力发展水平、医学科学及其他各门科学发展水平的影响,因而,医学目的在不同时代、不同国家和不同社会总会有不同的具体目标,有不同的内容和形式。古代医学由于受当时生产力水平低下,知识狭窄,认识水平肤浅等条件影响,不可能以实证的方法揭示生命和疾病过程的内在联系,所以,医学目的只能"顺乎自然",乞求"神灵"的庇护。随着近代实验科学的兴起和工业革命的开展,解剖学、生理学、病理学、微生物学等学科的发展,对疾病发生、发展规律有了进一步认识,人类战胜疾病和死亡的能力大大增强,依靠医学手段,"救死扶伤、防治疾病、恢复健康、延长寿命"的愿望在一定程度上得到实现,这就是长期以来对人类影响巨大的传统医学目的。

(二) 反思、审视和追求

1. 面临医疗危机的困惑

当代医学面临着一种矛盾现象。一方面,医学科学获得了巨大的进步,人类认识生命、诊治疾病的水平不断提高,各国政府和社会对医疗卫生服务的投入也越来越大;但另一方面,医疗卫生服务却远远不适应人们的需要,面临众多困惑与难题,甚至引发了一些发达国家以及一些发展中国家已开始出现的医疗危机。

疾病并不随着科学技术和物质资源的大量投入而被消灭。"二战"后,医学科学飞速进步,生物医学的发展,成功地控制了烈性传染病的流行。当时,人们认为,只要依靠技术,保证大量投入,就能够消灭疾病。但是事与愿违,疾病不仅没有被消灭,反而愈治愈多,尤其是各种慢性病、老年病等日益增多,成为影响人类健康的主要杀手。

科学技术愈发展,医疗费用愈高昂。在现代,医学高新技术有了惊人的发展,新技术、新药物的应用日益广泛,如 CT 扫描、核磁共振成像、超声诊断仪等影像诊断技术,激光技术、血液透析、人工心脏、起搏装置以及各种程序化、智能化的检测手段,不断更新的新药应用等,一方面大大提高了诊断的效率,为患者带来福音,但另一方面高新诊疗仪器设备和新药物大量应用于医学甚至被滥用,直接导致全球医疗费用上涨过猛,即使发达国家,社会和个人也不堪重负。虽然各国采取了一些相应措施,但无法从根本上加以解决。

医学资源的不合理使用。在传统的"治愈疾病"、"阻止死亡"的观念支配下,医学资源被大量用于消灭疾病、征服死亡,一方面造成卫生经费被应用到少数人身上,浪费严重,分配不公。据 WHO 的报告,世界上大约 85% 的卫生经费应用在不到 10% 的病患者身上,使大多数人因而得不到基本的医疗保障。另一方面慢性疾病、老年病等难治性疾病日益增多,供需矛盾更加突出。

美国科学院院士丹尼尔·卡拉汉站在医学、社会及病人自身的角度对传统医学目的进行了深刻的反思,认为问题的根本可能出在思想认识上,特别是对医学目的的认识上:医学究竟是干什么的?要解决什么问题?解决谁的问题?怎么解决问题?1992 年由丹尼尔·卡拉汉领导的哈斯廷斯中心正式提出了重新考虑医学目的的命题,以求解决各种医疗保健的矛盾,引起了医学界和哲学界的重视,并积极参与研究,有最初的9个工业化国家发展到包括中国在内的14个国家参加"医学目的研究方案"。经过研究和多次国际会议,1996年形成了《医学的目的:确定新的优先战略》的最后报告,确立了指导现代医学健康发展的四个目的。

2. 现代医学目的追求

"医学目的研究方案"所形成的《医学的目的:确定新的优先战略》报告,在对传统的医学目的重新审视后,提出了现代医学目的:预防疾病和损伤,促进和维持健康;解除由疾病引起的疼痛和疾苦;照料和治愈有病者,照料那些不能治愈者;避免早死,追求安详死亡。

预防疾病和损伤,促进和维持健康。预防疾病和损伤,是医学基本的目的。现代医学不仅总结了人类与疾病斗争的经验,特别是人类预防急性传染病的经验,而且总结了人类预防心脑血管等慢性、进行性疾病的最新经验,提出医生应该帮助病人使之健康,必须对付由生活方式引起的各种危险因素,达到预防的目的。促进和维护健康,这是对传统医学目的的发展,是对现代医学提出的更高要求。医学必须和公共卫生、社会其他福利性工作及政府的工作结合起来。

解除由疾病引起的疼痛和疾苦。这是对传统医学目的的保留。医学有责任去解除病痛、治愈能够治愈的疾病,这是医学存在的基本价值所在。其现实意义是对伴随疾患而来的心理上和精神上的疾苦要给予足够的理解和注意,对日益增加的慢性病人和临终病人的疼痛和疾苦应给予足够的重视,并采取有效方法解除广大患者的病痛。

照料和治愈有病者,照料那些不能治愈者。由于医学的巨大科学进展,最大的注意力集中于器质性疾病,传统医学目的主要注意"治愈"。现代医学表明,人类消灭疾病的能力总是有限的、相对的;同时也表明,随着疾病的变化,越来越多的疾病成为威胁人们终生的疾患。日益增多的慢性病人、老年病人、残疾病人和临终病人,这些疾病是不能治愈的。在这些疾病面前,单纯的技术手段难以解决,更多的是"带病延年"而不是"无疾而终"。这就日益要求医学对不能治愈、带病延年等需要医学照料的人提供帮助,使病人适应有限制的生活,得到比较好的生命质量。将治疗与照料放到同等地位,这是对传统医学目的的发展。随着疾病谱、人口谱的改变,在比较容易治愈的疾病解决以后,慢性病、迟行性疾病往往难以根治,"带病延年"将比较普遍存在。把治疗与照料放到同等地位，建立起医学照料的教育、服务以及社会保障体制，应该成为现代医学发展的重要方向。

避免早死和追求安详死亡。这是现代医学目的对传统医学目的的最大突破、修正和发展。传统的医学目的要求不惜一切代价延长寿命，把死亡作为医学的最大敌人。然而死亡是人类正常生命过程的一部分，个体的死亡在过去、现在和将来都是不可避免的，即使最好的医学也不可能消灭死亡。用昂贵的医疗费用来阻止生命质量极低的病人的死亡，是没有意义的，也是不公正的。因为这样会使需要抢救的病人，由于经费困难而不能获得及时救治。

基因测序表明人可以活到120岁，这不仅会带来一系列社会问题，其意义十分可疑。医学对于群体的人、个体的人，保证其达到应得到的生存年限就够了。生存年限要与生命质量结合起来，使人们既活得长一些，还要活得好一些。因此，医学不应把不惜一切代价延长生命作为自己的追求和目的。当然，医学并不是在死神面前听之任之，相反，避免早死应是医学的重要目的。但是，当死亡不可避免的时候，医学应促使安详死亡成为可能。"安详死亡"即在死亡过程中，用姑息疗法，把疼痛和疾苦缓解到最低程度；帮助病人保持心理上的"安详"，把对"死亡"的恐惧减少到最低程度，使病人得到人道主义的照料，维护病人的尊严。

把避免早死和追求安详死亡作为医学的目的之一，标志着人对自己的生老病死有更理智、科学的认识和选择，对医学本身的发展，社会经济的发展，社会的进步和人类本身的发展，都有不可估量的划时代的意义。

二、从科学走向人文

医学目的的界定，归根到底取决于医学的社会人文性质。医学既是研究人类生命过程及人体疾病发生、发展和防治规律的科学，又是医护人员治病救人、提高生命质量、提供终极关怀、促进社会进步的实践活动。医学是为人服务的，是为人的需要和人性服务的，医学的人文社会性质取决于人的本质、取决于人的需要和人性。

（一）取决于人的本质

1. 人的三种属性

人的自然属性。即人通过生物遗传方式所获得的有生命的肉体组织及其器官的结构与功能,是人在生物学和生理学方面的属性。人是自然界发展的产物,就其物质构成而言,是与它所赖以生存的地球表面上的元素构成相一致的。人作为一个有机存在系统,天生注定其生存和发展必须依赖于自然界,必须不断同自然界进行物质、能量和信息的更换,以充实和更新自身生命活动所必需的要素,保持其内环境的稳态。这是人生存和发展的基本前提。

人的心理属性。人类的心理、意识活动建立在其生理活动的基础上,是人脑高级神经活动的功能表现,也是人体复杂的生命功能之一,它由心理过程、心理特征和整体大脑功能三大层次所组成。

人的社会属性。个人与社会总处于互动之中。一方面,人是组成社会的元素,一切社会活动都由人及人与人之间的群体活动构成,社会发展的客观规律实质是人的活动规律,通过人的社会活动才能体现,没有人就没有社会的存在与发展。另一方面,人都处于社会群体之中,人的动机、愿望与需求,无一不受周围一定社会关系、社会生活环境的深刻影响;人的各种认知、情绪、需要、兴趣、信念、价值观、性格等,都打着社会的烙印;人的动机冲突、意识矛盾以及自我意识与他人意识的冲突,无一不在社会中找到端倪;人的生命、长寿、健康、疾病也无不与复杂多变的社会息息相关;外部社会附加于个体无法耐受的生活事件与个人内部生理、心理和性格缺陷等方面的易患素质,成为病因学意义的重要致病因素。

2. 人的本质属性

人虽然是生物—心理—社会因素的统一体,但诸因素对人机体的影响又有主有次。其中,决定人本质的是社会属性。

社会性之所以是人的本质,就在于社会性是人区别于其他动物的根本特征,人的本质在社会实践的基础上形成,由社会活动、社会交往过程中形成以生产关系为核心的各种社会关系所决定。人们在社会实践中发生着经济、政治、思想等各种关系,以及由此又演化出阶级、民族、家庭、亲情、朋友、业缘等更为复杂的关系。他们对人的本性内容具有决定性影响,人一出生就处于各种社会关系之中,人生命的各种生理、心理机能,人生活的各个方面,都无不受到社会关系的辐射。人类饮食、男女的生物属性,在不同的经济、政治、文化等社会条件下,其饮食质量、习惯及择偶标准等,有明显的不同;至于社会因素对人的意识、心理、情绪、情感、动机、需求的决定性影响,更是随处可见。

(二) 取决于人性的需求

1. 身心需求

驱动人从事各种活动的原始动力和目的是人的各种社会需求。对人来说，需求是一种不足之感、求足之愿，临危之感、解危之愿，病痛之感、解痛之愿，人行为追求的就是自身需求的被满足。

人的需求表现为身与心、物质与精神两个方面，既有共性之点，也有因性别、年龄、性格、职业、时代、社会地位、经济状况、文化修养、民族、宗教信仰、机体状况等因素不同的个性差异。就人的共性需求而言，马斯洛将人的五类需要，依照需求重要性发生的顺序，排列为一个自下而上的金字塔形的需要等级。其中的生理、安全需要，更多成分上表现为物质需要；而情感、自尊及自我实现的需要，则主要属于心理精神上的需求。

2. 康寿需求

医学的对象，不论是病人还是健康者，也不论是个体还是群体，都是完整的人、完整的生命。而人的血肉丰盈之生命是万物中最神奇、最复杂、最秀美和深邃无比的，生命对人的一次性，使其更显得珍贵。医学的精髓是对人的生命本体的同情、尊重、仁爱与体恤，是对人的生命健康的维护，是对人各种社会需求的满足，它服务于人的躯体和心理，服务于人从出生到临终的生命全过程，甚至服务于人从生前到身后的"超生命全程"，它把人的价值、尊严放在第一位，其核心目的是满足人们对康寿的身心社会需求，它不仅关注人寿命的延长，更关注人生命和生活的质量，提高人生命的价值，使人达到优生、优活、优逝。

随着社会的发展，医学服务在与社会的互动中，正逐步走向社会化，为全社会的人服务，但医学服务的对象大多还是社会中处于弱势地位的个人或群体，尤其是那些在身心痛苦中挣扎、情绪焦虑的病人及其家属。关照这些弱势人群、病痛个体，满足其身心的需求，成为医学的出发之点，并为其社会人文性奠定了坚实的基础。只有对生命充满虔敬、爱与关怀，对人性灵魂持有出色的亲和、体贴力，在对方生命中透视自己的生命，于对方痛苦中感悟自己痛苦的人，才能在实施医学服务时感觉敏锐而丰富、细腻，才能对模糊的、不确定信息做出正确的判断，才能使医疗技术在人体上激起神奇的回应，最大限度地解除病人之痛苦。

正是从满足人身心需求这一基点出发，古今中外的医学家都把医学看作是人学,即爱人之学、人道之学。医学的服务对象——社会性的人,使医学在本质上是一门涵盖自然、伦理、哲学、审美、道义、法律等诸文明因子在内的社会人文性学科,医学如果离开了以人为对象,以满足人的社会需求为目的,不可能成为真正意义上的医学。

(三) 受制于致病因素的社会性

1. 健康头号杀手

上个世纪90年代世界卫生组织的全球调查表明,对于人的健康和寿命来说,生活方式和行为起主导作用(60%),环境因素次之(17%),遗传因素占15%,医疗服务条件占8%。著名的医学家、社会学家诺勒朗说:99%的人生下来就是健康的,但由于社会环境条件和个人不良习惯使人生病,不良习惯给人带来极大的危害。

2. 各种绝症、超级病毒的社会之源

人类社会对自然界的不断介入,导致了工业化、城市化、居住和交通的现代化等,为人类带来物质生活繁荣、富足的同时,也导致了威胁人类健康的负效应——环境污染和生态破坏。工农业生产带来的污染,严重威胁着人类的健康。城市化带来的噪音,是导致"城市性心理疲劳综合症"的主要原因,而这种疲劳综合症又是多种心理疾病、社会功能和生活质量降低的重要因素;家居设施、装饰装修的现代化,冰箱、彩电、微波炉、空调、电脑等家电的广泛使用,使各种电磁辐射、装修材料的污染进入居室,使人出现神经衰弱、头痛、乏力、记忆力减退等症,对人的免疫功能及男性生殖功能也有很大影响。生态平衡破坏的恶果,引起许多生物生存环境的变化。

3. 社会致病源

托夫勒在《第三次浪潮》中指出:当前社会的各种变化,是一场速度和影响力的爆炸性革命,旧时代和它那些陈规陋俗正在慢慢地被撕毁而为新的社会铺路。社会和技术的变革步伐惊人而巨大,人们的生活节奏日益加快,体制不断更新,价值观念不断转变,新的伦理道德、信仰和传统体系不断地斗争,人际关系日益贫乏、矛盾和复杂,传统家庭模式崩溃,工作、学习以及休闲生活都发生了改变,"快、新、变、矛盾复杂"成为现时代的特征,人们更直接地感受到了来自各个方面的压力,困惑和焦虑日渐增长。心理医学家

Auden 称现代社会为"焦虑的时代"。

社会紧张因素可引起人心理功能的紊乱并最终造成机体器官机能的崩溃,引发高血压、冠心病、脑溢血、消化性溃疡、支气管哮喘、糖尿病、甲亢、抑郁症、神经症、各种免疫病乃至癌症等严重疾病,称为"应激状态病"。

人类生存环境中引发疾病的主要根源——各种不良社会文化因素,不仅为医学从社会病因入手防治疾病、维护人类健康提供了根本依据,从此方面进一步证实了医学本质的社会人文性。

三、从边缘走向核心

(一)不仅是为了应对医疗危机

1. 继承和发展

在人类发展或医学发展的不同时代、不同阶段,其医学目的是不相同的。新医学目的是多元化的,包括"防病治病,维护健康,提高生命质量,保证生存年限"多层次内涵。现代医学目的,既继承了传统的医学目的,又克服了传统医学目的所遇到的难题,反映了人类对医学目的的更深刻的认识。医学应立志做到:高尚的,并贯穿在医学专业中;有节制的和谨慎的;供得起的和经济上可持续的;公正的和公平的;尊重人的选择和尊严。[1] 医学目的的重新审视与调整,绝不仅仅是为了克服医疗危机的问题。它对于人们如何正确地认识医学的本质、正确地看待生老病死的问题,以及如何改善生命质量问题,对医疗卫生保健的实际工作、医学资源的有效配置及医学教育具有重要指导意义。

那么,医学是否还有体现医学核心价值的终极目的呢?医学的终极目的是对人的终极关怀。

2. 多层次关怀

人生关怀具有三个层次:物质关怀、精神关怀、终极关怀。

物质关怀是人类生存与发展的第一需要。人超越于动物之处在于,人还需要精神关怀。精神关怀是从人的社会本质出发,满足人的精神生活所需要的各种关怀,其中包括创造和享用精神文化财富。

德裔美国生存主义思想家保罗·蒂里希提出的"终极关怀"思想,受到人文科学界极大的关注。终极关怀是指人对自身生存价值的思考,是整体的、无限的、普遍的人文关怀。终极关怀与一般关怀不同,一般关怀是个别的、有限的、具体的。终极关怀永远处在无限的追求过程中,永远不可能终止和消失。终极关怀既是一个人向往和追求的理想目标,又是一个人努力实践这种理想的行动。

终极关怀主要追索的是人生最深刻的意义和价值,寻求的是这种意义和价值的实现。终极关怀这个概念既可以有宗教意义上的蕴意,又可以有哲学意义上的理解。宗教所讲的终极关怀基本上是把人生的终极意义和价值寄托在彼岸世界,寄托于某个具有统摄作用的最高目标如上帝、佛祖、真主等,是同对这些对象的信仰紧紧联系在一起的,具有超验性。而哲学所讲的终极关怀与宗教不同,它是逻辑地、理性地探索的结果。

(二) 走向医学的人文境界

1. 医学关怀

医学对病人的关怀也包括对病人躯体健康的关怀、心理健康的关怀和医学人文关怀三个不同的层面,呈现着从基点走向终极运行的轨迹。医学对病人躯体健康的关怀是对病人生命整体关怀的物质基础。但如果仅仅停留在这个层面上,就容易将病人的躯体与病人生命的整体相割裂,只看到病原体、症状、病灶等疾病的局部要素,见病不见人。对病人心理健康的关怀是医学关怀的第二个层面。医学仅仅解决病人躯体的病痛是不够的,病人的心理状况对其生理疾患的影响是不容忽视的。对病人生命的终极关怀是医学关怀的最高层面。终极关怀是彻底的关怀,就是医学的人文关怀。

2. 医学终极关怀

医学终极关怀是对生命价值的高度体认,医学服务于生命,而不是主宰着生命。医学终极关怀将生命健康视为最终目的,而医学本身则仅仅是达到这一目的的手段。医学终极关怀的目标是提高生命从出生到死亡全过程的质量。医学终极关怀是医学人性化境界的实现。医学终极关怀的目的是让生命的黎明朝气蓬勃,生命的正午金光灿烂,生命的夕阳无限美好,生命的最后一抹晚霞庄重安详。医学人文关怀是医学人文精神的精髓,是医学人性化境界的实现[2]。

医学终极关怀的人性化境界,是"医乃仁术"古训的完满实现,是希波克拉底"医学是艺术"格言的理想注释。医学从世俗中走来,通过为人的生命服务,逐渐铸造医学自身非凡独特的人文品格;医学与人的生命结缘,注定了医学须和人一起走向人性化的境界:"世俗生活可以躲避崇高,抛弃理想,远离人文,医学不可以:人类对生命的热望不允许医学随波逐流,走下圣洁的殿堂;有的职业可以以利润为第一要义,以金钱为第一动力,医学不可以:人类生命的价值不允许医学抛弃责任,混迹于喧嚣的市场。"[3]

走向终极关怀的人性化境界,是医学发展必然的历史选择。

注释:

[1] 参见吕维柏、邱仁宗:《医学的目的:确定新的优先战略》,《医学与哲学》,1997年4期

[2] 刘虹:《论医学人文精神的历史走向》,《医学与哲学》,2002年第12期,第21页。引用时略有改动

[3] 刘虹:《论医学人文精神的历史走向》,《医学与哲学》,2002年第12期,第22页

此岸彼岸
——医学模式

  医学的发展同时伴随着医学模式的转变。从古代、近代到现代,在不同的历史条件下,医学发展的水平不同,所形成的医学模式也各异。从世界医学的整体来看,古代医学先后经历了神灵医学模式和自然哲学医学模式两个阶段;近代医学形成了生物医学模式;现代医学正在实现向生物—心理—社会医学模式的转变。

一、多元内涵与核心价值

(一) 多元内涵

医学模式一词是由"medical model"翻译而来。作为医学哲学的重要范畴,是指人们对健康和疾病问题的基本观点;它揭示出医学科学与医药卫生工作的基本特征;它决定着人们对人的生命、生理、病理、预防、治疗等问题的基本态度;它是建构医学理论体系的基本框架;是指导医学实践的基本方针。

医学模式是对医学实践状况的反映,不是心血来潮的杜撰。一定阶段的医学模式体现了医学实践中主要联系和本质特征,是简化与客观的统一。医务工作者在医疗实践中常常自觉不自觉地遵循着一定的医学模式,习惯于用一种基本观点去观察、解释和处理健康与疾病问题。这种一定医学模式下的行为习惯一方面从传统沿袭而来,一方面由自己的医学实践中体验产生。久而久之,形成一种相对固定的模式。医学模式是在医学实践的基础上产生的。从理论上说,有了医学实践就可以根据其内部机制命名适当的医学模式,就是医学产生以后医学模式也应随之产生。但是,历史发展并非如此,作为特定的概念的医学模式,作为观念形态的医学模式,直到近代医学后期,才被称之为"生物医学模式"的概念而登上世界医学哲学的舞台。此前,医学史上,从来没有人从医学模式的角度观察、分析医学实践。其中原因主要有二:一是医学实践发展到近代,生物医学这根主线才十分明确地显现出来;二是理论医学和医学哲学、医学辩证法的发展也只是近十几年的事,在此之前,人们对医学实践宏观方面的普遍问题研究不多。

医学模式亦可称之为医学观,它揭示医学实践中的一般问题、普遍问题、宏观问题,讨论贯穿医学实践中的基本观点、基本倾向,它联系医学实践中的实际问题而不以具体的医学问题为关注对象,具有抽象性、概括性的特征。

(二) 核心价值

医学模式的产生、发展和转化,是随着医学实践的发展而不断推进的;同时医学模式对医学实践的发展又有着积极的推动作用,合理的医学模式总是在一定历史时期作为医学实践的动力因素存在的,这就是医学模式的核心价值所在。

医学模式与医学实践水平在发展变化上的不完全同步性。医学模式的产生和发展往往落后于医学实践的发展;但先进的医学模式的提倡和响应能推动医学的发展。医学模式的发展具有继承性。每一个新的医学模式都在旧的医学模式之中孕育生成;每一新的医学模式和旧的医学模式直接有继承关系;每一个新的医学模式都包含着旧的医学模式的合理内核。

医学模式的产生和发展,除了与医学实践发展状况的依赖关系以外,还和文化、哲学以及卫生保健政策和社会对医学卫生事业的重视程度有密切关系。医学模式对医学实践的发展有反作用,这是医学模式核心价值的显著表现。如果被提倡的医学模式是先进的、符合时代需要的,则能够促进医学实践的发展,反之则会阻碍医学科学的发展。

二、医学模式的进步

(一) 经验医学模式

经验医学模式有两种具体的形式:神灵主义医学模式和自然哲学医学模式。

1. 神灵主义医学模式

早期人类最不理解的就是自己的心理活动,以为有某种可以脱离躯体而独立存在的神灵,认为动物植物、山川河海以及日月星辰亦和人类一样,具有某种神灵。这实际上是将人类自身的心理活动投射到自然万物的结果。人间的巫师可以通过特定的方法与神灵沟通,表达人类的愿望,以乞求其实现。神灵主义医学模式认为疾病是邪恶的神灵入侵人体所致。疾病的治疗需求助巫术;可让巫师驱使邪恶的神灵离开,或祈求善良的神灵帮助人们战胜邪恶的神灵。除巫术医学外,神灵主义医学另有一种存在方式,即宗教医学。宗教关怀人们的病痛,借助神灵帮助患者减轻肉体和心灵的痛苦。

以现代科学观点看,神灵主义医学观是错误的,其治病方法无效,有时甚至是有害的。但是神灵主义医学观又是早期人类得以与动物相区别的标志之一。在科技进步的今天,如仍坚持神灵主义医学观,显然是落后愚昧的。但对某些特殊疾病缺乏有效诊疗手段的情况下,神灵主义医学观指导下的特殊仪式不仅可能减轻病人的痛苦,也可能使患者家属部分摆脱无能为力的消极痛苦感受。因而,在特定情况下仍有这种迷信活动存在。

2. 自然哲学医学模式

在自然哲学体系中,一切现象都被认为是自然的,而不再被认为由超自然的神灵操控世界。自然哲学认为,世界是物质的,并将世界归结为某些具体的物质形态,如水、火、气等。它认为,世界上的事物是相互联系的,但仅为假想,而未知事物间的具体联系方式。例如,中国古代五行学说认为,世界所有事物可分为金、木、水、火、土五类;这五者之间存在相生相克关系。

自然哲学医学模式认为,人体的生理病理现象并非孤立,而是与人们的个性性格及生活方式,并与自然环境和社会环境密切相关的。因此,在疾病诊疗和预防过程中,应综合考虑多种相关因素对疾病发生发展的影响。按照理想的标准,古代的医生同时应当是精通多个知识体系的智者。古代中国的中医、古希腊医学、古印度医学等,都是当时著名的自然哲学医学模式。

由于当时科技发展水平的缘故,经验医学体系对人体及其疾病仅有很肤浅的认识,许多理论主要来源于主观臆测。虽然其中包含和传承了大量的医疗活动经验,但整个理论体系经不起实践的检验。自然哲学医学模式对"心"和"身"都颇为关注,二者的关系也受到重视,但是其中的细节尚不清楚,心身正常异常活动规律常常湮没在对疾病现象的笼统记载之中。因而在当时未能建立起具有严格科学含义的心身医学。

从现代的观念看,古代自然哲学经验医学体系确有许多缺失与漏洞;但古老的医学体系包含了大量有效的医学经验,为人类的繁衍做出过重大贡献,并且是新时代新医学体系发展的基础,因而在医学模式的发展上具有重要的历史意义。

(二) 生物医学模式

1. 现代医学的标志和核心

生物医学模式是文艺复兴以来,医学领域最伟大的成果。

哈维在实验室里为生物医学模式的确立奠定了第一块基石,他把实验方法引入了生理学和医学的研究,从而把立足于科学实验的近代医学和前此的原始的、巫术的、经验的等古代医学区别开来。疾病不再是鬼神作祟,巴斯德和科赫为代表的微生物学者们,发现了大多数传染病的病原体。莫尔干尼告诉世界,疾病是器官在生病;魏尔啸揭示每一种疾病都是局部的、细胞的损害。分子生物学对疾病的解读深入到生物膜,深入到蛋白质、酶和核酸的结构与功能的分子水平上。各种维生素和激素等相继发现,从而确知了许多营养缺乏病和内分泌疾病的特定病因。人类遗传学和分子遗传学的发展,已查明有3000多种疾病属于遗传性疾病,可在染色体上或基因上找到病因。

生物医学模式促进治疗手段的革命。20世纪抗毒素血清疗法、砷剂驱梅疗法、磺胺药、抗生素、驱虫药等种种特异疗法相继发展;在生物医学模式指导下的第一次卫生革命期间,由于广泛开展了免疫疗法、药物疗法,明显地降低了传染病和寄生虫病的发病率和死亡率,为增进人类健康作出了贡献。

生物医学模式促进思维方式的飞跃。生物医学模式的思维方式是以还原论为基础的,其目标是探索生命过程的物理、化学的变化过程。这就为把自然科学成果移植到医学中创造了条件,为各种新技术在医学领域的应用打下了基础。在生物医学模式的指引下,从人体解剖、光镜观察、动物实验、生化分析到电镜观察、细胞培养、基因工程、X线晶体衍射、电子计算机模拟、医学实验成为一个庞大的系统,医学实验的综合性、精确性和动态模拟性日益增强。

2. 恩格尔的真知灼见

生物医学模式虽然在医学史上发挥了巨大的作用,为人类的健康事业作出了伟大贡献,但是随着社会的发展,科学技术的进步,认识思维水平的提高,人们也逐渐发现它存在一定缺陷和对医学实践带来的消极影响。美国罗彻斯特大学医学院精神病学和内科学教授恩格尔(G. L. Engel)1977年在"Science"(科学)杂志上发表的文章《需要新的医学模式:对生物医学的挑战》,在理论上对此作了更正确的扼要的论述,他尖锐地批评了生物医学模式的局限性,他说:

这种模式认为疾病完全可以用偏离正常的可测量的生物学(躯体)变量来说明。在它的框架内没有给病患(illness)的社会、心理和行为方面留下余地。生物医学模式不仅要求把疾病视为独立于社会行为的实体,而且要求根据躯体(生化或神经生理的)过程的紊乱来解释行为障碍……任何不能如此解释的障碍都必须从疾病范畴中排除出去。而且这种模式已成为一种文化上的至上命令,它的局限性易受忽视。简言之,它现在已获得教条的地位。在科学中,当一个模式不能解释所有的资料时,就要修改、摈弃这个模式。而教条则要求不一致的资料勉强适应模式或对这些资料干脆排斥不管。

生物医学模式不能完全适应医学实践发展的需要已落后于现代医学的认识水平。随着医学实践的发展,人们越来越认识到,它的框架内没有给患者的社会、心理行为方面留下余地,只是在病患的生物学方面深入挺进,这是它的主要缺陷。在现代工业化社会中,传染病、寄生虫病、营养缺乏症等已经不再是人类健康的主要威胁,而心理社会因素起很大作用的心血管疾病、脑血管疾病、癌症、公害病、事故和自杀、吸毒和酗酒、饮食过度、心因性疾病等已经成为对人类健康的主要挑战者。对这些疾病只用生物医学模式诊断、治疗和预防,不能完全解决问题。人既是自然人,又是社会人。决定人是否患病,不仅要考虑其生物学变量,还要考虑其心理、社会状态的变量。这就要求在更广泛的联系上研究健康和疾病问题。1948年世界卫生组织成立宪章中就提到了新的健康概念,标志着以健康和疾病为中心的医学科学进入了一个崭新的发展时期。而生物医学模式却不能适应这个要求。

生物医学模式不利于医务人员辩证思维方式的养成,影响卫生服务、科研水平的提高。生物医学模式在近几百年中,已经深入医务人员的思维习惯,在医疗实践活动中,总是只从人的自然属性——生物学特性上进行思考,进而处理健康和疾病问题,习惯地、不自觉地撇开心理、社会因素。老师这样,学生这样,世代相承,使医务人员的思考范围总是局限在这个领域中,养成了孤立地、片面地考虑问题的习惯。这就妨碍了对实际过程中多因素综合变化的全面认识。在临床工作中往往只依赖于药物和手术消除病灶,不能辩证地对待内因和外因、局部和整体、平衡和运动等关系。临床思维、医学科研、卫生管理决策等,都只是在生物医学的框架内兜圈子。由于偏重生物医学因素,忽视心理社会因素而造成的诊疗错误,工作失误,屡见不鲜。

生物医学模式导致医患关系疏远,人道主义精神淡化。主要表现在以下几个方面:

医患关系物化的趋势。一些医生只重视生物医学的变量,大量采用物理的、化学的检查设备,以获取生物学变量资料,然后仅据此做出诊断;在治疗方面，大量采用多种治疗仪，临床医生只需开出一个申请单，其他辅助诊疗科室不需临床医生在场，就可完成治疗。在医患关系中出现了大批医疗设备及其他第三者的介入，医患双方相互交流思想大大减少，感情淡漠了，医患关系在一定程度上被物化了。

医患关系分解的趋势。生物医学的发展，分科越来越细，医生日益专科化，形成了一个医生只负责某一种疾病或某一系统、某一脏器的疾病，而不是对整个患者的全面负责。虽然患者住在医院，但医患交流并不多。一个医生头脑里不是一个和几个患者，而是十几个甚至几十个患者；患者依赖的不只是一个医生、护士、检验员，而是几个甚至几十个医生、护士、检验员。已往那种一个医生和一个患者的稳定的单一关系被分解为几十个或成百个头绪，医患关系淡化、分解的趋势明显。

病人与疾病分离的趋势。为了探求发病因素，找出病原体及关键生物学变量材料，往往把病人的排泄物、病理组织标本进行孤立的检验，作为整体的活生生的人的形象完全消失了，看到的只是体液和细胞。病人的社会、心理因素却被忽略或者遗忘了。这样，病人与疾病就被分割。

显然，生物医学模式的这些缺陷，已不适合现代医学实践发展的需要。

(三) 生物—心理—社会医学模式

传统的生物医学模式，由于其明显的局限性，不仅难以解决医学实践中的新课题，而且还束缚着医学研究领域的进一步扩展。这说明，仅从生物性角度来考虑许多疾病的防治和健康水平的改善是很不全面的，必须重视社会、心理、行为等因素对疾病与健康的影响。现代的生物—心理—社会医学模式取代传统的生物医学模式是历史的必然。

1. 医学模式转变的客观性

人体是一个有机整体。人体与心理、社会、自然等因素有着不可分割的联系，这是客观的存在，并非主观臆想。重视生理与心理的统一，人体与环境的统一，并从人体内外的种种联系、相互作用、相互影响的关系中研究人体的健康和疾病、治疗和预防，是医学进一步发展的必要条件。

2. 医学模式转变的必然性

随着社会生产力的提高和生活水平的改善，医学的进步，疾病谱也发生了重大变化。传染病、寄生虫病，营养缺乏症已不再是威胁人们的主要疾病，取而代之的是与心理性、社会性有关的脑血管病、心血管疾病、肿瘤、公害病、性病等疾病，这些疾病已经成为人类健康的严重威胁。因此，为了战胜现代严重威胁人类的主要疾病，必须加强心理方面的、社会方面的预防和措施，传统的生物医学模式必须改变。

3. 医学模式转变的可能性

现代科学的整体化发展，自然科学和社会科学向医学渗透，产生了心身医学、临床医学、行为医学、社会医学等一系列边缘学科。这些新兴学科在过去彼此隔离的各部门之间加起了桥梁，使生物医学与心理学、社会学等有机地结合起来，为生物—心理—社会医学模式替代传统的生物医学模式铺平了道路。

三、现实的思考

（一）飞跃和突破

医学模式的转变是医学观的根本转变，它必将对现代医学的发展产生巨大的影响。

新的医学模式有利于提高医疗保健水平。生物—心理—社会医学模式是在现代医学实践发展的基础上产生的，它与现代医学的发展水平、特点以及医学的发展趋势相适应，必将促进现代医学的迅速发展。生物—心理—社会医学模式有利于把自然科学、社会科学和最新的技术成果引入医学，有利于不断深化对生命的认识，不断提高医疗保健水平，征服一个又一个疑难杂症，从而使医学这门古老的学科焕发出青春的活力，为人类的生存、健康作出更大的贡献。

现代医学模式为医学研究指出新的方向，提出新的任务。在生物医学模式下，医学历来以治疗为主。随着生物医学模式向生物—心理—社会医学模式的转变，医学从治疗为主走向预防为主，并拓宽了医学研究领域。疾病的预防，不仅是生物的预防，更重要的是社会的预防和心理的预防。这就要求医生负担起新的社会职责，要求人们深入研究心理、社会因素对人类健康的影响，以更好地预防生物、心理和社会性疾病的产生。

现代医学模式导致医学工作者思维方式的变革。在生物医学模式的影响下养成的形而上学和机械的思维方式，已成为现代医学发展的严重障碍。生物—心理—社会医学模式突破了历史上各种医学模式的局限性，尤其是克服了生物医学模式形而上学的缺陷，为现代医学工作者提供了新的思维方式，使医学工作者的头脑从传统的思维束缚下解放出来，这对医学会产生不可估量的影响，促进现代医学在基础理论、临床诊断治疗及预防方面取得突破性进展。

现代医学模式有利于医疗卫生事业的改革。生物—心理—社会医学模式突破了生物医学模式的狭隘界限,使医药卫生事业成为一项重大的社会事业。医药卫生事业的发展,将与整个社会的经济、政治、文化;与卫生政策、制度、法规;与预防、医疗、康复、保健等结合成为一个有机整体。这就使医药卫生事业的改革也必须从这个社会背景出发来统筹安排,合理布局,协调发展,以取得最佳社会效益。

现代医学模式有利于医学教育的改革。医学模式的改变,对医学工作者提出了新要求,给医学教育提出了新任务。医学的人才培养,应注重建构合理的知识结构,增加自然科学、社会科学和技术科学的新内容。医学生除了学习专业知识和加强专业技能外,还应提高社会工作能力和思维能力,这样才能全面地分析疾病与研究生命,不仅把人看作是生物的人,而且看作是社会的人。因此,医学教育的体制、思想、方式、方法,都必须按照新的医学模式的要求进行改革,以顺应现代医学的发展趋势。

现代医学模式有利于解决社会防治问题,克服重治轻防的倾向,提高医药卫生事业的社会效益。局限于生物医学模式,不可能系统地研究社会因素对健康和疾病的影响,不可能很好地解决社会防治问题。提出生物—心理—社会医学模式将对医疗卫生事业提出许多新问题:医院是否仅仅是一个医疗中心,如何为社会提出更多必要的卫生咨询;如何有效地开展社会防治;如何消除危害健康的社会因素;还有卫生机构的设置和职责、社会预防的措施和要求、药物的生产和使用等,以期获得最大的社会效益。

现代医学模式有利于建构现代医院管理模式。适应医学模式的变化,当前医院管理应把医院模式的重建作为医院内涵建设的核心来抓,具体有以下几方面:医院建筑与设施"庭院式"、"家庭式"的建筑模式,以病人为中心的服务模式,心身兼顾的诊断模式,心身同治的治疗模式,心身同护的护理模式,预防、保健、治疗、康复一体化的社会医学模式和中西结合特色模式。

(二) 扬弃和渐进

扬弃,意味着既克服又保留,既抛弃又继承。医学模式的转变就是一个扬弃的过程、渐进的过程,而不是简单地替代或抛弃。

生物医学模式在当前和未来的医学发展中,仍然起着主要作用。生物状态是人的基本状态。人是具有生物特性的复杂的精神、心理活动和社会属性的综合体。研究人的健康与疾病,必须从人的生物学特性的深入研究做起。近代医学史,是一部研究人的生物学特性的历史。虽然历经数百年,但并没有研究透彻。研究生物机体本身及其对各种因素作用的生物反应和疾病过程,仍然是现代医学研究的基本课题;即使新的医学模式完全建立,它亦是其中的重要内容。随着科学技术的发展,一些尚未阐明的健康和疾病问题正在不断暴露,一部分健康和疾病之谜尚未被揭示;许多疾病尚在严重威胁着人类健康,生物医学还有大量的工作要做。生物医学模式倡导的还原论思维方式和实证的科学方法,依然是医学科研的基本方法。和生物—心理—社会医学模式相比,生物医学模式不是正确和错误的问题,而是更加全面、更加合理的问题。

心理社会因素对人体的影响,最终导致生物学的改变才诱发疾病。生物因素乃是人体健康与疾病的物质承担者,心理因素、社会因素对健康与疾病的影响总是要以人体的生物结构和功能改变为中介和表现形式。

医学正行进在医学模式转换的过程之中。新医学模式的理念已经被广泛认同,医学实践中新医学模式的转换也已启动多年。新医学模式转变成效不明显有认识的、有体制的和管理的多方面的因素。目前医学各个学科的领军人物基本上都是生物医学模式教育下成长起来的,他们之中的有识之士已经在为新医学模式的转变呐喊呼吁,但在相当一部分专家那里,思维定势的作用不可低估。将新医学模式的精神融入医学实践,不仅是思维方式的问题,还涉及主体的知识结构和能力结构的问题,涉及医学高等教育和医学管理模式转换先行的问题。因此,新医学模式的转换任重道远,是一个渐进的历史过程。

悬壶济世
——医学价值

  人类的生命是一纸随时可能中断的契约,太脆弱,太需要医学的救护。使行将熄灭的生命烛光重新点燃,替趋近枯萎的生命之叶注入绿色的生机,向在死亡的沼泽地挣扎的生命伸出援救之手,为受创躯体和痛苦的心灵铺设一条通往希望的小径……,医学价值此时甚至就是个体、群体乃至人类生命的全部……

一、医学价值:人类对医学的评价

(一) 基本内涵

医学价值是标志人的健康需要和医学效用相统一的医学哲学范畴,是医学对维系人的生命健康、促进人的自由发展等医学需要的某种适合、接近或一致。

医学的内在要素、结构、功能、属性、作用等,是医学价值形成的前提,没有医学的这些要素,医学价值无从谈起。医学价值范畴把人对医学的需要作为医学价值形成的主体要件,没有人对医学的要求,就不会存在医学,更谈不上医学价值。医学价值范畴强调在医学实践中使医学与人的需要相一致,是医学价值的核心所在。实现医学价值的途径,只能是人的医学实践。医学有没有价值的关键,在于医学是否与人的需要相适合、接近或一致。如果两者是相一致的,我们说它是有价值的;如果两者是不一致的,我们说它是没有价值的。

(二) 两种属性

1. 主观属性和客观属性

医学价值具有主观属性。医学价值是人为满足对健康的需要而对医学的功能和性质的一种评价,因此,医学价值总是与人的情感、需求、认知、思想等主观因素相联系。在医学价值体系中,人始终处于中心地位,人既是医学价值选择的主体,医学价值评价的尺度,又是医学价值的最高体现。医学是为人服务的,医学价值本身是一个手段价值,人的健康存在和发展才是真正的目的价值和终极价值。

医学价值具有客观属性。体现维系人的生命健康、促进人自由发展健康的医学价值,其性质和量度,不能由人的主观随意定夺,而要取决于医学自身发展的水平和状况。也就是说,人们不能随心所欲地创造医学价值,而只能在医学实践活动中,不断发展医学,为人的健康服务。

2. 医学价值的功利属性和非功利属性

人们对医学价值的界定,往往是经验的、功利的。这是人们处于生存层次,受经济条件左右,仅仅从健康需要的角度对医学的价值加以确定时无法避免的。因为健康的生存是人的第一需要,现实的人不能不追求这一医学的功利价值。从这个意义上说,眼下的医学实践是一种功利性的实践。

功利的医学只是人达到自我肯定的手段而非自我超越的目的。由功利的医学目的向非功利的医学目的升越,是医学本质的升越。医学的非功利价值在于,它体现了医学为人生命自我超越、自我完善服务的意义,具有自成目的的性质。医学对"真"、"善"、"美"、"圣"等非功利的价值追求不是"属物"的价值,而是"属人"的价值。

非功利的医学价值观和功利的价值观,反映了现代社会中不同医学价值观念的冲突,折射出当代人迷失于世俗生存和精神升华的二律背反中的困顿。

(三) 三大功能

1. 支配功能

一切医学活动都是医学主体在某种价值观念的支配下的行为过程,任何医学活动都必须以一定的医学价值观念为依据并以追求一定的医学价值作为动因。无论是医学课题的选择、诊断思维的推演、治疗方案的取舍、医患关系的处理;还是医院管理、卫生行政、重大公共卫生事件的决策,医学价值是起着支配作用的内核。因此,医学价值是人们从事医学实践活动的支配力量。

2. 尺度功能

某种医学行为、某种医学现象,是否符合现代健康观念、是否符合医学人文精神、是否有利于人的自由发展、是否有利于社会历史的进步,这些都是人们根据已有的价值尺度对这种医学实践的价值判断。对同一个医学实践作出不同的、甚至对立的价值评价,其根本原因就是由于人们具有不同价值取向,并用这种价值观念作为评价的尺度。人们对某种医学活动或赞成或反对的分歧,从表面上看有各种不同的原由,但其实质就是人们价值尺度的分歧。

3. 教育功能

人们对医学价值的认知、认同、接受、实现的过程,既是一个主体选择的过程,也是一个对人的生命内涵的颖悟过程、一个提升自我层次境界的过程。医学对病痛的抗击和对生命的救护,是最具有震撼力的贵生教育;医学使人重新获得健康和自由,获得进一步发展的机会,是沁人肺腑的爱的教育,医学超功利的、对人的彻底的、终极意义上关怀的价值,是对人类趋向永恒的圣洁教育。

(四) 实现过程

医学价值的实现,是指医学价值观念的形成、医学价值的选择、医学价值目标的确定、医学价值评价的开展和医学实践的实施过程。

1. 观念形成

医学价值的实现首先要解决的是医学价值观念问题。人之所以区别于动物,根本地就在于人是理性的生存者。人类的医学实践活动总是受一定的医学价值观念支配的。也就是说,人们对医学价值的追求、医学价值的存在首先是观念形态的。这一认定不仅体现了人所特有的主观能动性,而且说明了医学实践活动在一定意义上不过是医学价值观念的展开和实现。

2. 价值选择

医学价值的选择是医学价值主体在医学价值观念的支配和医学价值客体的影响下能动的思维活动。选择什么样的医学价值目标,选择什么样的医学价值实现方式,对医学价值的层次、性质和最终实现意义重大。因此,医学价值的选择,是医学价值实现的关键。在现实中,医学价值的选择是多元化、多层次的。同样的条件下的医学价值选择取决于医学价值主体的精神境界和医学客体的实体状况。医学价值主体的精神境界是制约医学价值选择的主观条件,不同素质的医学价值主体对医学价值的选择会截然不同;医学价值客体的实体状况是制约医学价值实现的客观条件,医学价值的选择总是具体的、历史的统一。

3. 目标确定

医学价值目标是指引医学发展的指南,是确定某一历史时代医学身份的标记,是衡量某一阶段医学发展层次的尺度。医学价值的目标,是人们对于医学价值的期望和理想,是经过一代又一代医学人汗水、心血甚至生命的结晶。医学价值目标的实现往往呈阶段性发展、螺旋式上升的样式,某些条件下还会出现暂时的回落。但是,医学从救助生命、关爱生命的基本目标开始并最终抵达真、善、美、圣的终极目标,其中要经历的一个又一个阶段性的医学价值目标,构成了医学价值实现的历史链条,成为医学价值不可逆转的历史走向。

4. 价值评价

医学价值评价是个人或社会对医学价值的评说和估量。医学价值评价的一般标准是一个多元的组合,既包括经济的、社会的、现实的要求,也包括文化的、人文的、前瞻的期盼;医学价值评价的终极标准是真、善、美、圣。医学的价值评价的形式有两种:一是以病人、媒体、社会对医学服务的认同程度为形式,这往往是感性的、外在的、表象层面的医学价值评价;二是以医学伦理学、医学哲学等学科对医学使命的深入反思为形式,这往往是理性的、内涵式的、本质层面的医学价值评价。医学价值评价是医学价值实现的逻辑终点,又是新一轮医学价值实现的起点。周而复始、不断攀升的医学价值实现过程,也就是医学不断趋向真、善、美、圣的过程。

5. 实践实施

医学实践的实施是医学价值实现的关键。一方面,医学价值观念的产生是以一定医学实践条件为基础的,另一方面,医学价值观念又具有应然性、理想性、目的性、批判性的特征,体现为对现实的超越和对理想的追求。超越—实现—新的超越,是价值发展的辩证本性。医学观念当然不会实现任何东西,医学价值观念要超越现实,实现自身,还必须向现实的价值形式转化,取得医学实践的形式。

价值的实践形式也不是任意的,它直接受着当下医学价值观念的制约。当医学价值作为一种观念存在时,它本身的特质就内在地包含了对医学实践形式的质的规定。就是说,人不仅为自己营造了某种形而上的医学价值境界,同时还进一步营造着这种境界的实践形式。

在医学价值的实现过程中,必然遭遇医学价值冲突。医学价值冲突的根源在于主体多元化及其需要、利益、目标的差异和医学价值的多元化。医学价值冲突既表征着人、医学和社会的发展,又促进着人、医学和社会的发展。社会和人愈是发展,其需要就愈是丰富,就愈能与各种对象建立起更多样、更深刻的医学价值关系,医学价值冲突的机会就愈多。从某种意义上讲,医学价值冲突是医学发展的动力因素。当前,医学价值实现中两种主要冲突是生命原则和经济原则的冲突、科学主义和人文精神的冲突。

生命原则和经济原则的冲突。"重义轻利"、以生命为重的生命原则是医学的传统,西医学和中医学都是这样。但是,随着经济体制改革的不断深入,这种价值取向受到了挑战。市场经济是一种以市场为契机、以经济主体为本位的经济体制。这就使原有价值观依存的基础受到严重冲击。在市场机制作用下,生存竞争、等价交换、利益原则、公平效率已成为经济生活的基本原则。因此,医学的价值观念面临着是"重德"还是"重利"的选择。功利主义、拜金主义、利己主义与传统伦理道德价值观的冲突,表现在医学价值观念上就是经济原则与生命价值原则的对立和冲突。

科学主义和人文精神的冲突。在医学领域中,科学主义盛行,人文精神失落的实质,就是科学主义和人文精神的价值冲突。特别是又适逢经济体制转轨,在内在与外在双重建构的态势中,这种冲突就显得尤为突出。

二、基本价值:决定医学能否称其为医学

(一) 内涵、特征和表现

1. 内涵的界定

医学的价值是多元的。根据不同的标准,可以分为手段价值和目的价值、功利价值和非功利价值、现实价值和理想价值、经济价值和文化价值、科学价值和人文价值等等。但无论怎样划分,无法回避医学的基本价值是什么的问题。

所谓医学的基本价值,是医学的特质,是不可替代的,体现医学本质和目的的价值。离开了基本价值,医学价值的命题就无法成立。医学的其他价值都有其存在的合理性,但却不具有医学基本价值的这种刚性规定。

人的生命价值的逻辑前提是一定的生命质量和健康;人的生命价值展现过程中,自始至终离不开医学的维护。而对于医学而言,离开了对人的生命价值的维护和展现,医学就失去了本质的存在,医学就没有价值可言。因此,医学基本价值是医学价值的实体性、基础性的要件。毫无疑问,从医学的本质、目的和使命而言,通过维护和保证人的一定的生命质量和健康水平、展现人的生命价值是医学的基本价值。

2. 特征、表现和意义

医学基本价值的特征。人是有生命的存在物,生命是人之为人的重要特征之一。人的生命不仅具有生理上的内涵,还具有社会和精神的内涵。人的生命这种特征是人的生命具有价值的前提,也是医学基本价值特征的逻辑根据。

医学基本价值具有绝对性特征。这是因为:人的生命价值在于人的生命的存在和延续本身。人的生命价值的绝对性表现在生命价值优先于或高于非生命价值、每个人的生命存在价值是平等的。

医学基本价值的表现。医学基本价值表现为对人的生命价值展现即展现生命健康存在的价值和生命正常延续的价值。生命健康存在的价值是指人的生命健康存在本身是有价值的,因为生命的存在是人的存在的根基,健康又是生命存在的保证。人的生命正常延续的价值从社会角度看是人的生产对社会发展的意义,从个人角度看是寿命的延长对于个人创造和发展的意义。

医学基本价值的意义。医学基本价值是医学价值体系中的基石,离开了医学的基本价值,无法讨论医学的其他价值。医学基本价值的这种根本性意义根源于人的生命价值的根本性。人的生命价值作为人的价值的一种特殊形态,其意义在于人的生命价值具有不可替代的根本性。人的生命存在和延续是人类根本的目的性存在。与人的生命价值相比,人类文明的一切形式,都是为之服务的手段;若离开了人的生命价值,政治、经济、科学、教育的价值将无所附丽;人的生命价值的淡化,是人类文明终极意义的淡化;人的生命价值的失重,是人的世界的失重。

(二) 核心和本质

1. 核心:救护生命

人的生命是一纸随时可能中断的契约,它太脆弱,它需要医学的救护。使行将熄灭的生命烛光重新点燃,替趋近枯萎的生命之叶注入绿色的生机,向在死亡的沼泽地挣扎的生命伸出援救之手,为受创躯体和痛苦的心灵铺设一条通往希望的小径……医学基本价值此时甚至就是个体、群体乃至人类生命的全部。

群体的生命健康是个体生命健康的集合,又与个体生命健康息息相关;健康的群体是社会存续和社会发展的前提和必要条件,也是每个个体生命健康的摇篮。医学通过诊疗疾病的方式,救护个体生命健康,保护每一个家庭的完美;医学通过社会防治的方式,救护群体生命健康,保护人群的生命安全,使恶性传染病危及整个人类生命成为历史事件。

现代主流文化在赞美科学的价值时,称道科学怎样极大地推动了生产力的发展,怎样极大地改善了人们的物质生活条件,怎样促进了文化教育事业的发展等等,但是,科学这些价值的体现的第一个前提是人的生命的健康存在。医学对生命的救护直接维系着人类的安危,是科学辉煌的卫士,支撑着社会的发展。救护生命是医学基本价值的核心理念。

2. 本质：生命至上

曾经在中国两院会议中，一位中国社会科学院的学者向所有的中国院士们提出一个问题：我们医务人员能否杀死一名年仅20岁智商为20的年轻人，来为救治三名中国院士的生命来提供器官移植？如果可以，从经济效用的角度是经济价值很高，因为院士创造的社会和经济效用远远高于这位年轻人。但所有的院士们都认为不可以，为什么？那是因为无论是院士还是普通年轻人都是人，只要是人就拥有同样的生命权利，拥有同样的生命尊严，其生命就应该得到同样的尊重。他们的生命都是至上的。

在医学领域中，必须是生命价值至上，在此基础上考虑功利原则，而不能本末倒置。原因如下：

其一，人的生命与世界上其他万物相比较，是最为珍贵的，表现为终极价值。人的生命存在是一切价值产生的基础。人是万物的尺度，在世界万物中，只有人是具有意识的理性动物。只有人会产生对价值问题的思考。一个事物有无价值及价值的大小都是相对于一定的人的生命主体来说的，人的生命存在是价值产生的载体。

其二，人的生命价值是其效用价值产生的基础。人的生命的效用价值强调的是某一生命个体对他人和社会的有用性，产生效用价值的基础首先必须是有人的生命存在。只有有了人的生命存在，才谈得上某一生命对他人和社会的意义。显然，效用价值是建立在对人的生命存在本体论意义肯定的基础上的。

其三，医学发展本身内在地包含着对生命至上观念的确认。在古代，我国战国时期的《黄帝内经》中就有"天覆地载，万物悉备，莫贵于人"的思想。隋唐名医孙思邈所著的《千金要方》医书，也以"人命至重，有贵千金，一方济之，德逾于此"而命名。

1975年第29届世界医学大会通过的《东京宣言》指出："实行人道主义而行医，一视同仁地保护和恢复躯体和精神的健康，去除病人的痛苦是医师特有的权利，即使在受到威胁的情况下，也对人的生命给予最大的尊重，并决不应用医学知识作相反于人道法律的事。"

其四，人的生命价值是医学伦理规范建立的前提。医学人道主义要求医务人员对病人要一视同仁，不论病人生理、社会地位、经济状况等有何差别，都须平等对待。医学的公正和公益也要求医务人员公平合理地对待每一个社会成员。这些规定，其中也包含了对人的人道价值的肯定。因为这些表述暗含一个假定，即个体与个体是等值的、平等的，要求合理地支配和使用卫生资源。

其五，人的生命价值是医学发展的终极判断的依据。医学所做的一切，都是为了促进人的生命健康和幸福，从归根结蒂的意义上来讲，是为了促进人的生存和发展。很明显，医学是以人为目的的，医学的发展最终还是以是否促进了人的发展来衡量。当医学的发展与人的发展出现不和谐时，则必须要求医学做出相应的调整，医学模式的转变就是一个典型的例证。

(三) 人不是手段

医学作为一门直接为人的生命服务的科学，是将病人作为手段，特别是作为获得经济利益的手段，还是作为目的，关系着病人生命质量的高低、好坏。作为掌握医学知识和医学技术的医务人员，在提供医疗服务和帮助的过程中，就尊重人的生命而言，为善可以成为天使的化身，为恶会将天使演变为魔鬼。所以，医务人员认识和把握医学基本价值的内涵非常重要，要恪守生命价值至上原则，在此基础上来考虑生命的质量和效果。我们不能够将功利原则片面地引进医学领域，更不能将功利原则代替生命价值原则，把人仅仅作为手段。

把人仅仅当作工具的做法，在历史上就曾受到过德国哲学家康德的尖锐批判。康德认为，人是应当受到尊重的对象，不应当把人当作东西。我们把有理性者称为人，因为他的本性就证明他是目的，不能当作工具。诚然，人是社会的人。在社会生活中，人与人之间是相互依存、不可分割的，人应当是目的和手段的统一体，即人既作为手段而存在（满足他人和社会的需要），又作为目的存在，具有本体论上的价值。若无视人的本体论上的存在，仅仅把人看作是满足他人和社会需要的工具，这样势必大大贬低或丧失人的生命价值。因为手段和工具都是可以有选择取舍的，没有用时就可以丢弃，对人也能这样吗？

在医学领域中，将人作为手段的倾向体现为：将病人当成工具意义上的对象,漠视人的痛苦、尊严。将病人视为展现医术水平的载体,将医治疾病的过程视为"纯科学"过程,淡化人的目的、性质,等等。离开了对人的生命价值的尊重,何谈医学? 因此,医学要高举生命至上的旗帜,反对将人作为手段。

三、非基本价值:决定医学成其为怎样的医学

除了医学基本价值之外,医学还具有许多非基本价值,如医学的文化价值、人文价值、经济价值、教育价值等等。医学的基本价值能否实现,决定着医学能否成其为医学;而医学的非基本价值的选择,则决定着医学将成其为怎样的医学。

(一) 医学的人文价值

1. 存在的必然性

医学人文价值是指医学对人、文化和社会的全面发展、特别是对人的生存、发展、自由和解放等需要的一定程度的适合、接近或一致。

现实生活中的人是经历着生老病死的人,维护他们的健康生存,始终是医学最基本的使命。医学不仅保持生命生生不已、生机勃发,医学更解读生命的奥秘,促进人和文化的全面发展,给人的生存、发展、自由和解放以更广阔的空间。

医学为人类生命之舟保驾护航,使地球文明之花灿如朝霞。在人类知识形态之林中,医学以其独特的声音,述说着自己对人类文明的情怀;以其不可替代的方式,描画着自己对人文世界的憧憬。因此,医学的人文价值是人对医学价值的不断递进、指向终极的追求。这种非功利的价值是医学实践永远追求、不断完善的动力;同时,医学的人文价值蕴涵着对人类文化的意义,是人们关于生命的崇高、神圣的精神支柱和信念依托。

医学人文价值的必然存在是时代进步的客观要求。通过文化生活和精神生活的创造来实现价值,是时代的特征。生命的意义不仅仅在于无病地活着,医学的价值不仅仅局限于防病治病。医学的价值也应该具有更加丰富的内涵:追随时代发展,紧跟人类的进步,从医学基本价值走向提升人的文化、思想和精神的医学人文价值。

医学人文价值的必然存在是文化发展的客观趋势。医学人文价值是医

学亚文化的灵魂和存在的根基,是医学这个时代骄子得以生机勃发的精神源泉。高度重视医学的人文价值,不仅对人的生存、发展、自由和解放有着重要的意义,而且对于促进文化的全面进步与发展也有着不可低估的意义。医学亚文化是人类文化的重要组成部分,要促进人类文化的全面进步与发展,有必要首先促进科学文化包括医学亚文化的进步与发展。

医学人文价值的必然存在是医学反思的逻辑归宿。胡塞尔说过:"现代人让自己的整个世界观受到实证主义的支配,并迷惑于实证科学所造就的'繁荣'。这种独特现象意味着,现代人漫不经心地抹去了那些对于真正的人来说至关重要的问题。……科学的危机表现为科学丧失生活的意义。"[1]

医学的全面发展近百年来一直受到实证主义、科学主义的禁锢,被漫不经心地抹去的正是医学的人文价值,丧失的正是医学对人全面发展的意义。医学技术主义将技术方法绝对化,医学对活生生的躯体和心灵的救助成为一个由技术控制的机械过程,科学技术程序成为医学思维的中心,医学技术成为医学实践的主宰,控制医学、处置病人,充当医学全部价值的代表。对医学人文价值必然存在的反思使人类惊醒:医学是关于人的生命的科学,对人的全面关怀是医学的应有之意。丧失了医学人文价值的医学不是真正的人的医学。

医学人文价值的必然存在是现代医学发展的精神动力。科学发展史告诉我们,人类的各种文化有着不可分割的整体性,科学的产生、发展和成长需要深刻的人文文化背景。医学更不例外。医学人文价值的必然存在,在于现代医学发展需要将之作为促动医学走出技术主义迷惘的精神动力。医学人文价值的存在和阐扬,促使人们正确认识医学的人文意义,包括医学的认识意义、思想意义、精神意义、智力意义和审美意义等等。也只有在深刻理解医学的人文价值后,我们对医学科学精神和医学基本价值的认识才会跃升到一个新的层次。

2. 核心:关爱生命

宗教、哲学和医学最早将关爱的触角伸向人的生命圣地,从不同的角度和层面展现了对人的生命的关爱。

宗教对生命的关爱集中体现在各宗教的共同的普世原则——黄金法则

的信念之中。人类的生命法则包括四个层次：一是黑铁法则："以眼还眼，以牙还牙"，这是最低层次的复仇原则；二是青铜法则："像别人应受到一样对待别人"，这是较高层次的互惠原则；三是"白银法则"："己所不欲，勿施于人"，这是更高层次的爱的原则；四是"黄金法则"："你愿意别人怎样对待你，你就那样对待别人"，这是最高层次的爱的原则。

哲学对生命的关爱集中体现在不同的人本主义哲学流派共同的基本原则——人本法则的信念之中，包括三个方面内容：一是认识法则：认识你自己；二是尺度法则：人是万物的尺度；三是贵生法则：悠悠万物，莫贵于生。

医学对生命的关爱集中体现在不同医学体系共同的终极原则——终极关怀的信念之中，包括三个观念：一是敬畏观念：医学敬畏生命，而不是生命乞灵于医学。如基督所说，"非以役人，乃役于人"，医学是生命的仆人，而不是健康的主宰。二是终极观念：宏扬生命的价值为医学的最终目的，医学本身退为手段，通过拯救人的肉体拯救人的灵魂，通过关爱人的身躯关爱人的心灵，让陷于肉体和心灵双重痛苦的人获得自由和解放。三是感化观念：医学在救护人的生命同时，通过对生命的终极关怀，感化每一个个体生命，唤醒人们对生命真谛的觉悟，从而生命的自为走向生命的自由。

3. 本质：求真、崇善、尚美、达圣

医学求真，是从医学认识论的角度反映的人文价值，表现为医学对客观事物及其规律的正确反映。之所以强调医学求真是医学的人文价值主要是因为：医学求真不仅仅间接地通过医学科学技术中介来实现对人们身心健康需要的满足，而且直接地通过渴求知识、追求真理满足人们的精神需要：奥妙无限的人体、疾病的复杂性质、生命现象的瑰丽多彩是医学永远的认识对象。求真欲是人类，也是医学内在的精神力量。自由地探求真知是最高的价值，是精神的紧迫的需要，其程度就像身体对食物的需要一样紧迫。文明人类的精神生活的本性和方式之一，就是有"求真求知"的理性需要和能力，医学人文价值的真谛之一就在于，医学的"真"对人类健康的躯体和健康的精神的意义。

医学崇善，是从医学伦理学角度反映的人文价值，表现为医学行为和结果与道德律令的一致性。

医学崇善的旗帜在古代各国医学中已高高举起。"医乃仁术"是医学崇善的古代中国版本,《大医精诚》是医学求善的经典名篇。《希波克拉底誓言》是医学求善的道德准则。医学求善的人文价值取向在历代医学中受到过淡漠但更得到了传承:毫不利己专门利人的白求恩精神,是医学求善的人格典范,"以病人为中心"已成为医学崇善的国际文本。今日医学,对医学崇善的人文价值的认识不断加深:崇善相对于求真而言,医学崇善的人文价值更为重要,因为医学求真的目的就是为了施善于人。当代医学将医学崇善的人文价值,体现在以病人为中心的信念中,弥漫在诊断、检查、治疗、护理的过程中,渗透在医学高新技术的应用中。

杨振宁认为科学研究的最终价值不会取决于为了科学的科学,而是取决于科学是否对人类有益。杜治政教授指出:当今的时代,是科学、技术、经济、社会与人的一体化时代,"像基因工程、克隆人、胚胎干细胞研究这样影响千秋万代的事,人们怎能不再三斟酌呢?"[2]

医学尚美,是从医学美学的角度反映的医学人文价值,表现为医学对人的审美需要的满足,使人感到生命自由的创造的喜悦。美是能够唤起人们喜悦和愉快的特定的情感反映。

希波克拉底说过,医学是一门艺术。医学艺术的丹青,通过维护和改善个体和社会人群的健美状况,勾勒出医学美;通过对健康长寿、体态优美矫健、精神安宁愉悦等方面的实践活动,描绘出医学美,激发人们对生命的由衷的欢悦的情感体验。从人的体形美、容貌美,到人的心理和灵魂进入至善至美境界,是医学不懈的追求,也是医学最美的价值。

医学求真、崇善、尚美具有内在的统一性,医学真善美和谐统一的境界,就是医学达圣的境界。医学达圣,是从医学哲学的角度反映的医学人文价值,表现为医学对于人的全面发展和自我超越的最高境界。医学原本是一种世俗的职业,但医学既有幸与人的生命结缘,便具有了以世上最圣洁的品格来升华自己的机会。这就是为什么别的学科若能实现真善美的境界便为极致,而医学在真善美之后又要提出"达圣"的原因。选择了医学就选择了责任、义务和奉献,选择了圣洁。中国有两句话用来说明医学达圣最为贴切:"厚德载物"、"止于至善"。同样,医者可以进入达圣境界。达到圣洁境界的医者,对医学科学精神和医学人文精神的关系有着深刻的感悟,对人的生命有着由衷的敬畏,在对病人奉献终极关怀的过程中,守护他人身心健康,守望自己精神的家园。

(二) 医学的经济价值

1、非经营性和经营性

医学经济价值的一般定义可以这样表述:医学经济价值是医学能够为人们带来经济收益的有用性。由于可以将这个定义中的"人们"的身份、经济收益的性质等问题置于不同的语境中来解释,因此,医学经济价值有双重含义。

医学经济价值从学理上讲是医学作为社会事业为社会和人类带来的经济利益,受人文价值的支配。医学的这种经济价值,并非是通过刻意经营而获得的,所以可以称之为非经营性的医学经济价值。这种含义下医学的经济价值具有显著的独特性质。从根本内涵上讲,商品属性不是医学服务的本质属性,因此,非经营性医学经济价值不是医学的显要价值;从表现形式上讲,非经营性的医学经济价值以间接的而非直接的、突出社会群体化效益而非突出个体化的个人效益、重在远期的而非急功近利的形式表现出来;从医学本质上讲,非经营性的医学经济价值属于"柔性"价值而非"刚性"价值,在其实现过程中,遇到关乎生命攸关的时刻,它主动退位,为生命让路,不允许"钱—医"交易或"钱—命"交易。"堂堂院门八字开,有病无钱莫进来"是医学的悲哀,是人类文明的无奈,有的时候是耻辱。

在实践中,人们理解这样的观念:认同医学的基本价值,对人的生命健康负责是一个社会文明程度的标志。世界各国都在一定程度上、一定范围里努力将其成为现实。如上个世纪中叶,英国提出的穷人看病不付账、中国上个世纪60年代的农村合作医疗、世界卫生组织的人人享有卫生保健的计划等。但是,在现实的历史条件下,医学无法彻底做到"不言利"。非经营性的医学经济价值受到市场浪潮潮起潮落的冲刷,另一种含义的医学经济价值渐渐露出了水面。相对非经营性的医学经济价值而言,医学的这种经济价值,是通过市场手段的经营获得的,所以可以称之为经营性的医学经济价值,其内涵为:将医学作为一种经济运作方式,以获得利润为动因,受价值规律支配。在经营性的医学经济价值的概念里,经济价值成为医学的显要价值、直接价值和根本目的。

归根到底,经营性医学经济价值的存在是社会经济水平发展到一定阶段的产物,是人性进化到一定阶段的产物。非经营性医学经济价值和经营性医学经济价值并存是医学发展的一定历史阶段中,必须面对的现实。

医学被纳入市场运行的轨道。当代社会,市场经济的浪潮铺天盖地,商品意识似乎要席卷和裹挟一切。医学、教育等与人的生命本质直接相关的领域已经被纳入价值规律的触角所至的范围。医学的经济价值从后台转至前台亮相成为人们不得不面对的现实。随着医药卫生体制改革的进行,医学身不由己地被烙上越来越多的经济色彩:一系列体现医学经济价值的新概念应运而生,如股份制医院、私有制医院、民营医院、外资医院、议价医院、医疗集团、医疗市场、卫生资源配置等等。医学披上经济化的婚纱,嫁给了追逐利润的市场。婆家看重的并不是医学"新娘"本身,而是被"优化"了的嫁妆——直接的、个体化的、急功近利的经营性医学经济价值。

市场经济体制换发了医学的身份证。经营性医学经济价值的凸现,与医学作为社会事业的身份发生改变直接相关。医学的天使身份正发生着转变。医学由不直接创造经济价值的事业部门向直接创造经济价值的产业部门转化。卫生行业已经成为第三产业的重要部分,通过提供公共的和私人的服务,获得直接的经济价值。卫生机构所有制的变更将医学的身份置于微妙的境地。卫生机构单一国有制已成为明日黄花,大量非公有制医院从事医学活动的驱动力除了利润还是利润,它们在经营性医学经济价值和非经营性医学经济价值之间的选择不言自明。

理性看待经营性医学经济价值。毋庸置疑,经营性医学经济价值是功利的。医学必须根置于社会,根置于人的基本需要。为人类健康服务,这是时下社会对医学的最大期盼以及医学享有特殊的社会地位的重要根源。从某种意义上讲,撇开医学价值的功利性质,医学就不可能产生、存在和走向未来。在经营性医学经济价值的天空中,并不是灰暗一片,理性的阳光仍然可以穿透云层,给医学以热量,给患者以安慰。医学在市场经济的时空中运作既然是一种现实,那么就将这个过程看成是医学发展中的砺石。在经营性医学经济价值的实现过程中,经济规律的作用使医学的运行和发展在合理地筹集、分配、使用卫生资源方面加强自律,兼顾公平和效益,争取以有限的投入覆盖更多的服务对象;医疗机构作为独立经营、独立核算的法人组织,具有更大的自主经营权,通过加强内部管理,积极开拓医疗市场,运用经济手段参与市场竞争;在非赢利性医疗机构保证人人享有基本的医疗权利的前提下,患者将医疗服务过程看作持币消费的过程,运用价格的调控作用,按照个人经济条件去选择医院、医生,购买不同质量层次的医学服务,这对在一定层次存在的医学可以起到有限的、短暂的然而不乏效力的刺激作用。

但是,片面注重医学的经济价值将会导致医学的畸形发展,最终妨碍医学的前进。默顿不无担忧地说:"当前对于科学功利性的迫切要求,也许预兆着一个新的限制科学研究范围的时代。"[3] 从理性层次上看,将医学的价值在本质上完全限定为功利的,是对医学在社会文化中的地位和作用的忽视或轻视,最终不利于医学的发展。

2. 可估量性和不可估量性

毫无疑问,医学具有巨大的经济效益,这就是医学作为社会事业为社会和人类带来的经济利益,受人文价值的支配的非经营性医学经济价值。非经营性医学经济价值具有可估量性和不可估量性两种属性。

医学防病治病,救护生命,维护社会生产力的健康,抵御传染病对人群乃至人类的虐杀,其经济价值十分可观:

"中国疾病控制中心一项研究表明,通过控制儿童营养不良可获得显著的健康收益和经济收益。如控制碘缺乏症每年可减少经济损失128亿元,控制缺铁性贫血,消除营养不良可以减少经济损失88亿元,减少身材矮小可获得80亿元的收益,三项合计高达296亿元。"[4]

中国一个国家的一个单项医学经济价值尚且如此,全世界整个非经营性医学经济价值又该是怎样!

令人痛心而又不得不接受的现实是,非经营性医学经济价值往往通过负价值的形式表达,即因为某种疾病而造成的经济价值的损失。

"现患与乙肝病毒感染有关的患者每年造成260多亿的直接费用损失……丙肝的经济负担为117.26亿元~215.59亿元"。[5][6]

2003年的"非典"从反面向世人展示了,有效的医疗卫生工作能够为社会增加经济价值,相反则会给社会带来巨大的经济损失:截止2003年5月20日,国家防治"非典"支出经费100亿;广东"非典"病例1151例,每例治疗费用1.97万元。以此标准计算,全国5328例"非典"患者的治疗费用逾亿元。"非典"造成的直接经济损失如外贸成交额、运输、旅游、农民返乡等等,保守的估计有几千亿元,仅旅游一项,就达 1400 亿元。[7]

这些数据还可以列出许多,包括非经营性医学经济正价值和医学经济负价值。但它们说明的只是医学可以为社会创造经济价值或者已损失了的经济价值。这些可以估量的医学经济价值,恰恰只是医学经济价值的表象而非本质。

非经营性医学经济价值的本质。医学的价值体系是一个整体,医学的基本价值、人文价值和经济价值是互为表里、相互制约的。服务于、隶属于医学的基本价值,以医学的人文价值为灵魂则是非经营性医学经济价值的本质。

人的生命是无价的,生命的康寿是无价的。因此,守卫生命和健康的医学,其经济价值在本质上是不可估量的。医学经济价值的不可估量性,是其本质属性。

有人这样计算过:截止 2003 年 5 月 30 日,"非典"夺去宝贵生命的人数全国累计为 328 人。假设按每个死者平均择寿 15 年,每人年创造的社会财富为 1.5 万元计算,折寿的损失额达到 7380 万元。[8]

这样估算人的生命的价值和医学的经济价值,可能从卫生经济学的角度上看不无道理,但从医学哲学价值论的观点来判定,无疑违反了医学经济价值的不可估量性,错在了根本上。

(三)唯经济价值论批判

医学领域中的唯经济价值论是指在医学实践活动中,淡化医学救护生命的基本价值,漠视医学关爱生命的人文价值,而将医学经营性经济价值作为医学唯一追求,将医疗卫生保健服务视为一般商品,使医患关系沦落至买卖关系的倾向。

唯经济价值论在医学领域的泛滥,其后果是涉及一部分贫困人群的基本人权是否受到损害的严重问题;是妨碍医学公益性质发挥,削弱医学社会防治功能,甚至导致传染病、流行病蔓延,从而危害社会、危害人群健康的严重问题;是诱惑重复治疗、过度治疗出现甚至以种种非法手段谋财害命的严重问题;是毒化医学人的心灵,污染社会空气、恶化医患关系的严重问题。

医学在一定的历史条件下显现出经营性经济价值并不是坏事情。但医学混迹于不规范的市场之中,出卖医学的灵魂,迷失了医学的本性,穿的是天使的工作服,举起的是索财的手术刀,这才是万劫不复的恶行!

注释:

[1] 埃德蒙德·胡塞尔著,张庆熊译:《欧洲科学危机和超验现象学》,上海译文出版社,1988年,第5-6页
[2] 杜治政:《守住医学的疆界——关于医学中的科学主义与金钱至上主义》,《医学与哲学》,2002年第9期,第9页
[3] R. K. 默顿著,范岱年译:《十七世纪英国的科学、技术与社会》,四川人民出版社,1986年
[4] 卫经人:《增加卫生投入,保障全民健康》,《中国卫生经济》,2003年第1期,第2页
[5] 卫经人:《增加卫生投入,保障全民健康》,《中国卫生经济》,2003年第1期,第2页
[6] 卫经人:《增加卫生投入,保障全民健康》,《中国卫生经济》,2003年第1期,第2页
[7] 杜乐勋:《"非典"爆发流行的经济影响和机遇》,《中国卫生经济》,2003年第8期,第2页
[8] 叶煜荣、黄亦祥:《"非典"劫后的经济学思考》,《中国卫生经济》,2003年第9期,第3页

苍生大医
——医学精神

  医学精神的核心,是追慕苍生大医的风范,彪炳医学人文的本质。唐代大医孙思邈告诉我们什么是苍生大医:"凡大医治病,必当安神定志,无欲无求,先发大慈恻隐之心,誓愿普救含灵之苦。若有疾厄来求救者,不得问其贵贱贫富,长幼妍媸,怨亲善友,华夷智愚,普同一等,皆如至亲之想。亦不得瞻前顾后,自虑吉凶,护惜生命。见彼苦恼,若己有之,深心凄怆。勿避险巇、昼夜、寒暑、饥渴、疲劳,一心赴救,无作功夫行迹之心。如此可为苍生大医,反此则是含灵巨贼。"

一、本质和追求

(一) 精灵之气

"精神"一词来源于拉丁文 spiritus,意思是轻薄的空气,轻微的流动,气息。在中国古代,有的哲学家把精神理解为精灵之气及其变化。现代人赋予"精神"丰富的涵义:用以诠释人的意识或思维;指代一种宗旨或意义;表现一种活力或生气;体现一种信念或规范;揭示一种意志或品质;阐发一种实质或本质;凝聚一种追求和思考。

精神有多种形式,多种层次。科学精神和人文精神就是其中较高层次和最有价值的形态。

科学精神是人们在长期的科学实践活动中形成的共同信念、价值标准和行为规范的总称。人们经常运用的"质疑精神"、"探索精神"、"创新精神"、"求真精神"、"协作精神"等等,实际上是科学精神不同方面的特征。

人文精神就是人类对人文的追求,具体一点说,就是对人类的存在的思考;对人的价值、人的生存意义的关注;对人类命运、人类痛苦与解脱的思考与探索。人文精神凸现以人为中心,以人为尺度的原则;以在肯定理性作用的前提下,重视人的精神在社会实践活动中的作用等为显著特征。

(二) 太阳和星座

医学精神是标志医学实质和医学追求的医学哲学范畴。医学人文精神是医学精神的核心,是人类挚爱生命、在医学活动中坚持以人为本的精神,是反映人类对生命根本态度的精神。具有医学人文精神的本质内涵,医学才能成为人的医学。医学人文精神是医学精神的灵魂和精髓,是人文中的人文。

在医学哲学的系统语境和范畴系列中,医学人文精神是医学精神银河系中的太阳,医学科学精神、医学哲学精神、医学文化精神、医学职业精神、医学传统精神、医学现代精神、医患和谐精神等等,则是熠熠生辉的不同星座。因此,在医学精神的系统语境中,医学人文精神是核心范畴,其他范畴从不同角度和层面上体现和展示医学精神和医学人文精神的环节。它们之间既有地位、研究方向和方法的区别,又有本质和归属的一致。医学精神的研究只有在系统语境的背景下才能够走向深入。

二、至上性和一致性

(一) 至高无上的人文价值

关于医学科学精神和医学人文精神的关系,有一个被广泛认同的观点,即两者之间是所谓"对立统一"的关系,这种观点颠覆了医学人文精神的至上性,其思想基础是对"人文"和"科学"关系的误读:将人文和科学作为一个对应、对等、对立的范畴,用"求善"、"情感"、"主观"等话语限定"人文",用"求真"、"理性"、"客观"等话语限定"科学";认为人文和科学两者之间的对立和背离导致了"科学主义"和"技术主义"——人文关爱生命,科学远离人性。一些国外学者干脆将人文与科学称之为"两种文化"。[1]

关于人文范畴的内涵见仁见智,诠释很多,但无论怎样解释不可背离其宗。人文范畴的基本内涵是人类文化;基本内核是关于美好人性的理想;终极指向是人类的自由和解放。因此,语言、宗教、哲学、文学、艺术、科学乃至技术等等,都是人文范畴内在本质的表现形式,它们共同构建人类文化大厦、负载美好理想、展示自由解放,都是人文天幕上相互辉映的星座。

将医学科学精神和医学人文精神的关系误读为对应对等和对立的关系,是一种非理性的裂解。这个问题从表面上看似乎是对两个范畴之间是并列关系还是从属关系界定的语言逻辑问题,实际上却是关乎医学人文精神至上性是否迷失的本质问题。从生命本体论的角度而言,人的生命健康是唯一,而其他的一切都是附加值;从生命价值论的角度而言,医学和人的生命健康相连,具有其他学科不具有的至高无上的人文价值;从医学哲学的角度而言,医学人文精神是人类在特殊状态下和特殊场景中表现出来特殊的情愫,是人性超越本我的尺度,医学在本质上是"求真、崇善、尚美、达圣"的事业[2];从医学伦理学的角度而言,医院和医生是成为生命伦理的骄子还是弃儿,就在于对医学人文精神的取舍存毁之间。因此,医学人文精神不是与医学科学精神对应对等和对立的范畴,而是医学精神语境中的核心范畴、本质范畴,具有至上性的特征。

(二) 本质的一致性

在医学科学精神和医学人文精神的关系中,后者地位的至上性和两者本质的一致性是不可混淆但又同时存在的。与科学对立的范畴是伪科学;与医学对立的是巫医;与医学科学精神对立的是思想的蒙昧。科学、医学、医学人文精神一直是人类文化最重要的部分,医学科学精神和医学人文精神具有本质的一致性。

医学人文精神是医学的灵魂,医学科学精神是医学人文精神具体化、专业化、外在化形式;离开了医学人文精神的总纲,医学科学精神的存在就失去了归属和方向;医学科学精神求真、求实和推崇理性的学科特征和强调客观性、精确性和效用性的方法特征,从根本上来说是为维系患者生命健康服务的,是关爱生命、体现医学价值的科学保证;弘扬医学科学精神正是医学人文精神的张显而不是背离。医学技术是医学科学精神的物化形式,医学人文精神对生命的关爱,不仅需要通过医护人员友善的语言和微笑,更需要医护人员精湛的医术才能演绎妙手回春的故事。从莽荒走来的医学,在医学科学精神的引导下,以医学科学技术为利器,维系生命的健康、解除病痛,重现人的自尊、自信和自由,为生命从诞生到死亡提供终极关怀,这是地地道道、彻头彻尾的人文!医学、医院、医学科学技术,其自身的价值就在于关爱生命,成为医学人文精神实现的手段,其自身的意义无一不溶汇于医学人文精神之中。

在认同医学人文精神和医学科学精神在方法特征和学科特征上的差异的同时,更应强调两者本质的一致性。否认两者本质的一致性,裂解医学科学精神和医学人文精神,医学科学精神将脱离围绕医学人文精神核心运转的轨道,无法反射医学人文精神的光辉;而医学人文精神将陷于永久性贫血状态,失去刚性力量。

三、久远的裂痕

(一) 根源和论据

在医学科学精神和医学人文精神关系的研究中,一种很有代表性的观点认为,在中西方医学发展的早期,医学科学精神和医学人文精神是浑然一体的(下文称"一体论"),其分化和对立是近代以后的事情。这种观点是对医学人文精神发展过程的误读,其结论不符合历史事实。

"一体论"的思想根源有三个方面。第一是受到人文和科学关系研究的影响。如有的学者认为,文艺复兴早期的西方世界,"是一个商业、科技和人文科学奇妙地融为一体的时代"[3],"科学与人文作为两种文化现象其拥有相对独立的含义……是近代以后的事情"[4]。第二是受到"自发结合论"的影响。这种观点认为:唯物主义和辩证法在发展的第一阶段是自发地结合在一起的。国内《马克思主义哲学原理》和《自然辩证法概论》等教科书大都持有这种观点。第三是受黑格尔否定之否定思想的影响。黑格尔认为"肯定—否定—否定之否定"是事物发展的一般过程。这个思想影响之大,已经形成模式。

"一体论"的论据主要有两个:一个是以古代医学文献如《大医精诚》和《希波克拉底文集》中的医学人文思想为据,论证古代医学人文精神和医学科学精神的圆融统一;二是以近代医学科学技术快速发展后,医学技术主义抬头、医学人文精神失落为据,论证近代以后医学人文精神和医学科学精神的分化。

(二)无法证实的假说

古代印度、希腊与我国文化中,人文精神悠远绵长。在中西方医学发展的早期,受古代哲学人本思想的影响,医学人文精神相对早熟。

《内经》提出了以生命为本的医学本质观:"天覆地载,万物悉备,莫贵于人"(《素问》),病人的生命高于一切,医家当以病人的生命为本。因此,在为病人诊治的时候,如同面临万丈深渊,极其谨慎;同时要像手擒猛虎一般坚定有力,全神贯注,决无分心:"如临深渊,手如握虎,神无营于众物"(《素问》)。《内经》提出了以人文关怀为本的医学目的观。医学的目的不仅是疗病救伤,更重要的是对人的关爱:"使百姓无病,上下和亲,德泽下流,子孙无忧,传于后世,无有终时"(《灵枢》)。同样,《希波克拉底文集》认为医学人应有超越世俗的爱人之心:"哪儿有人类之爱,哪儿也就有医学之爱"[5],认为医者应以患者的生命为重,做医学的仆人:"无论何时登堂入室,我都将以患者安危为念,远避不善之举","医学有三个因素——疾病、病人、医生。医生是这种艺术的仆人。"[6]

在中西方医学发展的早期,科学意义上医学尚处萌芽阶段。医学科学尚未成型,何来医学科学精神?在医学发展早期,与医学人文精神对立的医学现象不是当时无法形成的医学科学精神,首先是古代巫医巫术和术士:扁鹊的"六不治"中就有"信巫不信医不治"的信条。《希波克拉底文集》中有多处批判巫医术士的记载。如在谈论"神圣病"时,希波克拉底揭露:"术士们宣称知识渊博,并且开处方用精炼物欺骗人们";他斥责巫医:"他们用迷信来掩盖自己,诡称这种病是神圣的,为的是他们不露马脚"。[7]当时与医学人文精神对立的还有凭借医术谋取钱财甚至谋财害命的医学现象。孙思邈的《大医精诚》告诉我们的历史事实是,在唐代既有"不问贵贱贫富""一心赴救"的"苍生大医",也有"恃己所长,专心经略财物"的"含灵巨贼"。在希波克拉底看来"许多人被称做医生,却很少人名副其实"[8]。有的医生在诊治病人之前"先讨论报酬",甚至向病人暗示,若达不成协议就怠慢病人,或不予开处方做应急处理,有的医生抵挡不住金钱女色等世俗诱惑。希波克拉底对此深恶痛绝,疾呼:医者"既是肉体上的医师,也是灵魂上的医师。"[9]

其实,古代的医者其人大多世俗之人,其行大多世俗之举,如富有医学人文精神的"杏林"典故,其主人翁董奉并不是凡间医生而是世外"仙人"。希波克拉底和孙思邈关于医学人文精神的论述,更多的是一种精神层次的理想。

因此,这样理解古代医学科学精神和医学人文精神的状况更为符合历史的原貌:《大医精诚》和《希波克拉底文集》中的医学人文思想虽然丰富,但只能为古代的医学人文精神相对成熟提供论证;在实践中,也有践履医学人文精神的"苍生大医"之存在;但是希波克拉底的医学和古代中医学都不是现代意义上的医学科学,"医学科学精神"升华条件不足。两者浑然一体的理论显然是无法证实的假说。

四、失落的根由

(一)具有代表性的观点

医学人文精神失落的现象和表现,学者们没有本质分歧,但对医学人文精神失落的原因,则是见仁见智,意见蜂起。具有代表性的观点是认为医学技术主义的盛行是医学人文精神失落的元凶。

医学技术主义是指医学在科学技术发展到一定水平时出现的异化现象:医者的理性思维和人文情感、患者的情感和尊严都失去了自己的空间,为人类健康服务的医学技术从一种技术手段成为冷冰冰的医学主宰。相当一部分学者认为:医学技术主义的兴起,使客观、冷峻的医学替代了充满人文温情的医学,生命整体被肢解为脏器、组织、分泌物、数据、标本和基因;医师过度依赖高科技检验,热衷各种新技术新技巧的掌握,漠视医疗科技衍生出来的伦理问题。这些学者认为,是医学技术主义放逐了医学人文精神。甚至医疗资源浪费,医患关系恶化,医疗纠纷增加,医疗费用高涨,乃至整个医学的危机的账,都要算在医学技术主义身上,因此,要振奋医学人文精神就必须铲除医学技术主义。

(二) 本末倒置的理论

"医学技术主义的盛行引起医学人文精神的失落",是一种本末倒置的理论:不是医学技术主义的兴起导致医学人文精神的失落,而是医学人文精神式微使得医学逐渐远离人性。在提倡医学人文精神的时候,以反对医学技术主义为旗帜不是聪明之举。

人类通过创造技术改变了自己,技术是人的本质要素之一;医学通过技术改变了医学,技术是医学的本质要素之一。虽然诊断治疗的机械化、自动化、计算机化……仅仅这些肯定不是一种好的医学,但重要的是看支配它的是什么理念。"随着近代医学技术的发展,医学技术主义抬头,医学人文精神失落",这种提法作为一种事实描述并没有错,但需要明确的是,医学科学技术的发展不是医学人文精神失落的原因;而医学技术主义盛行,恰恰是医学人文精神失落的结果。医学科学技术自己是登不上主宰的地位的,其异化,完全是人类价值选择的结果。医学科学技术从来就没有也不可能代替人类占据主体地位,它一直是某些价值主体实现某种目的的工具,如果不是这样,高科技本身的存在和意义就成为问题。

(三) 根由所在

1. 理论苍白

医学人文精神是涌动在医学目的、性质、价值和境界等范畴之中的血脉,是贯通其间发挥灵魂作用的精神内核,使之紧密关联,共同组成有机的理论体系,从不同角度展现医学的本质。但目前在医学目的、性质、价值和境界等范畴的研究中,医学人文精神的中枢主导作用失能,医学人文精神与上述范畴的关联松弛离散,这是医学人文精神失落的理论原因。

医学目的与医学人文精神的关系。医学人文精神是医学目的确立的思想引导,医学目的实现过程也就是医学人文精神实现的过程。现代医学目的的内容在本质上与医学人文精神是相辅相成的。

医学性质与医学人文精神的关系。医学人文精神是医学性质界定的理性准绳,医学性质是医学人文精神张扬的客观基础。医学人文精神是衡量现代医学性质的"金标准",而医学人文精神的存在和发展正是医学人文性质的必然要求。

医学价值与医学人文精神的关系。医学人文精神是医学价值存在的内在依据,医学价值是医学人文精神展现的效用方式。救护生命是医学的基本价值,也是医学人文精神的核心理念。人类任何价值体现的第一前提是人生命的健康存在。医学对生命的救护直接维系人类安危,护卫人类文明,支撑社会发展,医学救护生命所创造的非经营性的经济价值是无法估量的。关爱生命是医学的人文价值。多元的医学的价值最终均要趋向于医学人文价值。医学人文价值是医学人文精神展现的最高的效用形式。

终极关怀与医学人文精神的关系。医学终极关怀是医学人文精神的精髓,是医学人文精神发展的最高形态,是对生命价值的高度体认:医学服务于生命,而不是主宰着生命;医学终极关怀将生命健康视为最终目的,而医学本身则仅仅是达到这一目的的手段,是医学人性化境界的实现。医学终极关怀的落魄,就是人类生命的落魄。

2. 实践无力

医学人文精神是人的生命宣告诞生之时触及的第一文化形态,是人在生命过程中最软弱、最痛苦之时最需要输送的精神血浆。临床工作直接接触患者,是体现医学人文精神的前沿。

台湾作家张晓风说,医生的医学人文精神体现在他们常忙于处理一片恶臭的脓血,常低俯下来察看一个卑微的贫民的病容。医院是现代人告别生命的码头,只有医学人文精神,才能使即将远渡的生命之舟盛满爱的暖意,安详地解缆而去。

医学人文精神可以并且应该通过医学活动的每一个环节表现出来,存在于医者的每一句问候,每一次嘱咐,每一次微笑,每一个精心设计的治疗方案之中,存在于医院建筑和环境,科室的布局和安排,医院的每一方寸之间。医患冲突事件进入建国以来的高发期甚至高危期,其影响因素虽然复杂,但医学人文精神在实践中匮乏无力是重要原因之一。

3. 观念滞后

医学人文精神似乎走进了怪圈：在理论与实践之间，在学者与医生之间，在医院和病人之间缺乏对医学人文精神的一致认同。理论和实践相背离，学者和医生难沟通，医院和病人相对立。有报道说，一患者对医者的服务不满，责问：你的医学人文精神到哪里去了？医者坦然答曰：如果我误诊了，你可以告我！这位医生的观念是：医学人文精神有怎么样，没有又怎么样？

管理决策部门对人性本我横行的现状束手无策，医疗卫生部门采用 X 理论实行经济化管理，放弃长期艰苦的人性教化，医学人文精神贯通人心缺乏畅通的渠道；缺乏使医学人文精神从理论形态转化为实践形态的有效机制，形成了医学人文精神高置圣坛，医学实践我行我素的局面。某些领导者的观念是：医学人文精神作为理论说说可以，但真正管用的还是经济杠杆、行政手段和法律干预。

实践中最严重的危象不是缺乏理论而是将理论束之高阁。医学人文精神束之高阁之后，医患关系恶化，医患冲突不断，法律和金钱出面收拾场面，周而复始，恶性循环。几许冷漠、几许放纵、几许恣意再加上观念滞后的集体放逐，医学人文精神怎能避免失落的结局？

4. 价值颠覆

医学人文精神失落的根本原因是人类价值天平的失衡和颠覆。在人类的价值观念中，并不是人命关天。医学人文精神在某种意义上成为一种奢侈的理想。我们的社会文化，鼓噪了太多远离生命本质的东西，是人类自己让物欲凌驾于生命之上，在生命遭遇病痛时，却遇到了凌驾于医学之上的物欲。悲乎，强大的人类！

医学人文精神失落的直接原因是医学淡化和漠视人文教育。医学是济世救人之术，医学教育培养的是具有人文品格和悲天悯人情怀的医生。人文教育是医学教育的灵魂和根基，当今世界范围内的医学教育偏重于科学知识及技术训练，大批的医生被培养成为患了"人文精神营养不良症"的医学技术人员！

注释：

[1]　C.P.斯诺著：《两种文化》，三联书店，1994年，第36页

[2]　刘虹：《论医学人文价值》，《医学与哲学》，2005年第26卷第4期，第30页

[3]　林赛·沃斯特著，肖福寿、唐建清译：《中西方"人文主义"的历史进程》，上海文化

出版社,1998年,第138页
- [4] 肖峰著:《科学与人文的当代融通》,江苏人民出版社,2001年,第7页
- [5] Charles Coulston gillispie. Dictionary of Scientific Biography, Volume 15[M], American Council of Learned Societies Press. (1981):342
- [6] 希波克拉底:赵洪均、武鹏译:《希波克拉底.希波克拉底文集·法则论》,安徽科学技术出版社,1990年,第38页
- [7] 希波克拉底:赵洪均、武鹏译:《希波克拉底.希波克拉底文集·神圣病论》,安徽科学技术出版社,1990年,第112页
- [8] 希波克拉底:赵洪均、武鹏译:《希波克拉底.希波克拉底文集·法则论》,安徽科学技术出版社,1990年,第38页
- [9] 希波克拉底:赵洪均、武鹏译:《希波克拉底.希波克拉底文集·医师论》,安徽科学技术出版社,1990年,第145页

参考书目

A

爱因斯坦著,许良英等编译:《爱因斯坦文集》,北京:商务印书馆,1979

岸也雄三著,吕彦节译:《希波克拉底养生法》,北京:人民体育出版社,1984

艾钢阳:《医学论》,北京:科学出版社,1986

埃里希·弗洛姆著,陈学明译:《逃避自由》,北京:工人出版社,1987

Applewhite, E. J. Paradise Mislaid: Birth, Death & The Human Predicament Of Being Biological, St. Martin's Press, New York, 1991

阿尔贝特·史怀哲著,陈泽环译:《敬畏生命》,上海:上海社会科学出版社,1992

埃尔温·薛定谔著,罗来鸥、罗辽复译:《生命是什么》,长沙:湖南科学技术出版社,2007

B

北京大学哲学系外国哲学史教研室编译:《18 世纪末—19 世纪初德国哲学》,北京:商务印书馆,1960

北京大学哲学系外国哲学史教研室编译:《古希腊罗马哲学》,北京:商务印书馆,1961

北京大学哲学系外国哲学史教研室编译:《16—18 世纪西欧各国哲学》,北京:商务印书馆,1961

北京大学哲学系外国哲学史教研室编译:《18 世纪法国哲学》,北京:商务印书馆,1963

贝弗里奇著,陈健译:《科学研究的艺术》,北京:科学出版社,1979

北京大学哲学系外国哲学史教研室编译:《西方哲学原著选读》,北京:商务印书馆,1982

柏拉图著,严群译:《游叙弗伦,苏格拉底的申辩,克力同》,北京:商务印

书馆,1983

柏拉图著,郭斌和、张竹明译:《理想国》,北京:商务印书馆,1986

包利民著:《现代性价值辩证法——规范伦理的形态学及其资源》,上海:学林出版社,2000

Berkeley:Aging,death,and human longevity:a philosophical inquiry,University of California Press,2003

C

车文博:《意识与无意识》,沈阳:辽宁人民出版社,1987

陈仲庚:《人格心理学》,沈阳:辽宁人民出版社,1987

Conner:S. Postmodernist Culture. New York:Basil Blackwell,1989

常青主编:《医学方法概论》,广州:广东科技出版社,1990

陈永胜:《导引人生——心理卫生学》,济南:山东教育出版社,1992

艾伦. G. 狄博斯著,周雁翎译:《文艺复兴时期的人与自然》,上海:复旦大学出版社,2000

陈向明:《质的研究方法与社会科学研究》,北京:教育科学出版社,2001

曹文彪著:《科学与人文》,上海:学林出版社,2008

陈宜张著:《探索脑科学的英才——从灵魂到分子之路》,上海:上海教育出版社,2009

D

达尔文著,潘光旦、胡寿文译:《人类的由来》,北京:商务印书馆,1983

Durbin,Paul T. :Dictionary of Concepts in the Philosophy of Science. New York:Greenwood Press,1988.

邓修平、常青、欧阳智:《自然辩证法概论》,广州:广东科技出版社,1988

段德智:《死亡哲学》,武汉:湖北人民出版社,1996

杜治政:《医学伦理学探新》,郑州:河南医科大学出版社,2000

杜非著,张大庆等译:《从体液论到医学科学》,青岛:青岛出版社,2000

道格拉斯·斯塔尔著,罗卫芳、郭树人译:《血——一种神气液体的传奇史诗》,海口:海南出版社,2001

杜治政、许志伟:《医学伦理学辞典》,郑州:郑州大学出版社,2003

丁长青主编:《科学技术学》,南京:江苏科学技术出版社,2003

段志光主编:《医学创新的轨迹》,北京:中国协和医科大学出版社,2009
杜治政主编:《守住医学的疆界》,北京:中国协和医科大学出版社,2009

E

恩斯特·卡西尔著,甘阳译:《人论》,上海:上海译文出版社,1985

EUGENE P·ODUM著,孙儒永等译:《生态学基础》,北京:人民教育出版社,1981

Eagleton, Tery. The Illusions of Postmodernism. Blackwell Publishers Inc,1997

恩格尔哈特著,范瑞平译:《生命伦理学的基础》,北京:北京大学出版社,2006

F

费尔巴哈著,荣振华译:《费尔巴哈哲学著作选集》,北京:三联书店,1959

范文澜:《中国通史简编》,北京:人民出版社,1978

弗洛伊德著,孙恺祥译:《论创造力和无意识》,北京:中国展望出版社,1986

弗洛伊德著,林尘译:《弗洛伊德后期著作选》,上海:上海译文出版社,1986

弗洛姆著,孙恺祥译:《健全的社会》,北京:中国文联出版公司,1988

弗兰西斯·培根著,东旭、肖昶译:《培根论说文集》,海南:海南出版社,1996

弗朗西斯·克里克著,汪云九、齐翔林、吴新年、曾晓东,等译:《惊人的假说》,长沙:湖南科学技术出版社,1998

F.D.沃林斯基著,孙牧红等译:《健康社会学》,北京:社会文献出版社,1999

冯显威主编:《医学科学技术哲学》,北京:人民卫生出版社,2002

Frank P G. Einstein, mach and logical positivism. In: paul arthur schilpped. Albert Einstein: philosopher-scientist. New York, Tudor Publishing. 1993

F. Cramer, Chaos and Order, The Complex Structure of Living Systems,VCH,New York,1993

[德]费迪南·菲尔曼著,李建民译:《生命哲学》,北京:华夏出版社,2000,11

菲利普·亚当、克洛迪娜·赫尔兹里奇著,王吉会译:《疾病与医学社会学》,天津:天津人民出版社,2005,3-4

G

高士宗(清):《黄帝素问直解》,北京:科学技术出版社,1982

高亮、高德:《人体信息控制系统生理学》,呼和浩特:内蒙古人民出版社,1997

顾鸣敏、张君慧、王鸿利:《医学导论》,上海:上海科学技术文献出版社,2001

郭自立著:《生物医学的法律和伦理问题》,北京:北京大学出版社,2002

高玉祥著:《个性心理学》,北京:北京师范大学出版社,2002

H

黑格尔著,范扬、张企泰译:《法哲学原理》,北京:商务印书馆,1961

华尔著,马清槐译:《存在主义简史》,北京:商务印书馆,1964

黑格尔著,贺麟、王玖兴译:《精神现象学》,北京:商务印书馆,1979

黑格尔著,梁志学、薛华等译:《自然哲学》,北京:商务印书馆,1980

黑格尔著,朱光潜译:《美学》,北京:商务印书馆,1981

黑格尔著,贺麟译:《小逻辑》,北京:商务印书馆,1982

何裕民主编:《差异.困惑与选择——中西医学比较研究》,沈阳:沈阳出版社,1990

Habermas, Postmetaphysical Thinking, Cambridge: Polity Ppress,1992

何强等:《环境学导论》,北京:清华大学出版社,1994

海德格尔著,孙周兴选编:《海德格尔选集》,上海:三联书店,1996

海德格尔著,孙周兴译:《在通向语言的途中》,北京:商务印书馆,1997

何兆雄著:《自杀病学》,北京:中国中医药出版社,1997

何伦、王小玲主编:《医学人文学概论》,南京:东南大学出版社,2002

黄丽、罗健:《肿瘤心理治疗》,北京:人民卫生出版社,2000

胡文耕:《生物学哲学》,北京:中国社会科学出版社,2002

Holmes Rolston 著,范岱年、陈养惠译:《基因、创世纪和上帝》,长沙:湖南科学技术出版社,2003

贺达人编著:《医学科技哲学导论》,北京:高等教育出版社,2005

霍涌泉著:《意识心理学》,上海:上海教育出版社,2006

何裕民主编:《医学哲学的审视》,北京:中国协和医科大学出版社,2009

亨利·西格里斯特著,秦传安译:《疾病的文化史》,北京:中央编译出版社,2009

J

伽达默尔著,张志扬等译:《美的现实性》,北京:三联书店,1991

冀中等:《医学模式》,北京:北京医科大学、中国协和医科大学联合出版社,1991

姜学林:《医疗语言学初论》,北京:中国医药科技出版社,1998

加兰·E·艾伦著,田名译:《20世纪的生命科学史》,上海:复旦大学出版社,2000

Jerry. M. Burger 著,陈会昌主译校:《人格心理学》,北京:中国轻工业出版社,2000

江泽民:《论科学技术》,北京:中央文献出版社,2001

姜学林、李晓波、郁申华:《患者学》,上海:第二军医大学出版社,2007

K

卡尔·波普尔著,傅纪重等译:《猜想与反驳——科学知识的增长》,上海:上海译文出版社,1986

康德著,邓晓芒译:《实用人类学》,重庆:重庆出版社,1987

卡斯蒂廖尼著,程之范主译:《医学史》,桂林:广西师范大学出版社,2003

肯尼斯·F.基普尔主编,张大庆主译:《剑桥人类疾病史》,上海:上海科技教育出版社,2007

[美]坎德尔著,罗跃嘉等译:《追寻记忆的痕迹:2000年诺贝尔奖得主坎德尔的探索之旅》,北京:中国轻工业出版社,2007

L

拉美特里著,顾寿观译:《人是机器》,北京:商务印书馆,1959

卢克莱修著,方书春译:《物性论》,北京:商务印书馆,1981

刘亚光:《理论医学概论》,西安:陕西科学技术出版社,1982

刘长林:《〈内经〉的哲学和中医学的方法》,北京:科学出版社,1982

卢梭著,李常山译:《论人类不平等的起源和基础》,北京:商务印书馆,1982

洛伊斯·玛格纳著,李难等译:《生命科学史》,武汉:华中工学院出版社,1985

陆干甫、谢永新:《中医学辩证法原理》,北京:中医古籍出版社,1986

罗素著,张师竹译:《社会改造原理》,上海:上海人民出版社,1987

李德顺:《价值论——一种主体性研究》,北京:中国人民大学出版社,1987

刘正纾:《医学哲学概论——医学的主体、客体与整体》,北京:中国科技出版社 1991

李连科:《哲学价值论》,北京:中国人民大学出版社,1991

李心天:《医学心理学》,北京:人民卫生出版社,1992

李从军著:《价值体系的历史选择》,北京:人民出版社,1992

李德顺:《价值新论》,北京:中国青年出版社,1993

李鹏程:《当代文化哲学沉思》,北京:人民出版社,1994

L. M. Loring. Two Kinds Value. London:Routledge and Kegan Paul,1996

[英]罗杰·彭罗斯著,许明贤、吴忠超译:《皇帝的新脑》,长沙:湖南科学技术出版社,1996

梁良良、黄牧怡:《走进思维的新区》,北京:中央编译出版社,1996

罗姆·哈瑞著,邱仁宗译:《科学哲学导论》,沈阳:辽宁教育出版社,1998

林德宏著:《人与机器》,南京:江苏教育出版社,1999

吕世伦、文正邦:《法哲学论》,北京:中国人民大学出版社,1999

陆志刚、胡盛麟、康玉唐:《医学导论》,北京:人民卫生出版社,1999

[美]罗伯特·温伯格《细胞叛逆者——癌症的起源》,上海:上海科学技术出版社,1999.

刘虹编著:《医学辩证法概论》,南京:南京人民出版社,2000年

罗伊·波特著,张大庆等译:《剑桥医学史》,长春:吉林人民出版社,2000

罗伯特. H. 弗莱彻等著,周惠民主译:《医学的证据》,青岛:青岛出版社,2000

李经纬主编:《中国医学通史》(古代卷),北京:人民卫生出版社,2000

林果为、沈福民:《现代临床流行病学》,上海:复旦大学出版社,2000

李生斌著:《人类DNA遗传标记》,北京:人民卫生出版社,2000

刘劲松著:《医疗事故的民事责任》,北京:北京医科大学出版社,2000:8

李传俊、徐国桓、赵兴烈主编:《高科技与医学人文》,广州:广东人民出版社,2001

吕世伦:《法理的积淀与变迁》,北京:法律出版社,2001

L. A. 珀文著,周榕等译:《人格科学》,上海:华东师范大学出版社,2001

李永生:《临床医学语言艺术》,北京:人民军医出版社,2001

理查德·扎克斯著,李斯译:《西方文明的另类历史》,海口:海南出版社,2002

罗斯著,邱谨译:《论死亡和濒临死亡》,广州:广东经济出版社,2005

[美]理查德·谢弗著:《社会学与生活》,北京:世界图书出版公司,2006

李建会:《生命科学哲学》,北京:北京师范大学出版社,2006,12

李金亭、段红英主编:《现代生命科学导论》,北京:科学出版社,2009

李文雍 陈乃富主编:《生命与生命科学》,合肥:合肥工业大学出版社,2009

刘虹、张宗明、林辉主编:《新编医学哲学》,南京:东南大学出版社,2010

M

Mark Blity, Heidegger's Being and Time and the Possibility of Political Philosophy. Cornell University Press,1981

马斯洛著,林方译:《人性能达的境界》,昆明:云南人民出版社,1987

马斯洛著,李文恬译:《存在心理学探索》,昆明:云南人民出版社,1987

马斯洛著,许金声等译:《动机与人格》,北京:华夏出版社,1987年

廖育群:《岐黄医道》,沈阳:辽宁教育出版社,1991

马志政等:《哲学价值论纲要》,杭州:杭州大学出版社,1991

米歇尔·福柯著,刘北成译:《临床医学的诞生》,南京:译林出版

社,2001

妙真:《伪气功与"特异功能内幕大曝光"》,北京:外文出版社,2001

[美]迈克·西姆斯著,周继南译:《亚当之脐》,北京:九州出版社,2006

N

尼采著,徐鸿荣译:《快乐的科学》,北京:中国和平出版社,1986

尼古拉斯,余纪元:《西方哲学英汉对照词典》,北京:人民出版社,2001

努兰著,林文斌译:《生命的脸》,海口:海南出版社,2002

P

丕之,汝信:《黑格尔范畴批判》,上海:上海人民出版社,1961:19-135

潘吉星主编:《李约瑟文集》,沈阳,辽宁科学技术出版社,1986

彭瑞聪主编:《医学辩证法》,北京:人民卫生出版社,1990

彭漪涟:《概念论》,上海:学林出版社,1991:29-36

裴新澍:《生物进化控制论》,北京:科学出版社,1998

Phillip L. Rice 著,胡佩诚等译:《健康心理学》,北京:中国轻工业出版社,2000

Q

邱仁宗等:《医学的思维和方法》,北京:人民卫生出版社,1985

邱鸿钟著:《医学与人类文化》,长沙:湖南科学技术出版社,1993

全增嘏主编:《西方哲学史》,上海:上海人民出版社,1995

邱仁宗著:《:病人的权利》,北京:北京医科大学—中国协和医科大学联合出版社,1996

R

任继愈主编:《中国哲学史》,北京:人民出版社,1979

任应秋、刘长林主编:《〈内经〉研究论丛》,武汉:湖北人民出版社,1982

R. K. 默顿著,范岱年译:《17世纪英国科学、技术与社会》,成都:四川人民出版社,1986

R. M. 尼斯、C. C. 威廉斯著,易凡、禹宽平译:《我们为什么会生病》,长沙:湖南科学技术出版社,1998

任高、陆再英:《内科学》,北京:人民卫生出版社,2002

S

孙叔平:《中国哲学史稿》,上海:上海人民出版社,1980
S. Kierkegaard,Fear and Trembling,Princeton University Press,1983
姒元翼、龚纯主编:《医史学》,武汉:湖北科技出版社,1988
孙慕义等主编:《医院伦理学》,哈尔滨:黑龙江教育出版社,1996
SearleJR. How to study consciousness scientifically[J]. Phil Trans R Sos Lond B,1998,335:1935-1942
孙慕义:《后现代卫生经济伦理学》,北京:人民出版社,1999
孙慕义等编著:《医学大法学》,成都:西南交通大学出版社,1999
孙伟平著:《事实与价值》,北京:中国社会科学出版社,2000
史怀哲著,陈泽环译:《敬畏生命》,上海:上海社会科学院出版社,2003
孙慕义、徐道喜、邵永生主编:《新生命伦理学》,南京:东南大学出版社,2003
单纯著:《宗教哲学》,北京:中国社会科学出版社,2003
苏珊·桑塔格著,程巍译:《疾病的隐喻》,上海:上海译文出版社,2003
汤笑著:《死亡心理探秘》,北京:中国城市出版社,2003 年
孙慕义著:《后现代生命神学》,台北高雄:文锋文化事业有限公司,2007
沈显生主编:《生命科学概论》,北京:科学出版社,2007
叔本华原著,刘烨编译:《叔本华的人生哲学》,北京:中国戏剧出版社,2008
苏珊·格林菲尔德著,杨雄里等译:《人脑之谜》上海:上海世纪出版集团,2008

T

T. S. 库恩著,李宝恒等译:《科学革命的结构》,上海:上海科学技术出版社,1980
图斯姆著,邱鸿钟译:《病患的意义》,青岛:青岛出版社,1999

V

Virgil, Hinshaw J R. Einstein's social philosophy(J). See (1):p658

W

W. V. Quine:Word and Object,Cambridge:The MIT Press,1960

维特根斯坦著,张申府译:《逻辑哲学论》,北京:北京大学出版社,1983

王玉辛:《医学科学方法概论》,北京:人民卫生出版社,1986

王玉樑:《价值和价值观》,西安:陕西师范大学出版社,1988

王克千:《价值之探求》,哈尔滨:黑龙江教育出版社 1989

王玉樑:《价值哲学》,西安:陕西人民出版社,1989

威克科克斯、苏顿著,严平译:《死亡与垂死》,北京:光明日报出版社,1990

王克千:《价值是什么——价值哲学引论》,广州:中山大学出版社,1991

王玉樑:《价值哲学新探》,西安:陕西人民出版社,1993

威廉·卡尔文著,杨雄里、梁培基译:《大脑如何思维——智力演化的今昔》,上海:上海科学技术出版社,1996

Willem B. Dress, Religion, Science, and Naturalism, Cambridge: Cambridge University Press,1997

吴兴主编:《医学科学技术概论》,北京:民族出版社,1997

威廉·科尔蔓著,严晴燕译:《19世纪的生物学和人学》,上海:复旦大学出版社,2000

威廉.F.拜纳姆著,曹珍粉译:《19世纪医学科学史》,上海:复旦大学出版社,2000

[美]威廉·科克汉姆著,杨辉等译:医学社会学,北京:华夏出版社,2000

文历阳主编:《医学导论》,北京:人民卫生出版社,2001

威廉·哈维著,凌大好译:《心血运动论》,西安:陕西人民出版社,2001

W.C丹皮尔著,李珩译:《科学史》,桂林:广西师范大学出版社,2001

王雯、刘新芝主编:《护理社会学概论》,北京:北京医科大学出版社,2001

王洪奇:《科学研究中的认知与方法》,北京:中国文联出版社,2001

卫正勋编著:《论诺贝尔医学奖获得者的思维方法》,北京:人民卫生出版社,2002

王云久、杨玉芳等著:《意识与大脑》,北京:人民出版社,2003

王雯、刘奇主编:《整体护理观中的哲学思维》,北京:中国科学技术出

社,2004

王一方:《医学是科学吗》,桂林:广西师范大学出版社,2008

王一方,赵明杰主编:《医学人文的呼唤》,北京:中国协和医科大学出版社,2009

X

《希波克拉底箴言》,哈尔滨医科大学医史学教研室译,北京:光明日报出版社,1989年

《希波克拉底文集》,赵洪均、武彭鹏译,合肥:安徽科技出版社,1990

薛公忱主编:《中医文化溯源》,南京:南京出版社,1993

徐忠、周慕英:《实用黄疸病学》,北京:中国医药科技出版社,1995

薛广波:《现代疾病预防学》,北京:人民军医出版社,1996

薛公忱主编:《医中儒道佛》,北京:中医古籍出版社,1999

谢启文:《行为医学概论》,上海:上海医科大学出版社,1999

许尔文·努兰著,杨逸鸿等译:《蛇仗的传人——西方名医列传》,上海:上海人民出版社,1999

谢华编著:《黄帝内经》,北京:中医古籍出版社,2000

肖峰著:《论科学与人文的当代融通》,南京:江苏人民出版社,2001

Y

元文玮:《医学辩证法》,北京:人民出版社,1982

亚·沃尔夫著,周昌宗译:《16、17世纪科学、技术和哲学史》,北京,商务印书馆,1985

颜成文:《医学辩证法》,北京:人民卫生出版社,1988

袁仁贵:《价值学引论》,北京:北京师范大学出版社,1991

亚里士多德:《范畴篇 解释篇》,北京:商务印书馆,2005:9-49

约翰·斯特罗克编,渠东、李康、李猛译:《结构主义以来》,沈阳:辽宁教育出版社,1998

姚芳传:《情感性精神障碍》,长沙:湖南科学技术出版社,1998

余凤高著:《呻吟中的思索》,济南:山东画报出版社,1999

扬启光编著:《文化哲学导论》,广州:暨南大学出版社,1999

余凤高著:《解剖刀下的风景》,济南:山东画报出版社,2000

约翰. H. 布鲁克著,苏贤贵译:《科学与宗教》,上海:复旦大学出版社,2000

雅·布伦洛斯基著,李斯译:《科学进化史》,海口:海南出版社,2002

阎孟伟、森秀树著:《新世纪价值观——中日学者论文集》,天津:南开大学出版社,2002

叶金编著:《人类瘟疫报告》,福州:海峡文艺出版社,2003

耶尔格·布勒希著,张志成译:《疾病发明者》海口:南海出版公司,2006

约翰·塞尔著,刘叶涛译:《意识的奥秘》,南京:南京大学出版社,2009

Z

赵功民:《遗传学与社会》,沈阳:辽宁人民出版社,1986

周辅成编:《西方伦理学名著选》,北京:商务印书馆,1987

张巨青:《科学研究的艺术——科学方法导论》,武汉:湖北人民出版社,1988

张维耀著:《中医的现代与未来》,天津:天津科学技术出版社,1994

张瑞钧、孙洪元:《中医学与整体功能状态》,北京:国防工业出版社,1995

周光召:《创造文化生态——〈人与自然丛书〉总序》,长春:东北林业大学出版社,1996

赵寿元等:《人类遗传学概论》,上海:复旦大学出版社,1996

曾文星:《华人的心理与治疗》,北京:北京医科大学、中国协和医科大学联合出版社,1997

翟书涛、扬德森:《人格形成与人格障碍》,长沙:湖南科学技术出版社,1998

扬德森、李凌江:《行为医学》,长沙:湖南科学技术出版社,1998

张剑光著:《三千年疫情》,南昌:江西高校出版社,1998

卓泽渊著:《法的价值论》,北京:法律出版社,1999

赵光武主编:《后现代主义哲学述评》,北京:西苑出版社,2000

张岩波、郑建中、王洪奇:《医学与人文》,北京:当代中国出版社,2004

钟明华、吴素香:《医学与人文》,广州:广东人民出版社,2006